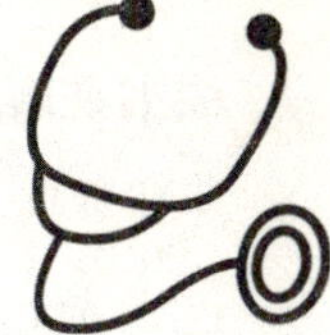

陆 伶◎编著

生命密码

SHENGMING MIMA

中國華僑出版社

图书在版编目（CIP）数据

生命密码 / 陆伶编著. —北京：中国华侨出版社，2010. 1

ISBN 978-7-5113-0169-7

Ⅰ. ①生… Ⅱ. ①陆… Ⅲ. ①保健—基本知识 Ⅳ. ①R161

中国版本图书馆 CIP 数据核字（2009）第 236022 号

生命密码

著　　者 / 陆　伶

责任编辑 / 涓　子

插　　图 / 刘正林

装帧设计 / 尹　帅

责任校对 / 高晓华

经　　销 / 新华书店

开　　本 / 880×1230 毫米　1/16　　印张 / 17.75　　字数 / 200 千字

印　　刷 / 北京楠萍印刷有限公司

版　　次 / 2010 年 6 月第 1 版　2010 年 6 月第 1 次印刷

书　　号 / ISBN 978-7-5113-0169-7

定　　价 / 32.00 元

中国华侨出版社　北京市安定路 20 号院 3 号楼 305 室　邮编：100029

法律顾问：陈鹰律师事务所　编辑部：（010）64443056　64443979

发行部：（010）64443051　传真：（010）64439708

网　址：www.oveaschin.com　E-mail：oveaschin@sina.com

序言 Xuyan

在40亿年前地球的某一个地方的某一天，世界上第一个生命诞生了。从它诞生的那天起就带有一种神秘的色彩，而最初的生命把这一秘密传给了下一代，一代接一代。经历几十亿年，从最初的有机体，一直传给了今天的你和我。它就像一根线，把所有的生命连在一起。

当然，现在的生命比原来复杂得多，但是，那些秘密却始终保存着，它就是我们人类生命的秘密。这个秘密，它包含在我们称之为身体的各个部分里。在本书中，我们将以科学的视角来讨论它。

生命的完全呈现是一个伟大而完美的计划，为了这个完美的呈现，所有的构成部分都完美地、协调一致地服从于这个计划，而那个全面协调的机制就是“联合的力量”，其实我们称之为“计划”只是为了理解上的方便，它是由一种完美的生命程序或者说密码的运行来保证的。

人类身体的呈现是其生命密码充分而完美的执行，所有的组成部分都是这个总生命密码的子密码，子密码本身的执行及与其他子密码的执行之间是被联合的力量所配置和布局的，丝丝入扣，

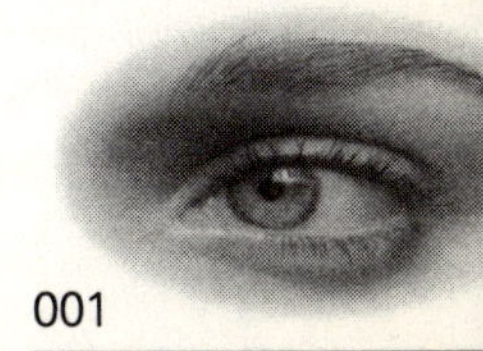

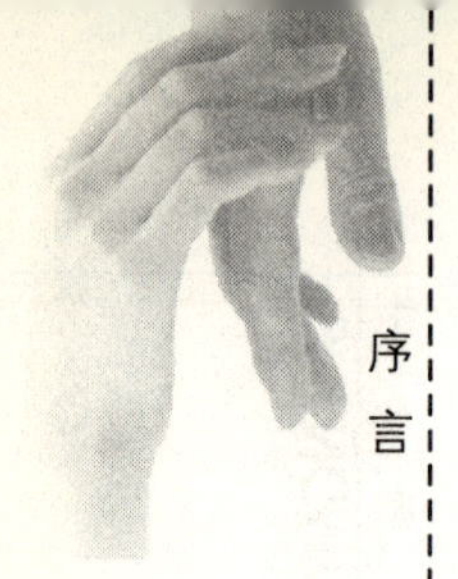

不可能出现“例外”或者“意外”。

人的一言一行、一举一动都是生命密码的执行过程，人的得意、兴奋、健康、快乐，或者失意、痛苦、病痛、悲哀都不例外。这就是许多哲人经常说的“你不可能不是你自己”、“你只能是你自己”或者“你只能成为你自己”的原因吧！

现在，本书帮助你来探寻人类身体一些复杂、美妙或者平常的秘密。破解这些密码希望对你更好地认识自己有所帮助。

《生命密码》一书对人体自身所隐藏的密码做了大胆的设想和研究。书中综合、提炼了古人和现代医学专家学者们的有关人体密码的经验，和他们对密码的诠释的符合科学的各个方面，去其诳语玄学，取其真谛精粹，以幽默诙谐的语言讲解了人类生命的密码。

这是一本揭示人体密码的钥匙，通过它可以让你了解自己过去和未来的健康、疾患等，因为人体器官蕴涵着丰富的信息！

我们热爱生活，珍惜生命，就要认知和善待自己，无病预防，有病求医（医院诊治，遵医嘱。），及时诊断，乐观治疗。

相信绝大多数人都希望自己的身体更加健康，我们总是没有时间和精力去考虑这些问题。《生命密码》让你无须改变每天的生活习惯，也可以拥有健康的生活。现在就好好研习一下这份密码，争取在新的一年给自己一个全新的开始吧！

目录 MuLu

1. 人脑密码……………………………………………………………………1

物以稀为贵，人因脑取胜。人类之所以能傲立在万物金字塔的顶尖位置，那是因为其脑内装有任何生物都无法比拟的东西，这就是智慧。以现今的科研成果来看，人类还不能完全破译其智慧来源——脑的密码，但这并不妨碍我们对脑的兴趣和对自己之所以聪慧的初步了解。

2. 心脏密码……………………………………………………………………22

心脏是悬在主人胸腔中的一颗“梨”形宝贝——由韧带悬挂在主人胸腔里，其长约 15 厘米，最宽处达 10 厘米，体重大约 350 克左右。浪漫诗人总把它比喻成爱情的象征物，说到这个字眼，人类赋予了它许多美好的词句，比如：诚心、赤心、春心、恒心、红心、慧心、良心、热心、善心、雄心、忠心。然而，心脏并不是一个头顶光环的天使，而是一个勤劳的劳动者。它有 4 个腔的泵（实际是两个泵）：一个将血液送到肺脏，另一个将血液输送全身。

3. 血管密码……………………………………………………………………28

血管分为动脉、静脉和毛细血管。动脉和静脉就是人的生命线，要是缺少它们，谁都没有办法将血液从心脏（在肺部增加氧气以后）流到身体的每一个部位（上至头盖骨，下到脚趾头）。如果将一个普通成人体内所有的动脉、静脉和毛细血管首尾相连，其总长可达 10 万公里，可以围绕地球 2 周半（长度主要部分来源于毛细血管）。

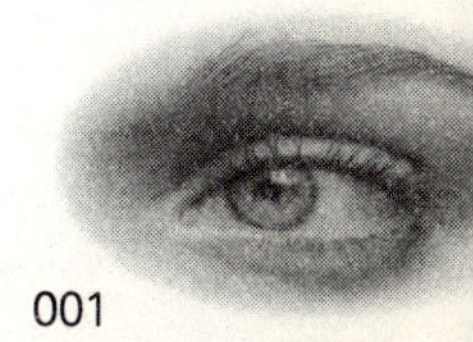

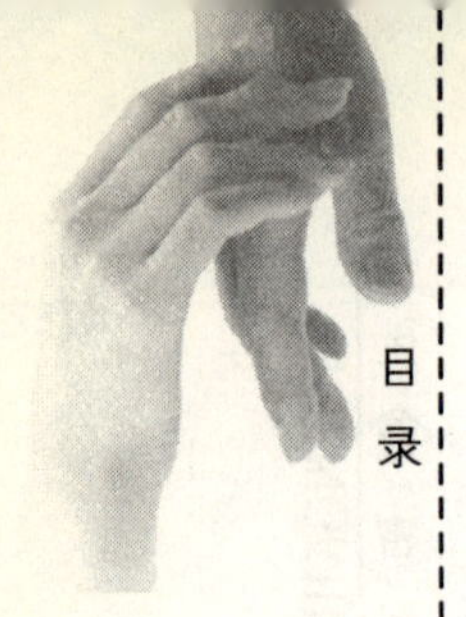

4. 血液密码 …………………………………………………………… 36

血液是一个拥有10万公里长路线的运输系统。它也是一个垃圾清洁工和送货员，还有60万亿个顾客——这个数目是目前世界人口的10万倍。血液的顾客就是主人身体里的细胞，它把细胞产生的废料拉走，同时向它们供应气氧气和养分。

5. 细胞密码 …………………………………………………………… 45

细胞往往被称做生命的基本成分。实际上，细胞本身就是生命。

细胞组织就像一座拥有几十个发电站、一个运输系统、一个高级的通信机构的大城市。这座大都市既进口原料、制造产品，又开设了一个垃圾处理系统——它既像一个高效率的政府，又像一个强硬的政权，它警卫的领域里，严禁坏蛋入内。

6. 皮肤密码 …………………………………………………………… 51

人的皮肤非常奇妙。它含有多种感受器，能够感觉轻微的触觉；它是身体内最大的器官之一，机体外部的保护层，它对调节体温起到重要的作用；它的外表随着情绪的波动和健康状况而有所变化，并且可以显示出多种疾病体征。

7. 毛发密码 …………………………………………………………… 58

毛发是一个庞大的家族，这个家族里有三大部落：其一是占全身绝大部分面积的浅薄无色的绒毛；其二是较长且带颜色的末梢发（比如胡须、胸毛、腋毛和阴毛）；其三就是人们头项上的发毛。

8. 眼睛密码 …………………………………………………………… 66

眼睛是人体最复杂的器官，拥有一个极其庞大的网络系统，它那数以千万计的“电接头”，能同时处理数百万个信息。人们获取的知识中，有80%是由眼睛收集的。

9. 耳朵密码 …………………………………………………………… 75

耳朵是一个古老的话题。亚里士多德认为，耳朵越大的人越喜欢没什么事也喋喋不休。

耳朵也一个有趣的话题。正常情况下，一个不到6岁的儿童无法将右臂举过头顶，去触摸自己的左耳，而一个成人却能轻而易举地做到。

10. 鼻子密码……83

当你感冒鼻子不通时，说话的声音听上去会有些奇怪。这种情况的医学术语是“鼻塞语音”。

如果你做爱的时候常常会流鼻血，这可能是患高血压病的一种征兆。

11. 嘴唇密码……90

嘴唇是口腔的门户，它的存在，主要是帮人品尝那些入嘴中食物的味道——所谓品味，其“品”，就是由那两片薄唇先行尝试。

嘴唇是由薄膜形成的，它缺少身体其他部分皮肤所有的硬皮保护层，由于血管密集于其表面，因此，嘴唇呈红色。

谁都知道上嘴唇上方的那条纵沟叫做人中，但没有人知道它是干什么用的。

12. 舌头密码……91

舌头其实是一块肌肉，长约10厘米，重不过60克，通常不露面，人们一般把它看做是一个没有特殊重要性的器官。与眼睛和耳朵相比，舌头太受冷落了，它的味觉官能被人称做是“五种感官的可怜的表兄弟”，这可太不公平了！谁敢试试看，要是他没有舌头，他在这花花世界上将怎么混呀！品尝美味暂且不论，就让他把舌头伸出嘴外，并把舌头轻轻夹在牙齿中间，然后试着说话——听听，他发出的声音，那叫做啥玩艺儿啊！

13. 牙齿密码……97

牙齿是造物主创造的一个大奇迹，胎儿临降生之际，他（她）的牙坯还是柔软如泥，可是出了娘胎一年左右，那牙坯就变坚硬无比。在人体中，牙齿是人体制造最坚硬的物质，若想在上面打个洞，可费劲啦！得请牙医把钻头调到每分钟上千转才有戏。

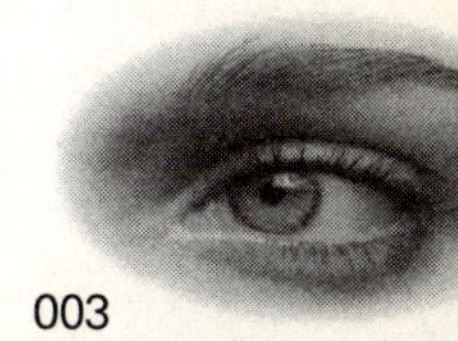

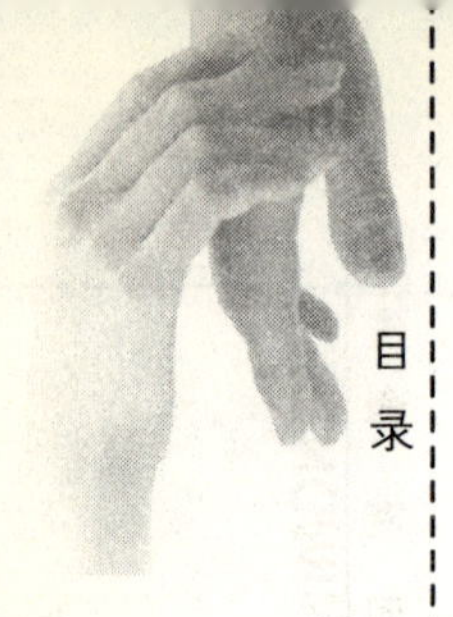

14. 咽喉密码……………………………………………………………… 103

吃早茶时，当你跟人说“你好”时，你吐出这两个字眼时所需调动的科技资源，会让天下最精密的仪器相形见绌。

当你喝下一口醇厚甘甜的美茶汤时，又发生了另外一系列准确计算好时间的事。这时间要是出了差错，那可是人命关天。

15. 手的密码……………………………………………………………… 111

手就像是神灵的法器，人的许多重要的活动都是通过它来实施的。手有足够的资格这么自豪地说：“自从盘古开天地，人类一直靠俺来做事谋生，人间的许多奇迹，都是俺亲力亲为创造的，在爱情游戏中，俺更是一把好手——从前人们靠俺来写情书，现在人们又得指望俺在电脑上敲敲打打搞网恋，俺是拥抱能手，俺是爱抚高手，要是没有俺的撮合，男女哪能牵手！”

16. 脚的密码……………………………………………………………… 118

立地顶天，乃足之天职；行走奔波，是脚的使命。神行太保是锐步的传说，百米飞人是捷足的神话。但是芸芸众生，却对脚的常识缺少足够的了解——其实，脚的站立与行走功能，还真是解剖学上的一大奇迹。

17. 骨骼密码……………………………………………………………… 125

有人以为，骨骼是没有生命的材料，只不过是人体中一副没有活力的空架子。这话，股骨最不爱听，它讲话：“一百零八条好汉是梁山泊聚义堂上的顶梁柱，而俺家的208位弟兄，个个也都是独撑一面的好把式。”的确，这家伙不是在吹牛，它和人体中另外的207块骨头，不但存有多种人体所需的重要元素，以供给人体器官诸单元，还为整个身体提供一个强力支撑结构。身体中要是没有骨骼，人就会瘫成一团肉泥，既不能行走活动，也没法说话交流，更无法吃喝玩乐。

18. 胃的密码……………………………………………………………… 142

“我很丑，但我很温柔”，这话，如果由胃口中讲出，其实很恰当。

的确，这家伙的尊容不敢恭维，它长得可真是一点儿也不好看，其外观呈亮晶晶的粉红色，里面像闪闪发光的皱丝绒，柔性十足。肚里虚空的时候，它就像个泄气的气球；装满时，显得上大下小，形状略像个球形的“J”字。胃的容量大约 2 升多，可是很奇怪，在饕餮大赛中，有人居然能撑得下 20 几碗拉面！

19. 肠的密码……………………………………………………149

在人体内，肠子要算是一个超级丑八怪，这家伙面目奇丑无比，而且还举止不雅，不时地恶作剧，发出一种令人尴尬的咕咕声，让其主人感到无地自容，更可恶的是，它有时还会引发出痉挛性疼痛，来折腾它的主人，似乎是在向主人显示其重要性，以便让它的主人时时记住它这个 8 米长的家伙。

20. 肺脏密码……………………………………………………156

呼吸是生命的重要征兆，而肺，这个呼吸的制造车间，就是支撑生命的重要机构。它，要是不老实工作，时常来个上气不接下气的，那么，人就得遭殃，过着憋气的日子；这家伙要是玩狠的、若是干脆停工的话，那么，人就惨了。

21. 肝脏密码……………………………………………………162

人不可以貌取人，对肝脏而言尤其是这样，这家伙虽说其貌不扬，但它却是人体器官中的一个大牌名角，这个耍大牌的角儿，几乎把人的右上腹全占满了，而且，还处于绝对受保护的环境中（受肋骨终生保护）。

22. 膀胱密码……………………………………………………167

在平常人的眼里，膀胱简直就是个捣蛋鬼。比如，在寒冷的夜晚，当人睡得正香的时候，那灌满尿水的膀胱，会强行把人弄醒，要他起床小便；坐车的时候，膀胱要是也来一把恶作剧，那会更加令人难堪。但是，膀胱却依然干着脏活，任劳任怨。

23. 肾脏密码……………………………………………………173

小样儿！有人总这么轻视肾脏，他说得好像有点儿理由，因为这个脸色棕红

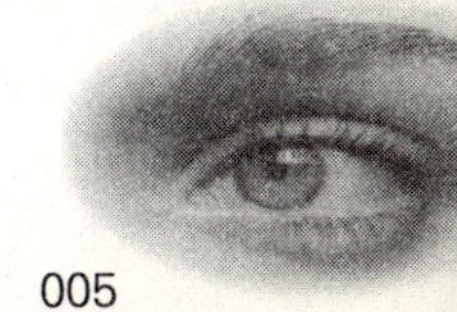

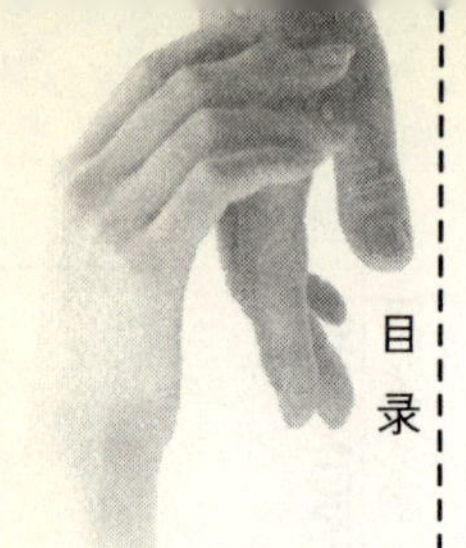

的家伙，样子的确是小了，小得像土豆（准确地说，其大小近似其主人的拳头）。很多人对肾的评价都很低，总认为肾脏只是那令人不屑一顾之废液（尿）的生产商，是一个用来装脏东西的垃圾箱。

24. 胆囊密码……………………………………………… 180

胆囊是一个特别有趣的话题，据医生说："大多数的人如果没有胆囊也能过得比较舒服。"的确，把胆囊割除掉，并不会令人的生活失色。

25. 脾的密码……………………………………………… 184

脾有拳头大小，重约170克，它是淋巴系统中最大的器官，四周被海绵似的纤维包囊所包围，能剔除血液中已损坏的血红细胞，寄生物和其他侵入的微生物以便毁灭它们。在某种情况下，当骨髓生病而不能制造健康的血红细胞，脾能很好地代替其工作。

26. 阑尾密码……………………………………………… 186

有人老是抱怨阑尾，说它是一个毫无功用的器官，在那些人的眼里，阑尾简直就像是只会添乱的大饭桶般的废物，因此，许多父母会在他们的小宝宝年幼的时候，用一种小手术来除掉阑尾。

27. 肚脐密码……………………………………………… 189

在娘胎的时候，肚脐的地位无比显尊，俨然如进食的嘴巴，主管着一个生命的成长，因为，肚脐的小主人就是通过它，从其母亲身上吸取必需的营养。

肚脐讲话："说起来不好意思，其实我同时也是替小主人排出体内废物的那个难以启口的小东西。"

28. 肛门密码……………………………………………… 191

自古以来，肛门总有诉不完的委屈，它抱怨说："人比人，气死人。我和嘴巴相比，真是有苦难言。瞧那嘴巴模样，无论是四方大口，还是樱桃小嘴，天生就是享福的命，吃香的，喝辣的，所有的好处和快活，它几乎全都占满。而我，别说那残羹剩菜我都甭想沾光，连哀声叹气也不敢大口出声，否则，会惹人嫌弃，说我乱放屁。都什么世道？为什么我表现再好，都会招惹人们的鄙视？你想过没有，要是哪一天我实在想不通，一不作、二不休地关门闭户堵上出口的道，谁将会吃不了——兜着走！”

29. 泪腺密码……………………………………………………194

哭泣是生理和情感上的需要，对保持身体和心理健康都很重要。

痛苦和高兴，都可能让人流泪。

眼泪中的物质，诸如内啡肽、促肾上腺皮质激素、催乳激素与生长激素，这些都可以缓解压力。

一般每次哭泣持续约 6 分钟。一个典型的 1 岁婴儿每个月哭 65 次。

在 12 岁以前，男孩子和女孩子哭得一样多。

30. 汗腺密码……………………………………………………198

汗腺是个令人尴尬的家伙，只要它一受刺激而兴奋起来，管你是否乐意，这家伙就会在你身上大肆表现一番，以不断冒汗的方式，让你漂亮的衣服湿透，让你浑身散发臭哄哄的汗味，这样的时刻，你将束手无策，你将无法一一与之单挑，因为，这家伙在人体皮肤表层上分布点，竟多达三百余万处！

31. 胰腺密码……………………………………………………202

胰腺平时十分忙碌，要是没有它生产的酶，你即使把堆成山的食物吃光，仍然会营养不良。当你每眨一下眼睛，当你的心脏每搏动一次，细胞都需要提供能量。胰腺协助供应细胞燃烧所需要的燃料。

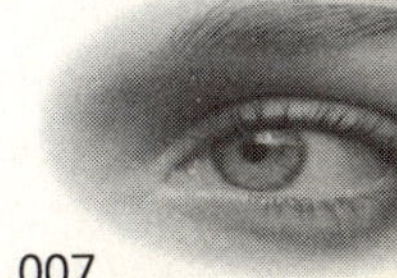

32. 胸腺密码……………………………………………………208

“偏见一旦消除，事主就将显尊”，这话，落在胸腺身上，那是恰如其分，因

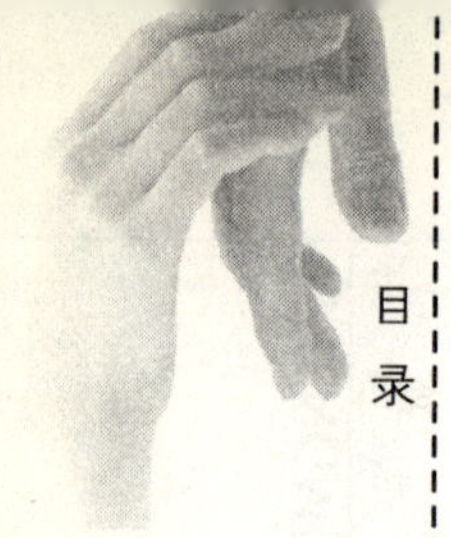

为，很久以来，胸腺被认为是人的腺体家族中的一个可怜虫，就像阑尾一样，胸腺过去一直被视为是进化过程中的残余物，既没有用处，也不能作奉献，不仅起不了好作用，还可能惹麻烦。不过，幸好上天有眼，偏见不会持久，有眼力的医生终于发现：胸腺可能是解决从过敏、关节炎直到癌症和衰老等问题的关键。

33. 唾液腺密码 …… 213

造化神奇无比，唾液腺就是一个有力证据，由唾液腺口中分泌的唾液，是一种含水分90%的碱性液，它既能软化进口的食物，又能在人说话、吞咽时帮助润滑喉咙，唾液中包含的强力酶，具有一种奇妙的功能：能将无味的淀粉转换成甜味十足的糖，让人饱尝一种幸福的滋味——这是因为这种酶能够将淀粉分解成葡萄糖和其它碳水化合物。当你在咀嚼一种苦味食物过程中惊喜地回味到甘甜滋味时，那你就得由衷地感谢唾液中的酶。

34. 肾上腺密码 …… 216

肾上腺的形状略似一顶三角帽，比手指尖大不了多少，每一个的重量都与一枚镍币相仿。

别看它小模小样，这家伙可厉害了，不仅能让其主人生病，还能把他弄进精神病院，要是这家伙被惹火了，它能把人给废了，谁要是把它给逼急了，兴许，它就会把人送上绝路。

35. 前列腺密码 …… 222

前列腺就像是一个不引人注目的小物件儿，它一直隐居在男人的下腹部，紧靠膀胱的颈部。这家伙面呈棕红，形似核桃，看上去一副吉相，其实却是一个极具危险的恐怖分子，有人给它罗列了许多罪状，说这厮一生中老是制造各种麻烦，让人饱尝辛酸痛楚，的确，正如人们所言，前列腺爱半夜扰民，让人好梦难圆，让他每天起夜下床上洗手间，为他的膀胱放水去，更可怕的是，这家伙还能逼迫人命，让人得尿毒症死去。谁要是执意活得太老，那么这家伙就会闹点儿事让他无法安享晚年，因为前列腺极容易招引癌症。

36. 甲状腺密码……………………………………………………228

如果人出生时没有甲状腺这种激素，那么，他将长成一个厚嘴唇、塌鼻梁的弱智侏儒。

如果甲状腺产生的激素只要略微少那么一点点，人就可能变得颜面浮肿、身体发胖、懒惰、低能，在个别情况下，还能变成半个呆子。

要是甲状腺生产过剩，情况会变得更糟……

37. 扁桃腺密码……………………………………………………234

扁桃腺隐藏在人的鼻子和嘴的后面，个子虽说不大，占据的却是一处战略要地，因为它把守的地方，是给所有进入喉咙的黏性物质做安检的最佳位置。当扁桃腺发现一种东西是不被身体某一部分所欢迎的异己分子，它就会抓住这种东西迅速出击，缉拿住这些家伙，然后交给主人的免疫系统，让它们去杀死对方。

38. 乳房密码………………………………………………………237

乳房是上帝之手捏出的一件最伟大的杰作，虽然外貌漂亮迷人，但你可千万别以为它仅仅只是一件用来衬托女性美的装饰品。其实，乳房还是哺育生命的主要角色，它能把血液转化为乳汁，能用乳汁养育最初的生命，人类完全是仰仗它的无私奉献，才得以幸存而延续着生命。

39. 子宫密码………………………………………………………245

子宫说："我是每个人最初的家。"——这话说得没错，的确，每个人，都曾在这里度过一段美好的时光，虽然，人们都想不起那时的光景。

40. 卵巢密码………………………………………………………252

卵巢长得小巧玲珑，模样、大小都酷似一枚泛白的小杏仁，它身高大约 32 毫米，体重不过 3.5 克。在子宫的另一侧宫墙之外，还住着一位面貌与它完全相同的孪生亲姐妹。它们俩，都让韧带给系住，分别悬挂在女主人的骨盆两侧。虽然，它俩老死不相往来，可彼此的关系却亲密得要命，而且还十分默契。

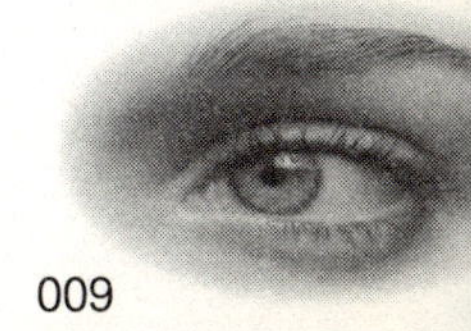

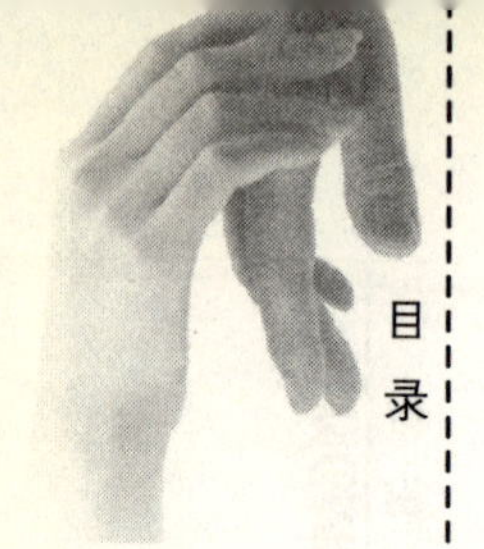

41. 阴道密码……………………………………………………… 258

这是一条神秘的幽径，精子从这里入门，与卵子秘密约会，一起播种“情爱牌”蜜果；这也是一条神圣的通道，朝圣的精子先生在卵子小姐的石榴裙边发出忠诚誓言：“俺要拽住你的小手，和你合二为一，一起慢慢变成一个小生命！”——生命从这里开始，这里是每一个人的必经之路：阴道是女性身体的门户，精子就是从这里进入子宫颈，进而到达子宫与卵子相遇，才得以孕育出一个崭新的生命；产妇分娩的时候触目惊心，正是由于阴道的膨胀，新生命才得以安全降临人世。

42. 阴茎密码……………………………………………………… 261

在勃起的情况下，阴茎的长度约为 7 厘米到 16 厘米，如果不考虑松弛状态，大多数男人阴茎的勃起长度是差不多的，很少有人的阴茎超过 30 厘米。

43. 睾丸密码……………………………………………………… 265

跟卵巢一样，睾丸也是双胞胎，实际上，它是男人的生殖腺。人体中的腺体，大部分都只有一个，而性腺却有两个。与其他腺体相比，睾丸还算是不难看的，它是一个粉红色椭圆体。单个睾丸的重量大约 15 克，长约 4 厘米，直径约 2 厘米。

1. 人脑密码

RENNAO MIMA

物以稀为贵，人因脑取胜。人类之所以能傲立在万物金字塔的顶尖位置，那是因为其脑内装有任何生物都无法比拟的东西，这就是智慧。以现今的科研成果来看，人类还不能完全破译其智慧来源——脑的密码，但这并不妨碍我们对脑的兴趣和对自己之所以聪慧的初步了解。

大脑掌管思维和行为，下丘脑掌管神经系统的协调，而脑下垂体是人体内分泌系统的总司令。

人脑分为延髓、脑桥（其背部为小脑）、中脑、间脑和大脑两半球共 5 部分，细分还有丘脑、下丘脑、脑下垂体、海马体等。除大脑半球和小脑外，其他部分统称为脑干。我们就从大脑、下丘脑和脑下垂体来略窥人脑那精密的密码吧。

（1）大脑密码

大脑看上去相貌平平，模样颇像蘑菇（据说，闻起来气味像干酪），其成年后的体重一般为 1400 克。很久以来，人们总认为这家伙的脸是灰白色，其实，在显微镜下，大脑看上去是很美的：呈现出梦幻般的丝缎的色泽。

大脑是上苍最得意的杰作，天底下所有的奇迹与它相比，都显得是小巫见大巫。直到目前，再强大的电脑，都无法完全跟它相匹敌，都没办法全部实现它那近乎神奇的功能。

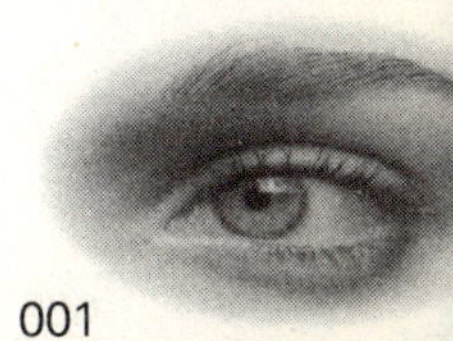

大脑的部件数目惊人，其拥有的神经元（神经细胞）有 1600

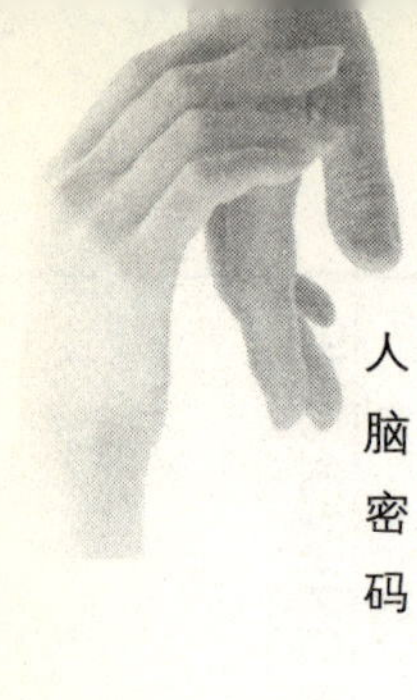

亿个之多，这还不算，它的神经胶质细胞的数量可达神经元的10倍！而这一切，就装在一个小小的脑壳里！

我们常说身体是一个既神秘又复杂的组织，而大脑，就是这个组织的老大。它那个表面上的主人，实际上都得听从这位老大的安排，从吃喝拉撒，直到谈情说爱，甚至胡思乱想。一个大男人，要是他的眼珠子撞见一位漂亮的女孩，他就得马上征求大脑的意见，好让大脑告诉他是否值得为这个女孩而心动；鼻子要是闻到美食的飘香，那他也得立马通知大脑，以便让大脑给他拿主意：是否需要暗流口水、大动食指而扑向目标。总之，人的一切行动，都得听大脑指挥。大脑，才是真正的主人。

人的大脑，真是宇宙间的大奇迹。地球上大脑与体重比例最大的生灵就是人，其数值约为 1∶50。动物界里，只有大象的智商可以接近人类，要是有人以为那是体重的缘故，这就大错特错了，因为，地球上曾经称雄一时的恐龙，其大脑与体重之比，与人类相比较，则要小得多，比如雷龙，这一比值为 1∶377000。

人在出生之前，其大脑已经为其身体各部分生成了一张神经地图。人的脑细胞数量在 2 岁时达到巅峰，多于生命中的任何其他时期。人在 7 岁时，其大脑体积就已基本达标。一个普通人在 20 岁时，脑组织的重量大于其之前及之后的任何时期。大脑的重量与大脑中所贮存的知识的分量相比，前者显然就没有后者那么重要了。

每个人的大脑初始都是女性状态，典型的男性大脑与典型的女性大脑存在生物化学特性上的差异。由于胚胎时期睾酮对大脑的轰击才使其发生“男性化”。如果睾酮的作用期不够早、不够强，大脑就不会发生男性化。

谁都知道，这世界上的信息太多，要是没有大脑的把关，人一定会被那数不胜数的垃圾信息给弄得不知所措，幸亏大脑胸有成竹，只选择其中最重要的，人才能拥有安逸的时光。要是人听歌的同时还想读书，那大脑就会制止他：一心不可二用啊，鱼和熊掌是没法兼得的，要么安心听歌，要么专注读书！如果人被一本非常吸引人的小说给迷住了，而他事后却记不起此间曾听过他最喜欢的一支歌，那是不足为奇的。

可要是当人面临危险，大脑就会立即预警，并拿出相应举措。比如，人走泥路时要是不慎打了一个趔趄，大脑就会立即向他的双臂发信号，指挥他重获平衡，以防摔跤；要是人最后还是摔倒了，那大脑会告诉他是否受伤、伤势如何、是否该找医生做一番检查，而且，大脑还要趁机告诫它的主人，以后走泥路要多加小心——而这次小事故，也就因此被储存在大脑的记忆中。

大脑的记忆储量十分惊人，大约为 10 万亿字节，相当于 5 万亿个汉字，这个数目很可观，如果以 20 万字计一本书的话，那么，人的大脑就能装下 2500 万本书的内容（这真是一座无比巨大的图书馆）。正常人的阅读速度为一分钟 300 字，如果一个人一天除了吃喝拉撒睡，能有一半的时间（也就是花上 12 小时的时间）用来读书，那么一天下来，他差不多能读完一本 20 万字左右的书。这个速率意味着，这人一年能读上 365 本书。要是他是个超级天才，3 岁就能拥有这样的阅读本领，而且他能活到

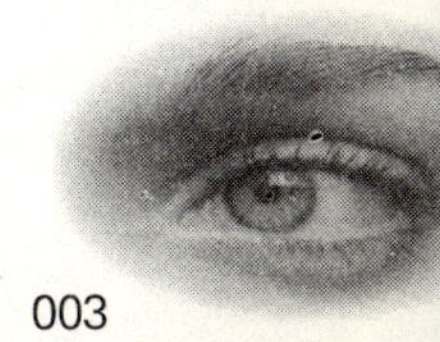

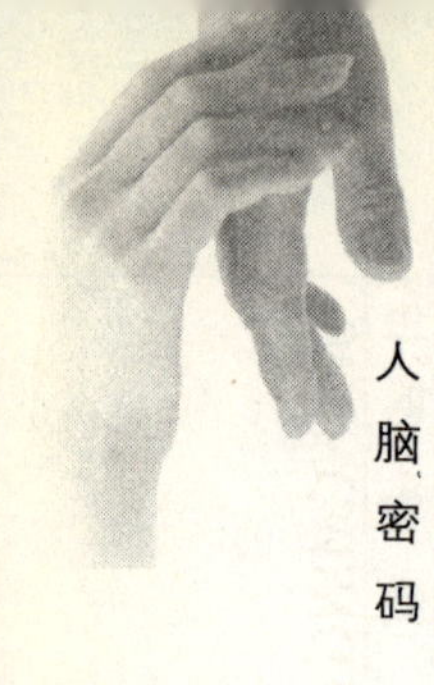

100 岁，那么，他一生 97 年的阅读生涯中，能读完 35405 本的书，要是他全能记住这些书的内容，这就意味着，他一生中也只用掉其 1/700 的记忆储量。

有个情形很有趣，研究发现，当男性和女性同样年长时，女性的记忆力却明显优于男性。

大脑貌似简单，却充满神密和神奇，要是医生用微量的电刺激大脑的某处，主人幼时的景象就有可能历历在目，如果再刺激其他部位，也许还会令他清晰地感受到那早被遗忘的儿歌朗诵声。大脑就像一个收藏终生记忆的古老小阁楼，主人不一定清楚其中的所有内容，但在那儿，的的确确藏有那过往的一切细节。

大脑的工作量非常大，仅仅分辨某种简单的几何形状是圆形、方形还是三角形，大脑就需动用约 2500 万个神经细胞。

大脑是个真正的大忙人，每天都得处理数以千计的家庭杂务，就连主人的呼吸，大脑也得插手过问，当身体感受器通知主人说：血里的二氧化碳浓度正在升高，得需要更多氧气啦！这时，大脑就要增加呼吸率——调节胸部肌肉的收缩和舒张的速率。

大脑很能干，也很精明。能者多劳，这话没毛病，能者自然也应该得到相应的报酬。虽然大脑只占主人体重的 2%，但它需要的氧气却占主人所消耗的 20%，而且，主人还得把他心脏所搏出血液量的 1/5 专供给大脑。因为，大脑得依赖恒定的血、氧供应量，要是主人在这方面跟它玩抠门，或者暂时让它断粮，那么，它就会罢工，让主人晕倒在地！大脑这么斤斤计较，其实都是为了主人好，因为，如果上述供应中断几分钟，它的主人就会面临严重后果：可能因此瘫痪，甚至死亡。

大脑的胃口不仅于此，除了充足的氧气和血液，它还需要得到稳定的葡萄糖供应，哪怕主人处于饥饿状态，只要他一得到葡萄糖，大脑就得优先征用。不是它太贪得无厌，要是大脑得不到那一份甜蜜，主人就可能失去他的生命！

大脑的主要功能区的粗略轮廓是这样的：视觉在后面，听觉在两旁。

大脑身上最有趣的地方，恐怕就是“快感中心”了。很多人都知道这个著名的实验：当教会一只老鼠按电钮，使微小的电刺激触动快感中心时，这个动物就会几乎连续不断地按电钮（刺激比食物更受欢迎），时间一长，老鼠可能因饥饿而死亡（也许是愉快地死去）

未来人要是患有严重的抑郁病，医生也许会在他的脑部植入这样一个电极，小量的电流，能把一个抑郁的病人转化为一个欣喜若狂的神仙。

在人的身上，大脑是被保护得最好的器官。它的那些珍贵的数千亿的脑细胞被三层不同的组织包围其中。最外层的是头皮，中间一层是颅骨，最内层是脑膜——脑膜是包裹脑组织和脊髓的膜状物。大脑的住所，就像一座守卫森严的堡垒：头颅骨的顶部厚达 6 毫米，底部则更厚一些。

人的大脑皮层是一层薄薄的组织，但面积很大，把它放平了，就像两张 12 英寸见方的匹萨饼，脑子两边一边一个。每个“匹萨饼”，各有 6 个薄层，上有无数脑细胞整齐地排列在一起。

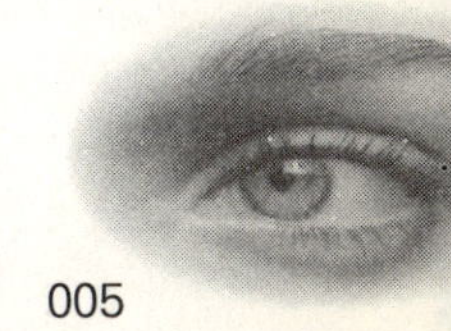

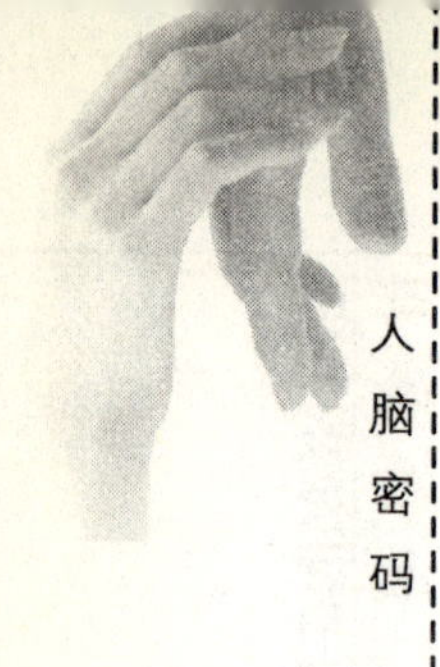

大脑终日高枕无忧地浸在水样液体中，那液体就像衬垫，让它防震防骚扰——血脑屏障是它的门卫，能拒有害物于门外（比如细菌和毒性物质），而让有益的东西顺利通过（比如大脑所需要的葡萄糖）。可它也会让大部分的止痛剂和麻醉剂从其眼皮底下自由通行，这很糟糕，因为，酒精和引起幻觉的药物也因此蒙混过关，从而使大脑失常，令其产生幻听、幻觉。

你可能有过这样的体会，当你掀起草坪上的一块草皮，就发现底下杂乱地缠结在一起的草根。而大脑的身上，真的也有相似之处，但总数却多得惊人。大脑那上千亿个神经细胞，每一个，都与其他神经细胞相联系，有些联系，竟多达60,000次！

脑细胞很神奇，它能使人在黑暗中一步到位地找到情人的嘴唇。

大脑的神经元，看上去就好像一个粘在细丝上的蜘蛛，具体说来，蜘蛛相当于细胞体，细丝是轴突，蜘蛛的脚是树突。那脚从邻近的神经元的细丝上接收信号，传递给细胞体。每个信号通过后，细丝需经1/2000秒重新做到自身化学补充。

神经元之间的信号传递是通过突触（轴突和树突之间的接触）完成的，每个神经元约有1000～10000个突触，信号以电火花隙的方式传递，每次传递时，神经元之间进行化学联系。

形象地说，这些神经元，就是大脑的眼线或触须，要是没有它们的协助，大脑简直就会沦为孤家寡人。

脑细胞还有神奇的地方，有位科学家把一种动物的脑细胞移植到另一种动物的脑子里，结果一些本能行为也被移植了过去。

他从早期的鸡胚胎的脑子里取出一点神经组织，移植到同等生长段的鹌鹑脑中，结果，其啼叫声和摇头动作像鸡一样。虽然这些鹌鹑生下 14 天就死去，但已经有足够时间来证明它们已得到了鸡的本能。

大脑还有一个神奇之处：人对于所听到的内容大约只能理解其中的 70%，至于其余的空缺部分，大脑会自动完成填补工作。

别看大脑很能干，但它也有无能的地方。它的那些亲戚，比如皮肤、肝组织、血细胞，它们在受损后往往都能及时得到补充或更换，但大脑却不行，每当它损失一个细胞，都是万劫不复的遗憾，永远也得不到修复。一个人要是到了 25 岁，他之后每天都要正常损失约 10 万个大脑神经细胞！大脑越是不用，脑细胞越是不通过思考和学习来激活，这些脑细胞也就萎缩或死亡得越快。所以有俗话说“大脑越用越灵活，不用就成木头渣”。

随着年龄的增长，大脑的分量日渐流失，这种趋势看起来令人沮丧，不过幸好造物主有先见之明，让大脑有很大的储备，否则，这结果不堪设想。要是有 10 万个神经细胞死去，另外 10 万个神经细胞就能马上顶上去工作。

一般情况下，人觉察不到细胞的损失。但如果受损的细胞太多，他就会有所觉察：他的嗅觉可能减弱，味觉也可能变得不那么敏锐，听觉也可能减退。这时，人也许会感觉到，精神集中的时间变短了，记忆力也不如以前。这往往就表明主人开

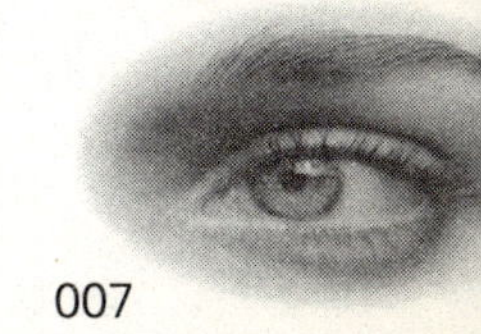

始衰老了。

好事成双，正如每个人都拥有一对肺、两个肾那样，大脑也是个“成双配对”的器官——因为它有明显的左、右两大脑半球。大脑左侧的那一半，控制身体右侧的大部分活动；而右半球，则控制左侧身体。惯用右手的人，左半球占优势；左撇子则正相反。研究表明，人们说话、写字、做算术、逻辑和推理的能力是由左半球控制的，大脑的右半球支配着空间方位定向和图形认知以及艺术活动。

大脑的空间被分配给最需要协调的身体各部分。在大脑的空间分配比例上，大脑看我们的身体与我们自己看到的大不相同。按其占有的脑部空间大小上来排列，身体各部的次序为：手（特别是拇指）、肩、嘴唇、舌、脚。这些器官所占比例最大，其余的则相应缩小。从大脑的观点来看，我们的体形就变得十分古怪——很像青蛙。

大脑最突出的特征，当然要数它的后备系统。大脑能把每一次记忆存储在不同部位。这样的结果很奇妙，要是看见一棵苹果树或听到小溪的流水声，都有可能让人激发出对某一个特殊地点的相同回忆。因此，即使大脑的一部分受损，人仍有可能从容应对，就算剩下的那部分脑组织，可能得需要相当的时间才能把陌生工作接手过来，但往往，大脑能及时建立起补偿性的神经联系网。这样，语言功能就有可能恢复，瘫痪的肢体也可能重新活动，紊乱的状态也就有可能被解除——拥有这种突出的适应性，实乃一件幸事。

尽管大脑有周密的防护措施，但仍然面临种种危机：

比如肿瘤，它太令人讨厌了，往往会造成灾难性的后果，好在，肿瘤摘除已成为可能，手术也比较安全，术后也还不错。而中风，则是大脑的另一个大隐患。当大脑的小血管里形成血栓，或者它的某一个小动脉变得脆弱而破裂，大脑的某一部分就会处于饥饿状态，其症状从轻度精神失常，重到完全瘫痪，甚至死亡。有些病例能够治愈，并得到彻底康复，而有的病例则会落下或大或小的后遗症，其治疗的成败，取决于被破坏的部位和破坏的程度大小，以及被救治者的毅力和意志。

大脑的第三个敌人是脑外伤。尽管它拥有水样的衬垫和堡垒般的头颅骨，它仍然可能由于跌打损伤或其他意外事件受到撞击。在遭遇不测时，大脑就会肿胀，就像被挤压变肿的手指那样，可它被限制在一个骨制的囚室里，因而没有朝外肿胀的余地，此时，大脑就得面临肿胀的压力，这个症状很可怕，轻者头晕目眩，重者丧失神志，直至死亡。因此，保护大脑免受碰撞很是必要。

大脑要是受损伤，智力往往就会大打折扣。例如，美国有位年轻的数学天才，他能脱口告诉你任何一对两位数的相乘结果。一天，他的右脑不幸被高压射钉枪射出的钉子击中，深度达 8.9 厘米，经过及时救治，他虽然性命无虞，但从此脑瓜不灵，不再拥有数学头脑，而且，听力和记忆力也大大衰退。

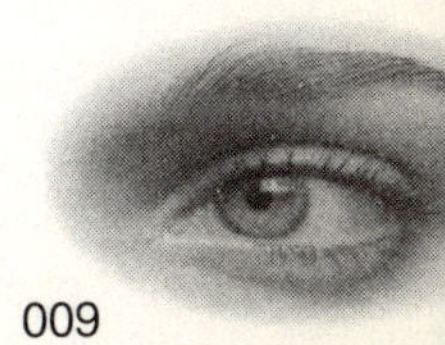

虽说如此，大脑的复原能力还是十分巨大的，有许多人在遭受了致命的脑伤后，依然存活下来。

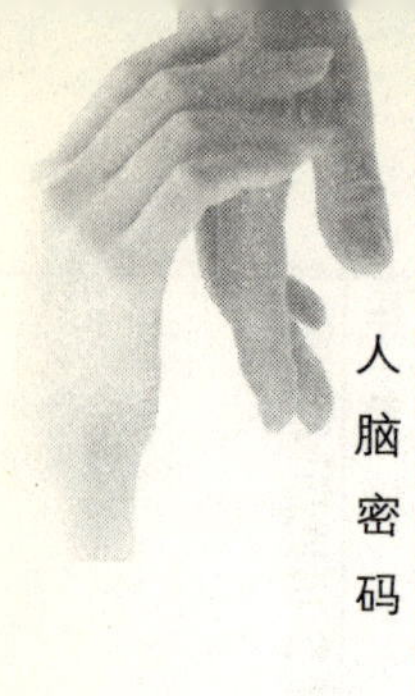

例如，有一位28岁的伦敦妇女艾莉森，被一把20厘米的猎刀刺穿脑部后竟然奇迹般地活了下来。当时这把猎刀除了刀柄之外几乎全部刺入了她的脑部，猎刀在她的脑子里留置了4个多小时后才被医生取出。医生说，如果猎刀在艾莉森的脑袋里稍微移动一下，哪怕只是一丁点儿，她就会立刻送命。因此，医生们锯开了艾莉森的颅骨并小心翼翼地把刀取出来，他们必须非常小心地完全沿着猎刀砍入的路径原路将其取出。令人惊讶的是，文莉森的损伤竟然非常轻微。在伤愈出院时，她仅有左眼视力模糊以及左臂麻木两个后遗症，而且这两个症状都是暂时性的。

一名叫法特玛的3岁小女孩，在和她6岁的哥哥玩耍时被推了一下，正巧被插在橱柜刀架上的一把钝刀重重地戳破了脑袋，餐刀戳进脑部约3毫米深。她立即被送进医院接受了取出餐刀的急诊手术，后来完全康复。

（2）下丘脑密码

下丘脑不善思考，看起来好像比较笨，脸色粉红带灰，模样还有点儿土，很多人从来就没听说过它的名字，与人脑的其他部分相比，它简直太渺小了——块头就只有梅脯那么大。但俗话说得好，浓缩的是精华。虽说，下丘脑没有独立思考的能力，但它却是人身上最重要的一组细胞——昼夜24小时都在值班，无人可替换它。形象地说，它就是人体的中心交换台——是协调其主人神经系统的重要机能的信息中心（虽然主人大部分时间并不知道它在做什么）。

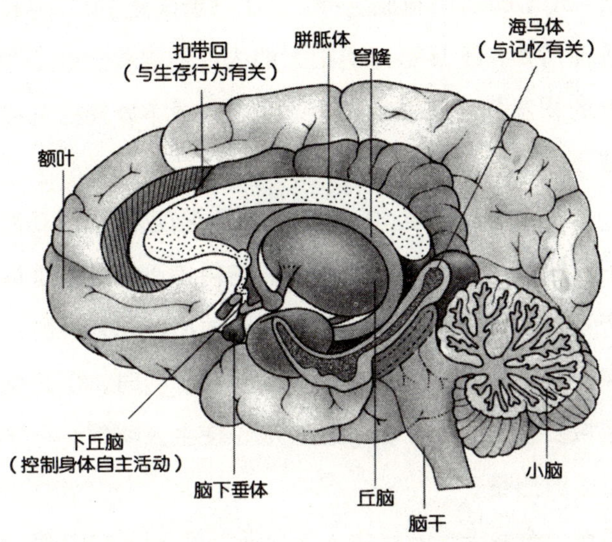

下丘脑的主要责任是保持主人身体内部的平衡状态。当主人需要脑的其他区域和身体为他服务时，下丘脑负责通知它们。由于下丘脑每时每刻都在进行监测，主人才知道冷、热、饥、渴，知道在忿怒或恐惧时该怎样反应。主人无论想做什么，下丘脑都要以各种方式参与。

下丘脑位于主人脑袋的正中央，靠近脑底部。虽说下丘脑的身子仅占整个脑体积的 1/300，但它却协调着数百亿的大脑神经细胞的活动，下丘脑太忙碌了——它拥有一个高度发达的感觉系统，在神经系统内部，它有着广泛的神经连接，直接的、间接的都有。

下丘脑的祖先可以追溯到一亿年前，但它今天为主人所做的许多工作，都同地球上出现最早的原始动物以来所做的工作一样。就拿控制体温这件事来说，因为有了下丘脑，主人才可以在

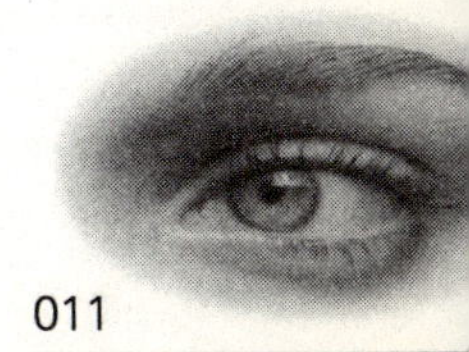

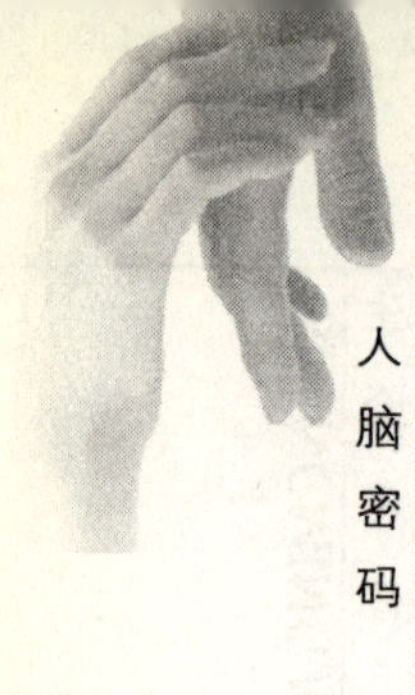

气温低达-50℃的西伯利亚生存，或在气温高达 50℃的利比亚活动。无论在何处，下丘脑都能把人的内部体温稳定在 37℃附近。人对自身的体温非常敏感，要是体温升高或下降超过几度，那他就活不成了。

在一个暖和的日子里，只要人的血液温度升高 1/10 度那么一丁点，下丘脑就得为其主人忙碌了。它得传讯给脑下垂体，通过交感神经系统扩张身体表面的血管，释放出数以万计的汗腺。出汗能凉爽皮肤，散发主人血中多余的热量。同时，下丘脑还向脑的其他区域发信号，让它们加快呼吸，使主人喘气——这样，就能带走更多的热量。

如果是一个冷天，一旦主人的血液温度下降 1/10 度，下丘脑就得让肾上腺和脑下垂体开工，要它们保证肝脏释放出更多的血糖供给肌肉当燃料，因为，肌肉是身体的主要锅炉。为了使肌肉活动产生热，下丘脑会让主人发抖。这时，汗腺就得关闭，以便让血液由身体表面迂回到内部，避免在表皮继续降温。如果主人冻得厉害，体表血管会几乎完全关闭，脸色就会发青。主人冷的时候，下丘脑做的事中，没有一件是没有意义的：它使主人起鸡皮疙瘩。这是从主人有毛的祖先那里遗传下来的。为了帮助原始人类，下丘脑通常是绷紧人们皮肤的肌肉，使他们的毛发竖立起来，这样，就可以起到很好的隔绝冷空气的作用。

当主人受到某种感染时，细菌能改变下丘脑感受器的灵敏度，就像通过温度自动控制器那样，使感受器的工作温度更高。主人试图用收缩身体表面血管和发抖的办法使他的体温上升到这个新高度。当他成功后，下丘脑就设法用出汗和血管扩张的办法来散热加以补救。当主人解脱了感染，它的感受器的工作就恢复到正常状态，主人也就退烧了。

下丘脑的另一项重要工作，就是掌管人体内水分的平衡。主人基本上是一个海生动物。婴儿时，他身体中 75%是水；成人时，将近 50%是水。每天通过肺脏、汗和尿，主人要丢失将近 3.5 升的水分。如果丢失的水分超过总需要量的 1/5 或更多，他就会死亡。因此，水分太少时，就必须采取紧急措施。只要下丘脑的探测器发现血液变得太咸（由于缺少水），它就得与脑下垂体共同努力，释放出一种抗利尿激素。这部分多余的抗利尿激素促使肾脏比平常吸收更多的水，尿就浓缩，唾液腺减少了唾液的分泌量。这时，主人的身体就要尽可能地节约体内的存水，因此他会觉得口渴。当主人喝了一两杯水后，水的平衡就恢复了。

假如主人的血变得太稀了（比如，他喝了三四杯啤酒以后容易发生这种情况），下丘脑就向脑下垂体发信号，后者就减少释放到血中去的抗利尿激素的量。肾脏不再需要像平常那样节约那么多水，这时产尿的速度也就加快了。

你可能认为，主人会知道什么时候饥饿。如果下丘脑不告诉主人，他是不会知道的。吃饭前，成千上万条情报像潮水般地向下丘脑传来，比如，主人的血糖供应下降了，肌肉也开始感到有些疲劳了。下丘脑核准了这一切，开始传出搏动以加快生产胃液和唾液，胃收缩的力量和速度就增加，味蕾也变得更敏感，主人这才得到信息——该吃东西了。

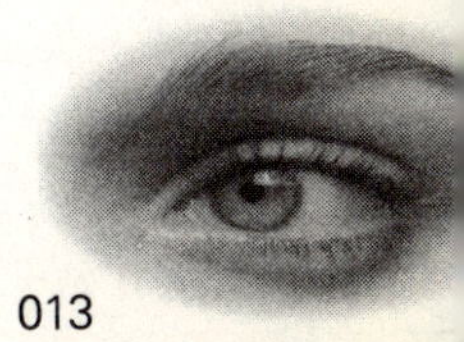

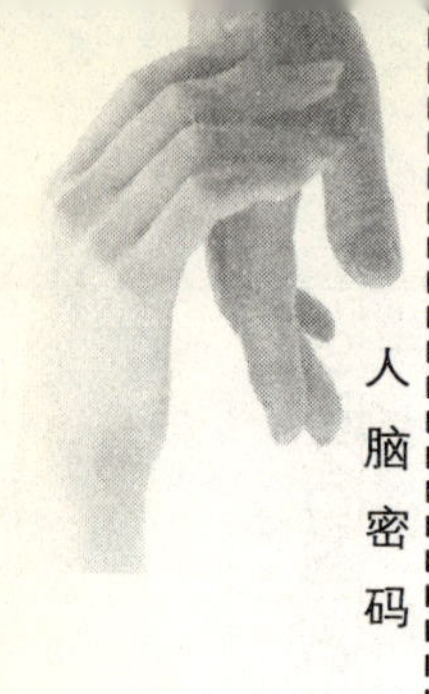

下丘脑的两组细胞，也可以称做核，它们似乎特别关心吃饭问题。如果其中一组受到损害，主人就会拼命往肚子里填食物，不知道该什么时候停止。如果损坏了另一组，主人对食物就会失去兴趣，立刻停止吃东西，变得什么都不想吃。

下丘脑协助管理的另一样东西是性，它督促脑下垂体刺激性腺。至于性欲是怎么引起的，下丘脑就不太清楚了。虽然脑子的其他区域在这方面也起作用，但它们中间谁也不能单独完成任务。但没有下丘脑，主人在性方面就会变得很不协调。一旦下丘脑的某一个区域被破坏了，性欲就会失去。另一方面，有时脑内有压力或刺激，使它告诉脑下垂体释放大量促性腺激素，结果，性活动增加了。

偶尔，主人大发雷霆或恐慌。一旦脑细胞把这情况通知给下丘脑，它就必须马上做很多事，为主人做好战斗或逃跑的准备。它会告诉脑下垂体释放各种激素，这些激素又激活其他腺体，增强新陈代谢率。为了保存肌肉所需要的血液，皮肤血管收缩，而肌肉血管舒张，主人的面色发白了，但所有的肌肉的血液供应却都已准备就绪。呼吸和心跳都加快了，心脏每一次跳动所搏出的血量增加了，胃的活动减少了，主人可能发现他必须排空他的膀胱。还有一些零碎事，颅神经帮助眼睛和面部肌肉做好应急的准备，肌肉的张力增加，皮肤的温度下降，唾液腺为了节约水分也停止分泌（主人的嘴开始发干）。一旦主人平静下来，一切就又转向相反方向，几分钟之后，主人又恢复正常。

无论主人的外部发生什么事，下丘脑都努力保持主人内部的稳定。幸运的是，这个小家伙很少出毛病。它被保护得很好，不容易受伤。

下丘脑最担心的事是邻近区域延伸过来的肿瘤或脑部血液供应的中断。

下丘脑真是太忙了，主人怎样才能减轻下丘脑的负担呢？其实，它就不需要任何帮助。因为在调节主人的内部环境方面，下丘脑所知道的比主人或其他任何人所知道的都多得多。

（3）脑下垂体密码

在人的身上，除大脑以外，脑下垂体要算是最复杂的器官了，它有豌豆大小，呈粉红色，像一颗樱桃，悬挂在人脑底部的一个小把上，其重量不足 6 毫克，含水量高达 85%。而且，几乎在人的任何部位或事情上，脑下垂体都起着关键性作用，它分泌的各种头等重要的激素，既能创造奇迹，也能破坏一切，它有本事让人过得正常，也有办法把人的生活搅得一塌胡涂——让人得上各种莫名其妙的内分泌失调病，或置人于死地。

脑下垂体虽小，但却非常伟大。每个小宝宝的降生，都得归功于脑下垂体分泌的一种激素——让产妇子宫开始收缩的催产素。正因为有了脑下垂体，人的身形才可能有正常的大小——既不会像侏儒那样一直老呆在 1 米线以下，也不会如同巨人狂飚至 2.4 米以上。脑下垂体能使一个男人的大阳具缩回成孩童的小鸡鸡，或者使一个壮汉迅速衰老，在数月内变成一老头。

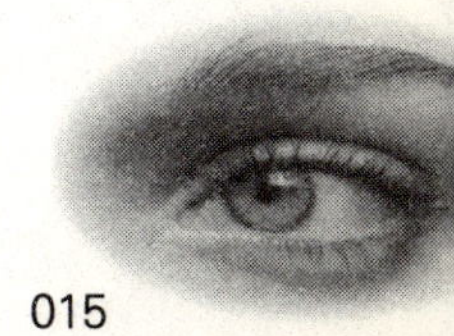

脑下垂体被视为人的统治腺，它是人体内分泌系统的总司令。

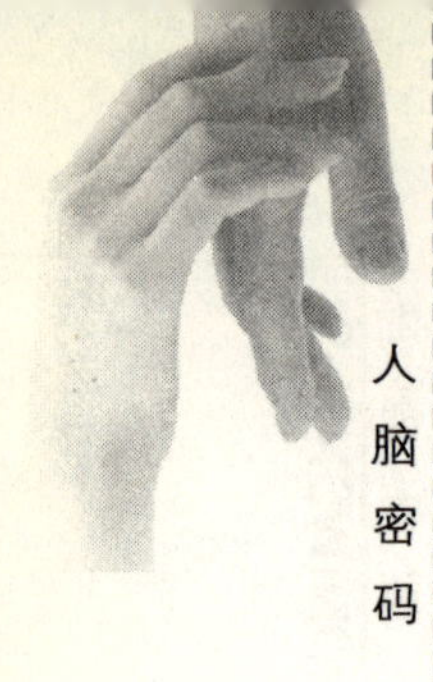

天外有天，脑下垂体也有一顶头上司，那就是下丘脑，脑下垂体就悬挂在其下方。运作时，脑下垂体直接接受来自下丘脑的命令，它的任务是控制其他腺体的活动，保证它们所生产的激素量准确无误。我们也可以把脑下垂体称为人体的化学总管，说它是世界上最复杂和最紧凑的化学工厂，那真是恰如其分。

脑下垂体分成两叶。其后叶较小，储藏着由下丘脑生产的两种激素。相比之下，它的前叶要大得多，里面生产约 10 种激素（具体数目谁也不清楚）。这些激素是人们所知道的物质中最复杂的，可是，它每天的总产量却不到百万分之一克。

数百年以来，人们一直对脑下垂体有误解，总认为它的工作很卑贱，甚至连那些早期的医生都曾经把脑下垂体看作是鼻涕的来源！其实，这场长时期的误会，脑下垂体也有自己的不是，因为，它那各种捉摸不透的分泌液，流量太少了，直到现代化学出现之后，脑下垂体分泌的激素才被测定出来，它也才得以现出庐山真面目。

脑下垂体中，有一种激素是管理脖子里的甲状腺的。要是它分泌的这种促甲状腺激素过多，甲状腺就会超速工作，毫不夸张地说，这种状态下，人就会被烧掉——尽管他食欲像饿狼，但却日渐消瘦，形同枯槁。可要是脑下垂体生产的这种激素太少，也不行，因为，人就会因此变得虚胖如猪，而且又笨又傻。

——幸亏脑下垂体内装有反馈装置，上述情况才能得以避免。

对睾丸来说，脑下垂体的作用也跟上述一样。

脑下垂体中，有两种激素是管理这两个腺体的——一种激素刺激精子和男性激素的生产，另一种促进运输精子的管道系统生长发育。顺便说一句，女人也有同样的激素，能推动她卵巢的发育和卵子的生产。如此说来，人类的生育力和生命，都得仰仗脑下垂体的辅佐。

正常情况下，脑下垂体为一个女人所生产的卵泡刺激激素和间质细胞刺激激素，只够每月生产一个成熟的卵子。要是脑下垂体一时兴起，毫无节制地生产过多的卵泡刺激激素和间质细胞刺激激素，那么，可就有点儿不好玩了，因为，一个月之内，那个女人的子宫里，就有可能有 5 个或更多的卵子成熟，就有可能生下五胞胎。

男人的睾丸也是如此。如果卵泡刺激激素和间质细胞刺激激素太少，他就会烦躁不安，颓废沮丧，连性欲都会消失；要是太多了，他就可能变成一头愤怒的公牛。

脑下垂体所拥有的化学物质中，最丰富的要算是生长激素。它在人的青春期里起着重要作用——保证主人按照正常的形态生长，一直到他的骨骼末端闭合，直至不能再长高为止。

人即使年届五十，他身上的生长激素仍可能为其效劳。要是他刮胡子时被剃刀刮破脸皮，生长激素能加速伤口的愈合；假如他摔断了骨头，生长激素也能加速新骨质的发育。

生长激素还很可能促进新组织的生长，以取代旧组织。要是突遇某种变故，使脑下垂体生产过多的生长激素（它完全有能力做到这一点），人的手、足和颌骨，就会重新生长；鼻子会增长成大球，手足也会变得粗大。

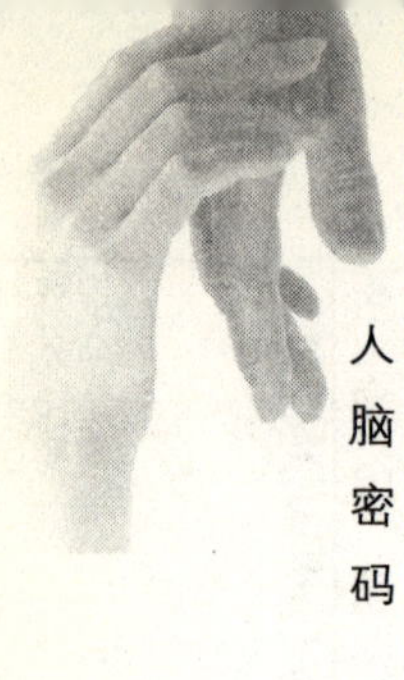

很可能有一天，脑下垂体的生长激素会揭开癌症谜底。研究表明，如果在动物身上用某种致癌化学物质进行试验，这些动物几乎都得发病，要是截除它们的脑下垂体，那就不会发生癌症了！明眼人一看便知，这好像把脑下垂体和癌症问题联系在一起了。如果能找到某种能够抵消脑下垂体的生长激素的东西（有可能是一种“抗激素”），癌症就有可能就此被遏制。

另一种脑下垂体激素，大有可能控制疾病。这种脑下垂体激素，叫做促脂肪激素，它类似看门狗那样，监督着体内脂肪堆积状况，至今，这种东西只能在动物体内找到。促脂肪激素有着把固体脂肪运送到肝脏去的特异功能，使脂肪在肝脏内被转化为能量。因此，要是促使脂肪激素被合理利用，那就完全有可能协助解决中年人那个已经开始增大的大肚皮的问题，让他恢复年轻好身材。

由于脑下垂体安静地躺在人脑骨质摇篮的中央，因此高枕无忧，受到最好的保护，轻易不会受到伤害。但天有不测之云，客观地说，它还是有可能受伤的，而且，一旦受伤，其后果将是严重的，比如，头部外伤，有可能使脑下垂体生产的血管加压素（即抗利尿激素）减少（抗利尿激素相当于肾脏的制动器），抗利尿激素减少了，肾脏就会加快工作速度，产生过多的尿。

脑下垂体要是不幸受到外伤，得肿瘤的机会也会相应减少。

人们都知道，肿瘤所造成的影响相当惊人。假如由于肿瘤的缘故，脑下垂体生产的促肾上腺皮质激素过多（这种激素是控制肾脏上的两个肾上腺的激素活动的），人的腹部脂肪就会堆积成

“大肚皮”；他的颈部和背部也会出现脂肪垫；他的双腿会显得特别细长，叫人看了发笑；他的血压会猛升，性欲消失；钙会从骨中析出，脊椎骨有可能塌陷——处于这种乱局，人的心脏就得加倍工作，最终，会累得放弃跳动。

为了防止上述危情，医生可能决定试用放射线，以减缓促肾上腺皮质激素的生产速度，或者，截除人的肾上腺——要是面临这种结局，从此以后，那人就得连续不断地服用激素了。

科学在某些脑病患者身上发现了一种新的进食毛病。这毛病使患者一心只想吃美食。这种病被称为“贪吃综合证”。贪吃综合征是一种突起的、良性的饮食毛病，与大脑右半球的损伤密切有关。

有妇女诉说她们在怀孕的时候脑子不好使，比如，注意力不够集中。英国某研究小组发现：妇女的脑子在怀孕时缩小，要过 6 个月才恢复到原来大小。这个意想不到的发现可以帮助解释产后抑郁等现象。

据新华社报道，辽宁省朝阳市有个小男孩，他长有两只脑子，平时，他很少睡觉：每晚只睡一小时左右，有时少到 20 分钟，白天很少睡——那是因为他的两个脑子轮流工作。这个小孩是 1995 年 7 月出生的，医生说，这孩子状态很好，不需要手术。

芝加哥有个 21 岁的姑娘竟有三个脑子，专家发现她的头颅里

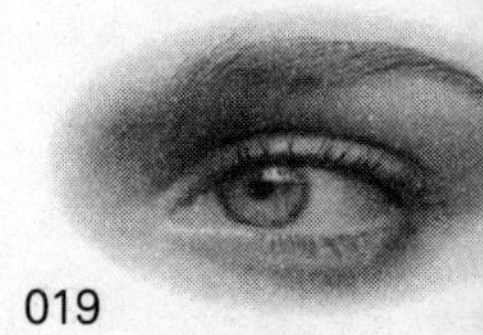

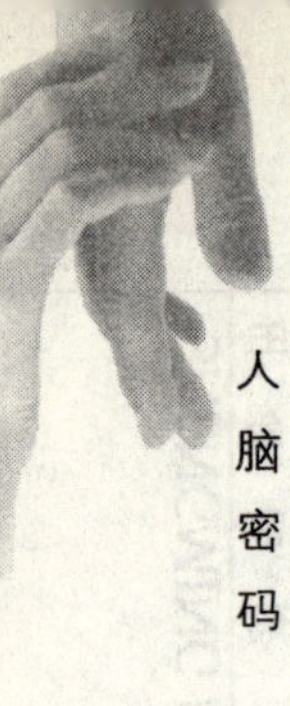

有三个比较小的但完整而有功能的脑子。她在面包店里做店员，生活很正常。

如果说迄今人脑所取得的成就显得突出的话（这指的是关于语言、记忆、推理和其他一切奥妙的事），那么，这些与前景相比是微不足道的，因为，人的大脑的资源仅仅才开发了一小点，它拥有巨大的潜力，平时，大脑只需动用总储能的15%，就可轻松应对日常所需。

旧石器时代中期的“古人”的脑，今天看来是原始的，几十万年以后的人，也许会认为今天的大脑也同样是原始的。

在 200 万年的进化历程中，大脑的体积增长了近一倍，人类也的确显得越来越聪明了。

计算脑袋的体积，有个极简单的办法，那就是：把脑袋浸没在满满一桶水中，相当于脑袋体积的水就会溢出桶外，把头从水里抬起来，看看水面从桶缘下降了多少，便可计算出脑袋的体积。

想要增强脑子的短期记忆，吃点糖是最简单的方法。实验证明，给大鼠吃葡萄糖，一种单糖，能促使其记住最近 7 天来所学到的东西，但不能改进更早的忘记。

据说，欧美有一种“聪明酒巴”很受欢迎，其中的艾伯特淡色啤酒和桑格里厄汽酒最受青睐，它们的配方如下：

一、艾伯特淡色啤酒（健脑饮料）

① 红苜蓿汁、海胆汁、姜汁原汁各 10 滴

② 磷脂酚胆碱 1 茶匙

③ 葡萄浓缩汁 1 茶匙

二、桑格里厄汽酒（增强智力饮料）

① 香蕉片和苹果片各 4～5 片

② 有机葡萄或有机草莓 4～5 枚

③ 高丽参汁 10 滴

④ 姜汁原汁 10 滴

⑤ 二叶银杏汁 10～15 滴

⑥ 美味的草药 1 茶匙

⑦ 黑樱桃浓缩汁和柚的浓缩汁各 1 茶匙

以上两种饮料的具体调制方法如下：先在 500 毫升玻璃杯中加入半杯冰块，然后将上述配方原料倒入，最后加满有机苹果汁搅混均匀即可。

2. 心脏密码

XINZANG MIMA

心脏是悬在主人胸腔中的一颗“梨”形宝贝——由韧带悬挂在主人胸腔里，其长约15厘米，最宽处达10厘米，体重大约350克左右。浪漫诗人总把它比喻成爱情的象征物，说到这个字眼，人类赋予了它许多美好的词句，比如：诚心、赤心、春心、恒心、红心、慧心、良心、热心、善心、雄心、忠心。然而，心脏并不是一个头顶光环的天使，而是一个勤劳的劳动者。它有4个腔的泵（实际是两个泵）：一个将血液送到肺脏，另一个将血液输送全身。

人们总认为心脏脆弱娇气。这话，它可不爱听！你要是也持有同样的偏见，它一定会这么回敬你：“你活到如今，难道不是靠我的勤劳吗？”——的确是这样，一个正常成人的心脏每分钟跳动70次左右，那么每天就要跳动100800次，而一年下来累计搏动次数更是惊人地多达36792000次。如果一个人活到四十多岁，那么，这心脏为其主人泵出的血，就超过30万吨之多。

心脏的日常工作强度很大，大到什么程度呢？形象地说，一个短跑运动员的腿部肌肉，或者一位重量级拳击冠军的臂部肌肉，其运动量再繁重，也比不上心脏的一半。要是让它们按心脏那样的速度工作，要不了多久，那些强大的肌肉，就会变成一摊烂泥。

人类的身体中，除了产妇分娩时的子宫肌肉，身上的任何肌肉都不如心脏有劲（顺便说一句，总体上讲，女性的心脏，往往要比男性小 1/5)。不过，子宫肌肉可没法像心脏那样，为一个正常寿命的人一刻不停地日夜工作上 70 年。

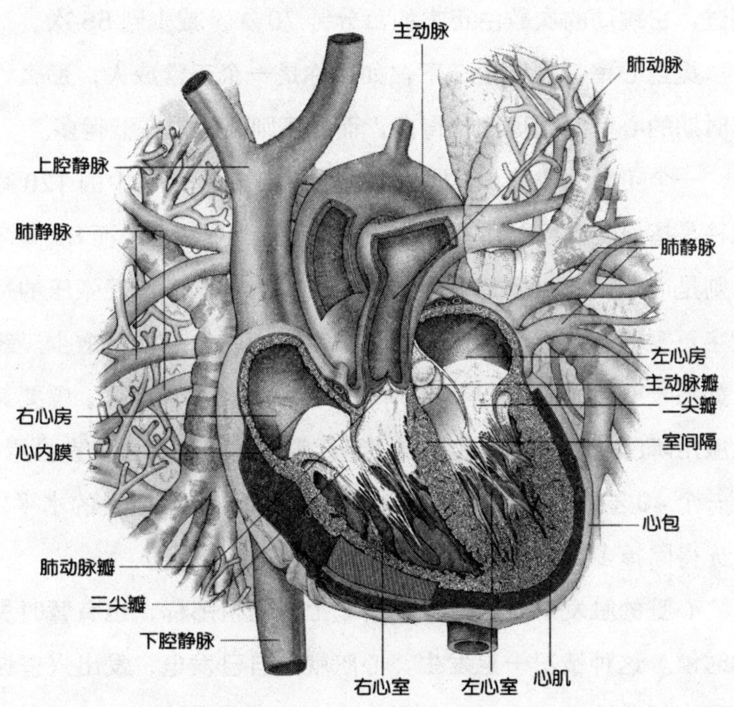

哇，整个一工作狂呀，怎么一秒钟也不曾停歇过！——当你读到这里，心里也许会这么想。

“嘻嘻，怎么可能嘛，俺也是肉做的，咱也是爹妈生的，累了乏了，自然也要休息片刻嘛！”心脏说得没错，只不过，这“片刻”工夫，却是在心脏的两跳之间（即舒张过程）——准确地说，这过程，也就是心脏的那个大的左心室收缩并把血推往全身的过程，约需 0.3 秒钟，之后，心脏休息半秒钟。

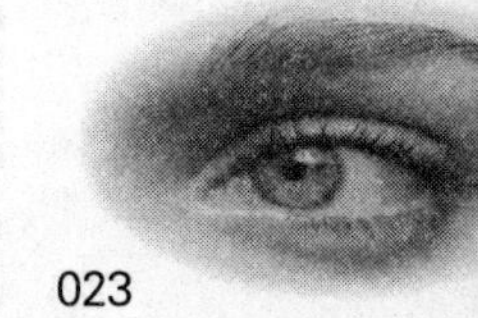

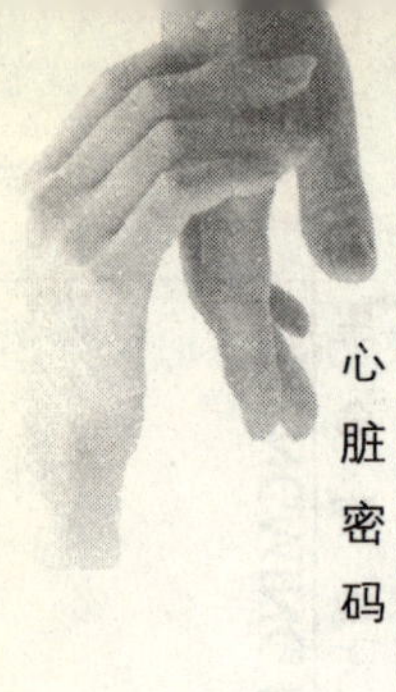

当人睡觉时，他的毛细血管大部分是不工作的。这种情况下，心脏还是不敢趁机偷懒，它得尽职守责把血液输往主要血管，只不过，它跳动的次数由正常的每分钟 70 次，减少到 55 次。

提到心率，顺便说一下，如果你是一个正常成人，那么你童年时期的心率要比现在快得多，而血压则要比现在低得多。

一个正常的成年人，他的血压是 120/80——其中的 120 毫米汞柱是指心脏收缩时所要对抗的压力，称为收缩压；而 80 毫米汞柱则是心脏两跳之间休息时的压力，称为舒张压。舒张压的那个数字更重要些，这个数值上升得愈高，心脏休息得就愈少。舒张压如果长期超过 90 毫米汞柱，就可以认为是高血压了，需要其主人服用降压药了。心脏如果得不到足够的休息，那就简直会累死。对一个 40 岁的成年人而言，为了使血压降到比较安全的水平，他首先得除掉多余的体重。

心脏的触发系统，就像小轿车上发动机那样，也有暂时失灵的时候。这种情况一旦发生，心脏就给自己发电，发出兴奋波，从而引起收缩。但有时也会手忙脚乱地出乱子，造成一跳和另一跳重叠，这听起来，就好像“漏跳”了，这种重叠现象偶有发生，你要是听了，不必感到太惊讶，这不要紧的。

很多人都有这样的体验，当他从恶梦中惊醒，会发现心跳得特别厉害，这可能是因为人在梦中为了逃命而奔跑时，心脏也跟着狂跳。这时，事主愈发愁，事情就愈糟糕，这会使得心脏跳得更快。这种情况，其实很好对付，只要镇定下来，心跳很快也就会恢复正常。如果一时无法平静，这里有个小诀窍能起煞车作用——轻轻按摩耳前下颌关节处，就能使心跳减慢。

心脏时常被人误解，比如，人们要是阵阵发晕，总以为那是心脏给闹的，其实，这一切都与心脏关系不大——那偶然感到的眩晕，往往起因于人的耳朵。有时，伏案工作的人会感到胸部刺痛，他会误认为这是闹心脏病，其实，不用担心，因为，那种痛感起因于他的消化道（也许，这是他两小时前吃了一顿过饱的饭而付出的代价）。

当心脏处境不妙时，一般只在过度紧张或情绪过分激动后，才发出疼痛信号。它就是用这种办法通知主人：你得给我补充营养了，不然我无力再承担你给我的工作负荷。

心脏是从血液中得到营养的。虽然心脏只占体重的 1/200，但它需要的血却为全身供血量的 1/20。这说明，它消耗的营养约为人体其他器官和组织所需要的 10 倍。

心脏比较清廉，它好像不太爱搞那近水楼台先得月的事情，不从流经其 4 个腔的血中吸取营养，而是靠它的两个冠状动脉来喂养——它们是有分支的小树，其树干比喝汽水用的吸管稍粗。

冠状动脉是心脏的弱点，这里引发的毛病，正是人类最大的死因。谁都不知道这是怎么发生的，但是在人生的早期（有时甚至在出生时），冠状动脉内已开始堆起脂肪沉积物了。沉积物会逐渐堵塞某个动脉，或者形成血栓，将血管突然堵塞。

当某个血管关闭时，它所喂养的那部分心肌会死亡，而遗留疤痕组织。这种疤痕组织有的也许没有一个小弹球大，但有的也可能有半个网球那么大。问题的严重程度取决于栓塞的动脉的大

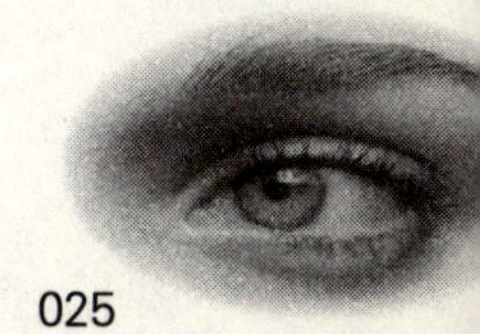

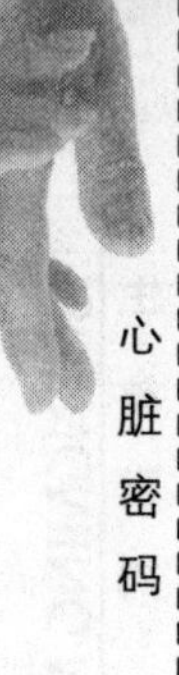

小和部位。星期一发生心肌梗塞的危险性比一周内的其他任何一天都要高33%。

肥胖会加剧心脏的负荷。人身上每一公斤多余的脂肪内，都包含着约300公里长的毛细血管，心脏得把血推过它们。这对心脏而言，不啻就是额外的工作。

吸烟对心脏也是有害的。人要是每天吸两包烟，这说明他每24小时可吸入8～120毫克尼古丁。尼古丁相当厉害，它能收缩动脉，尤其是手和脚上的动脉，增大心脏工作时所需要对抗的压力。这玩艺儿，还能刺激心脏，使其跳得更快——一根香烟，会使心脏每分钟的速率，从正常的70次增加到80来次。

经常性的忧虑，对心脏也是无益。因为，忧虑也会不断刺激他的肾上腺产生更多的肾上腺素和去甲肾上腺素。其结果和尼古丁造成的情况一样——血管收缩、血压升高，使心脏跳动得更快。

过分剧烈的运动，也对心脏不利。比如，你年过四十，喜欢在周末打网球，而且还喜欢冲上网前扣球，仿佛还是一位小青年儿。你要是这么干，你那心脏的工作负担，要比正常情况下增大5倍之多！

过量摄入脂肪，对心脏也是件麻烦事。脂肪对心脏动脉里斑块的形成和堆积，会起某些作用。血中的微小脂肪颗粒，会把红细胞粘成一摊烂泥，这时，心脏就必须推移这些东西，使之通过毛细血管。这件活儿干起来可真不容易！发达国家中，人的热量有45%来自脂肪，因此，极易导致血管栓塞。

少摄入脂肪，会减少得心脏病的概率。因为高脂肪的食物容易使人发胖，而肥胖是引起心脏病的最主要原因之一。专家说，从脂肪中摄取的热量不能超过全部摄取热量的30%。

尽量经常锻炼，对心脏有益。经常性的适量锻炼，对心脏有好处，每天步行 2～3 公里对身体有益；上班时爬几层楼梯也没有害处。

平时要少吸烟放松心态。对胖子而言，减轻一些体重是必要的。

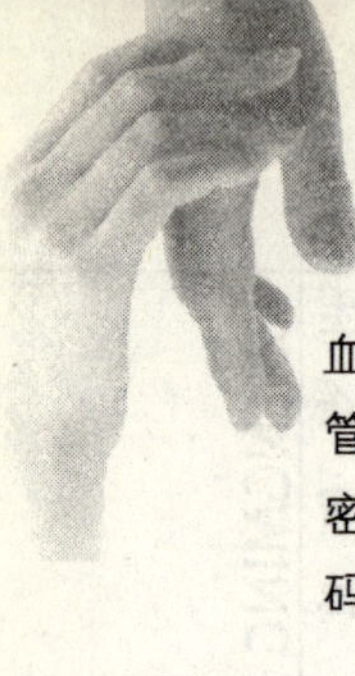

3. 血管密码

XUEGUAN MIMA

血管分为动脉、静脉和毛细血管。动脉和静脉就是人的生命线，要是缺少它们，谁都没有办法将血液从心脏（在肺部增加氧气以后）流到身体的每一个部位（上至头盖骨，下到脚趾头）。如果将一个普通成人体内所有的动脉、静脉和毛细血管首尾相连，其总长可达 10 万公里，可以围绕地球 2 周半（长度主要部分来源于毛细血管）。

（1）动脉

形象地说，动脉就像一张庞大的物流网络，比如输水管道一样。人们总以为，它的模样一定纤细微小，其实，在靠近心脏的部分，动脉是很粗的，将一只小指头伸进去都不会有什么碍障。不过，在远离心脏、靠近每个个体细胞的地方，动脉就变得很小了，被称为微动脉。这些微动脉为细胞提供养分，它们的内径不超过 0.3 微米。

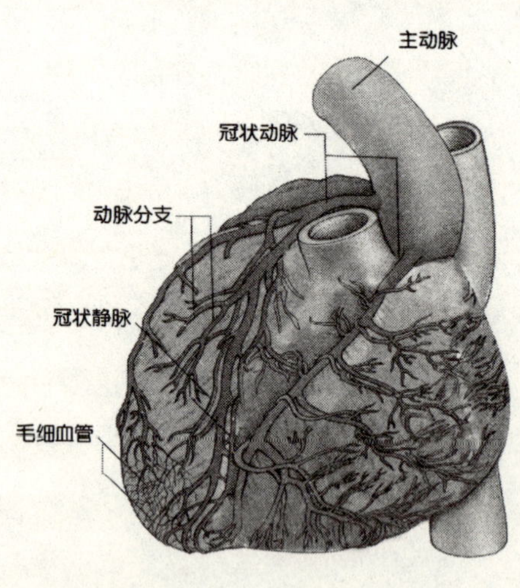

血液中的养分被个体细胞吸收后，通过静脉重新输回心脏，

再经过肺部的给氧，然后整个循环重新开始。

血液输送是非常重要的，因而人体的结构也很精微，人总是能最大限度地减少血液运输时对动脉内壁的摩擦，加快运输的速度。动脉内壁有一层光滑的衬里，叫做内膜层，它能够使血液很顺畅地流通。但是，随着时间的推移，这层丝绸般的衬里会变得粗糙。至于引起动脉内壁粗糙的原因，专家们至今仍然不能完全确定。胆固醇含量过高可能是其中最主要的原因。另外，高血压引起的动脉内壁不断受到猛烈冲击也是其中一个原因。有些人的动脉疾病是通过父辈遗传下来的，他们天生就容易得这种病。

一旦动脉内壁受损，血液的一个组成部分，即圆盘状的血小板，就会聚集在一起对它进行修补。

动脉内壁变得粗糙以后，像小棉绒一样的脂肪分子就会附在粗糙的动脉内壁上。随着脂肪分子的日积月累，在动脉内渐渐形成一种黏稠状物质，它可能引起动脉的阻塞，这就是医生们常说的动脉粥样硬化。随着这种黏稠状物质的积累，动脉通道越来越小，血液流通就不再顺畅。同时，血液中的大部分养分都无法穿过这层黏稠状物质，导致动脉肌肉细胞死亡，形成没有弹性的结疤组织，这叫动脉硬化。如果动脉粥样硬化的情况已经很严重，那么你就该去看看你的人寿保险金是否已经缴纳了，因为这种情况下，随时都有可能发生意外事故。它不仅可能引起动脉阻塞，而且在必要的时候。血管缺乏柔韧性也会产生致命的危险。如果说这些都不能引起你充分注意的话，那么动脉里的血液凝块可能就是一颗随时会引爆的炸弹了。

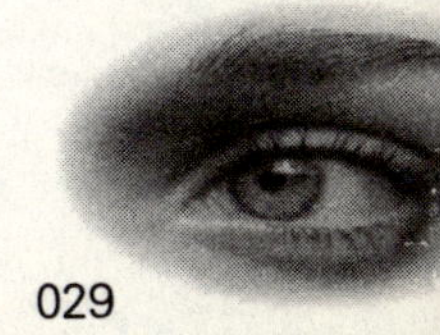

动脉内壁被脂肪分子不断加厚，使得血液流通受到阻碍，血流速度减缓。缓慢流动的血液容易形成凝块，这些血液凝块流到更细小的动脉时便会发生阻塞。动脉阻塞的情况可能发生在身体的任何一个部位。但是，心脏的冠状动脉，通向大脑的颈动脉和通向小腿的股动脉最容易发生阻塞。血液凝块阻止血液流入心脏，就会引起冠状动脉疾病或者心脏病。颈动脉阻塞会引起中风。动脉阻塞引起的另一种疾病是间歇性跛行，患有这种疾病的人经常会出现小腿疼痛，其根源是大腿中那根已经变窄或者被阻塞了的股动脉。通常情况下，动脉搭桥外科手术是最好的治疗方法。也有研究表明，患间歇性跛行的病人可以通过理疗方法治愈，它的效果不亚于外科手术。

即使血管没有被完全阻塞，血流减缓、血流量减少也会引起许多问题。如果心肌没有及时获得足够的血液和氧气，就会发生心绞痛——一种心脏的复发性疼痛。心绞痛不是突发性心脏病，但是它提醒你该采取措施改善你的动脉了。

人们总是想当然地认为，心脏病突发和动脉阻塞的病人大多是那些滥饮酒、好吸烟的胖子。当然，不良的生活习惯是造成动脉疾病的最主要原因，但是，它不是唯一的原因。从理论上讲，任何人都可能得这种病。动脉疾病的隐患可能从孩童时期就已经埋下了，即使是青少年，他的动脉也有可能积累了过多的脂肪。

正常人摄取的热量大约有 35%来自脂肪，其中 1/3 是饱和脂防——它很容易引起血液中胆固醇含量的增加。要做到这一点并不难，它只需要你稍微改变一下饮食结构就可以了，例如，每天吃的鱼、肉不得超过170克。每星期吃的牛肉或者羊肉不得超过两份或者三份。多吃一些富含植物纤维的食物，例如蔬菜、水果或者谷物。接照这样的饮食规律，几个月以后，你血液中胆固醇的含量就会明显下降。

如果适当改变一下饮食结构和生活习惯，动脉疾病就会被有效地遏制，甚至可能使原来已经积淀的动脉脂肪逐渐被消除。心脏病和中风仅次于外伤成为人们猝死的最主要原因之一，所以，养成良好的生活与饮食习惯非常重要。

通常情况下，调节饮食、加强锻炼、戒除烟酒就会有良好的改善动脉隐患的效果，而不必服用大量的药片。

调节饮食和有规律的体育锻炼，可以使你的动脉保持健康。

调节饮食。经常食用富含抗氧物质（维生素C、维生素E和胡罗卜素等）的食物有助于保持动脉的健康。多吃蔬菜对动脉有积极的保护作用。专家强调说，人们最好通过多吃蔬菜、水果等天然食品来增加营养。桔子、葡萄柚、柑橘等水果和花茎甘蓝等蔬菜都含有大量的维生素C。可以从麦芽、榛子和各种谷物中摄取维生素E，也可以从莱籽油、豆油或别的植物油中获得维生素E。菠菜、羽衣甘蓝等带叶蔬菜和西红柿、胡萝卜等果实类蔬菜或者它们的果汁都含有大量的维生素E。另外，多吃带叶蔬菜还有一个好处。它们富含B型维生素，即叶酸。叶酸有助于降低血液中半胱氨酸（一种氨基酸）的含量。如果血液中半胱氨酸的含量过高，那么得冠心病的可能性就是普通人的8倍。

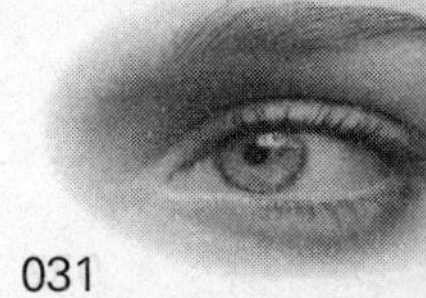

体育锻炼对心脏、大脑、肺、肌肉、骨骼、还有动脉，都有

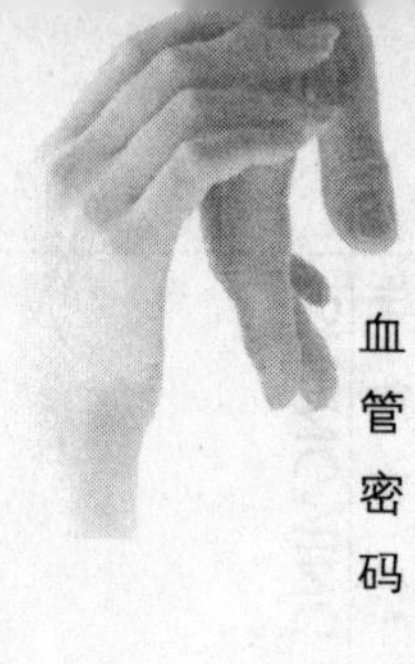

好处。体育锻炼有助于降低血压、胆固醇和体重，还可以预防糖尿病。增加锻炼会减少动脉阻塞的可能性，使动脉血管更有弹性，每天 20 分钟的跑步就会有明显的效果。

但是，有时候做到这些还远远不够。例如，有些人天生容易积累胆固醇，调节饮食和体育锻炼都无济于事。如果不及时采取医疗措施降低胆固醇的话，他们的动脉很可能会发生阻塞。医生建议他们服用一些降低胆固醇含量的药，原发性高血压和心绞痛也一样。调节饮食和体育锻炼会有所帮助，但是吃药才是最根本的治疗方法，事实上，降压药已经是一种很普通的药品，许多的药店都能买到。如果药物治疗还不能达到预期的效果。那么冠状动脉搭桥和血管发育等外科手术也是可供选择的理想治疗方法。

经常饮茶也有助于保持动脉的畅通。不论是红茶、绿茶，还是乌龙茶，它们对身体都有好处。红茶和绿茶都含有一种抗氧化合物，这种物质也能在蔬菜或水果中发现。这种抗氧物质有利于中和游高原子团——一种有害的活性氧分子。这些活性氧分子会损害动脉，增厚动脉内壁，引起动脉阻塞。专家发现，如果坚持两星期每天喝六杯茶，血液中这种有害的活性氧分子就会明显减少。每天哪怕只是呷一口茶，对身体都有好处。茶虽然不是一种草药，但是它能保护身体，使人免受动脉疾病的困扰。

（2）静脉

静脉有个有趣之处：将蒸馏水直接注入静脉也可以缓解口渴。

跟动脉一样，静脉也是一个家族的总称，这个家族太庞大了，就像一张复杂无比的网络，纵横交错、四处插足。

走家串门，行色匆匆，一路上，拥挤不堪的道路，红绿灯令人时走时停，有时畅通无阻，有时却拐进胡同，运气不佳时多走一段弯路，要是不小心也许会磕磕碰碰，最倒霉的是遇上路障，让人进退不得，不知下一步该怎么走。这，就是静脉中血液生活的真实场景。

静脉网络起端是微静脉，末端止于心房。静脉在向心汇集的过程中，不断接受支路，管径越合越粗，而静脉管内的压力却逐渐降低，血流缓慢。庞大的静脉网络可容纳大量血液，在血液循环中可起血液贮存库的作用。

静脉网络是单行线，目标直指心房。含二氧化碳较多的静脉血流到右心房以后，再从右心室经肺动脉泵出到肺部，经过气体交换成为富含氧气的血液，再经肺静脉流回左心房，然后由左心室射出，经动脉和毛细血管网络，继续它孜孜不倦的行程，而后再次被静脉遣回心脏和肺。

静脉系统最主要的任务是朝目标流动，最大的敌人是重力。除了心脏的搏动在心房内产生负压召唤着静脉血液流回之外，由静脉管壁内膜形成的静脉瓣充当着阀门的作用，防止血液逆流。小静脉内一般无静脉瓣，中静脉的静脉瓣较多，大静脉内很少有静脉瓣。受重力较大的四肢静脉有很多静脉瓣，头、颈、胸部的静脉只有少数静脉瓣，腹部和盆部脏器的静脉一般无静脉瓣。

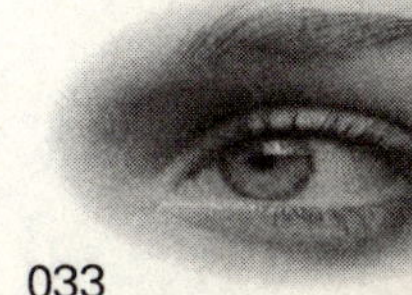

有几种情况，能导致静脉血管中的血液流动减慢或停止：丧

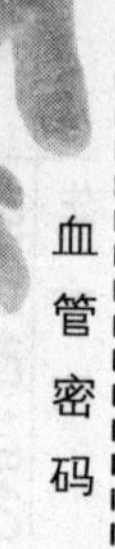

失正常功能的静脉瓣阀门，静脉壁的损伤，形成血凝块。如果出现上述情况，静脉就会被血液拥塞并且在压力下膨胀，形成静脉曲张，当这些情况发生在腿部时，情况会更糟。

静脉曲张的症状有很多，除了静脉膨胀，还有四肢沉重感、迟钝的疼痛和发痒的感觉。血液循环系统的功能是流动，要是静脉中的血液不能流动，时间一长，就会出现血液凝结。有时，因为肿胀的曲张，静脉也会影响氧气不能到达皮肤，造成皮肤颜色不正常和溃疡。

静脉的另一个麻烦是静脉炎。静脉炎通常伴有静脉血液凝块的发生，我们称为血液凝块静脉炎。这种情况发生在接近体表的部位，它就被称为浅表性血液凝块静脉炎。

尽管浅表性血液凝块静脉炎是由感染或损伤引起的，但它却经常发生在患有静脉曲张病症的人身上，其症状包括发红、疼痛、发痒和沿着静脉的发肿。

浅表性血液凝块静脉炎通常会自行恢复，但也要有几个星期不舒适的感觉。为了减轻不适症状，应该注意休息，抬高四肢，热敷和用非类固醇类抗炎药（如阿司匹林）来进行治疗。如果因感染导致发生的问题，也可以使用抗菌素。

更危险的是血液凝块发生在身体深层的静脉，理论上称为深入性血液凝块静脉炎，这是一种可能会威胁生命的病症。血液凝块从静脉处脱离，驻留在一个向心脏或肺供血的主要血管中。静脉炎有时会导致死亡，这就是肺血栓，此时血块堵住了肺部的血液循环。

如果出现深入性血液凝块静脉炎，整条腿都会发肿疼痛，也许没有任何症状。医生完全可以用超声波诊断这种疾病，用血液稀释药物如肝素来进行及时治疗。

有专家认为，静脉问题是遗传的。这并不意味着你无法控制自己的健康状况。随着年龄的增长，会有更多的静脉情况变坏，但可以减缓这一过程。

有人对鼻侧细线状的蓝色的印迹很紧张，实际上它们只是显露于皮肤的毛细血管；有的人，大腿上出现的蜘蛛网状的静脉，或肠肌背面出现的结节状静脉曲张，显得很可怕，但是这两种现象都不会威胁生命。毛细血管明显的人，常是皮肤白皙、易于脸红的人。或因太阳照射或因喝酒促使毛细血管的暴露，这种情况一般来说是从父母中的一人遗传下来的。

注意以下几点，对静脉健康颇有益处：

① 高抬脚，伸展手臂勤运动。这种运动能使小腿肌肉和帮助你的静脉推动血液上行，给动脉提供有益的帮助。当腿高于心脏，腿上的静脉就能得到休息。如果长时间静坐，尽量把脚垫高一些。平常尽可能避免盘腿而坐。

② 保持凉爽，避免热淋浴和盆浴。

③ 正确饮食控制高脂肪食物：高纤维含量食物有助于食物快速通过肠道，减少便秘，控制体重，避免静脉损伤。使肌肉有效地帮助压送血液。

④ 自我调节精神压力：精神压力会使使身体分泌肾上腺素，增快心跳。减轻精神压力，对静脉有帮助。

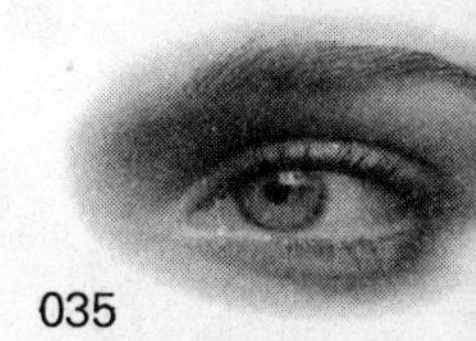

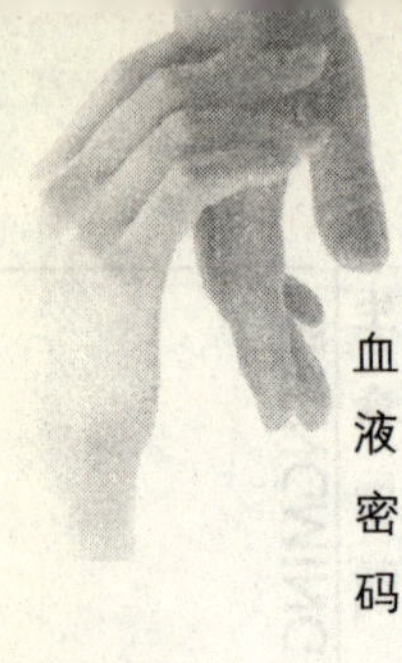

4. 血液密码

XUEYE MIMA

血液是一个拥有10万公里长路线的运输系统。它也是一个垃圾清洁工和送货员，还有60万亿个顾客——这个数目是目前世界人口的10万倍。血液的顾客就是主人身体里的细胞，它把细胞产生的废料拉走，同时向它们供应气氧气和养分。

人们总认为血液是一个流动缓慢的河流系统，对其内部时刻都在发生的那近似疯狂的活动，却几乎意识不到。比如，就在你眨眼的一秒钟内，你的上百万个红细胞由于到达它们120天的寿命的期限而死亡。也在那同一秒钟内，你的骨髓里（大部分在你的肋骨、头颅骨和脊椎骨中），又生产出同等数量的新细胞。这些骨骼在它们一生中将制造约半吨红细胞。每个红细胞在短短的一生中都要从你的心脏到躯体的其他部位环行近75,000圈。

成人体内的血量平均约为4000毫升，心脏每次射出的血量约为70毫升。血液要从心脏的左侧到达心脏的右侧，必须先流经全身，这样循环一周的过程大约为23秒。

医生认为：一个人如果健康状况相当好的话，那么即使失血量达到人体总血量的1/3，只要及时抢救，他也能够幸存下来。

在人体中，血液是这样环行的：心脏是它主要的泵，心脏工作时，搏击出的血流，犹如巨浪急冲进血管，非常无序，这就得由大动脉来平衡（大动脉随着每次心脏搏动而扩展，在两次心跳之间收缩），这样，到达四肢的血流就是稳定的了。等到血液通过静脉准备回到心脏的时侯，压力已经下降到将近零。

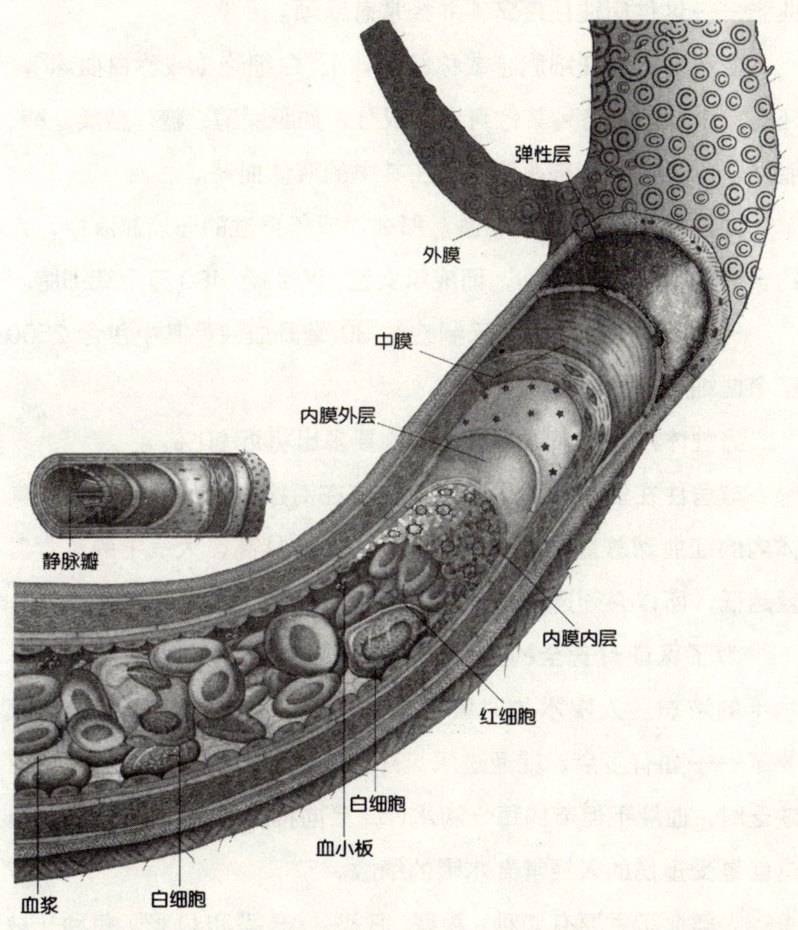

如果单凭血液自己，血就永远回不了心脏。血液的流动——由脚趾回到心脏，是靠血管系统外的肌肉协助心脏进行的。人的腿部肌肉收缩时，就挤压静脉，把血向上推（有规则间隔的静脉瓣膜防止血液倒流），这就是为什么走路是血液循环的极好刺激。

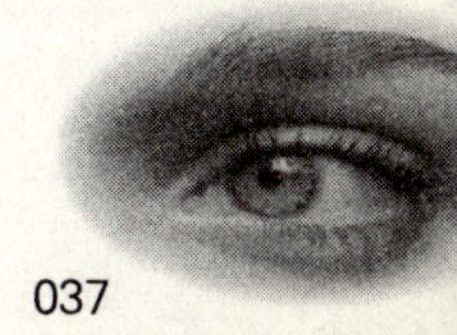

（如果瓣膜漏血，静脉就容易伸长而被凝血块堵塞。这就是静脉曲张——这种病往往疼痛，并经常惹麻烦。）

血液中包含红细胞（或称红血球）、白细胞（或称白血球），还有血小板以及各种其他可溶性成分，如胆固醇、糖、盐类、酶、脂肪，以及让所有东西能飘浮在其中的液体血浆。

如果是 1 毫升的一滴血，那么，成年男性的一滴血液中，大约含有 540 万个红细胞，而成年女性，则约含 480 万个红细胞。

一个正常人的骨髓每天制造约 30 毫升血液，其中包含 2600 亿个血细胞。

男性体内的红血球数量比女性要多出将近 10%。

与居住在低海拔的居民相比，住在海拔越高的地方的人，其体内的红血球总量就越多。这是因为海拔越高，大气中的氧含量就越低，所以必须通过增加红血球总量来提高人体的携氧能力。

为了保证有安全的血容量和血压，血液必须经常保持适当水平的液态。人喝水的时候，为了万全之策，血液实际上都吸收了——如有多余，就通过尿、汗和呼出的空气排泄。当水供应缺乏时，血液不但节约每一滴水，并且向神经系统发出求援信号。这就是受重伤的人经常要水喝的缘故。

人类血型主要有 4 种：A 型、B 型、AB 型和 O 型。每种又被分为 Rh 阳性和 Rh 阴性，使得总共有 8 种主要的血型。这被称为血液的多形态。

多种血型似乎有明显的缺点。例如，最广为人知的弊端出现在 Rh 阴性的母亲和 Rh 阳性的父亲生育的孩子，母亲和胎儿血型的互相排斥可能导致母亲或胎儿的死亡。

据研究，O 型血的人比 A、B 或 AB 型血的人更容易罹患伤寒、病毒症（尤其是小儿麻痹症）、大出血、自身免疫性疾病和胃溃疡。还有，携带疟疾的蚊子更喜欢叮咬 O 型血的人。

A 型血的人比 O、B 或 AB 型血的人更容易得疟疾、癌症、天花、糖尿病、心肌梗塞、恶性贫血、风湿病和肾结石（一个由盐分堵塞造成的肾脏问题）。

这里有一个有趣的调查资料，在英国的上层社会中，A 型血的人比其他血型明显要多。

A 型血的人能够安全地接受来自 A 型或 O 型的血。B 型血的人能够安全地接受来自 B 型或 O 型的血。AB 型血的人（通用受者）能够接受来自 4 种血型中的任何一种血型的血液。O 型血的人（通用供者）能够为 4 种血型的所有人输血，但是却只能接受来自其他 O 型血的人的血液。

在女性中 B 型血者的平均寿命长于 O 型血者，而在男性中则恰好相反，O 型血者的平均寿命长于 B 型血者。这只不过是一个统计学发现，并没有任何特殊的原因。

人的血液和他的指纹一样具有独特性，现在如让坐在某个大体育场里的每个人取血，采样检查，一年后，再做同样检查，根据每个人的血液特性，就能做到对号入座。

血液的工作好比一个市政自来水供应系统，把氧气和食物分配给细胞。心脏是泵，血被推入逐渐变细的动脉，最后流到毛细血管。这些连接动脉和静脉的薄纱般的蜘蛛网似的毛细血管就是

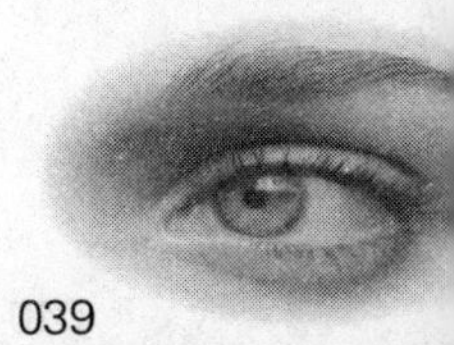

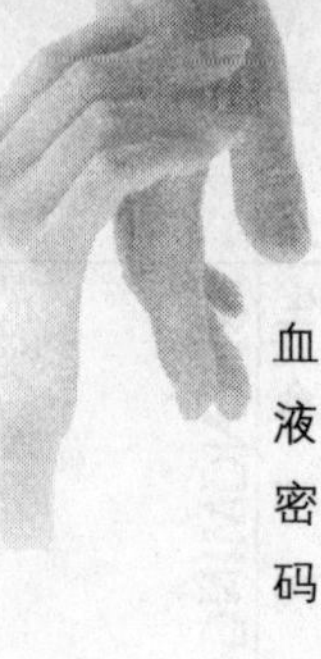

真正起作用的地方。

毛细血管细得红细胞必须排成单行才能挤过去，有时为了通过，红细胞甚至把自己拧成古怪的形状。但在通过毛细血管需要的一秒钟左右时间内却发生着旋风般的活动。这好比货车卸了货，再把不要的东西装上一样。卸的货物中，当然，最重要的是氧气，而换上去的主要废料则是细胞燃烧后产生的二氧化碳。

但是，给细胞送上门的其他货物的种类是惊人的。各个组织和器官细胞所列的购货单一点儿也不同。一种细胞需要一点点钴，其他细胞则要求供应矿物质、维生素、激素、葡萄糖、脂肪、氨基酸或只是简单要喝水。如果人正在锻炼，细胞对几乎任何物质的需要都会剧增，此时，人的皮肤会发红，这说明毛细血管正尽全力工作。人入睡时，细胞对食物的需要降到最低限度，这时90%以上的毛细血管都关闭了。

归根结底，人的健康状况只能和他的毛细血管的健康状况相同。人认为他用肺呼吸，用嘴吃东西，通过肠子吸收食物。实际上，这些事都是他在毛细血管里做的。这就是为什么医生经常要用眼底镜仔细观察病人的眼睛的视网膜——这大概是人身体中唯一可以看清毛细血管的地方，如果这里的毛细血管阻塞或扩张了，人就遇到麻烦事了。

为了使主人免遭麻烦，血液时刻警惕着任何异常情况。倘若它探测到失血，就立刻让血小板赶到破口处，几秒钟内，它们就进行了暂时的修补，然后，血液开始动用重型防御设施。纤维蛋白是封闭伤口的基本材料，它在正常情况下不存在于血液中，因为如果存在的话，就意味着灾难，动脉会被堵住并马上带来死亡。但是血液随时准备着生产纤维蛋白的主要原料，而且，它还带有生产纤维蛋白的化学转化过程所必需的酶。血液能使这个生产转化过程于几秒钟内开始。用这种方式对付了紧急情况之后，它就不慌不忙地运来使伤口永久愈合的原料。

虽然血液的管道系统中的任何破裂都是严重的紧急情况，那些入侵者（如流感病毒、花粉、玻璃木头之类的碎片等）则是更大的威胁。血液里有一种叫做抗体的武器，能对付百万种以上这样的入侵者——每个抗体均被指定只攻击一个个别入侵者，这就好比拥有一支百万兵力的警察部队，每个警官专管一种特殊罪行。

血液抗体的最突出特点，是它的记忆力。一个成年人要是忘记他幼时得过腮腺炎，血液中的腮腺炎抗体却能记忆犹新。当腮腺病毒颗粒再一次溜进其主人的身体，这些抗体就会像猫追耗子那样追赶它们。这种战斗往往是在主人毫无觉察的情况下进行，战斗的结果总是双方同归于尽。一旦它们死去，某种白细胞（吞噬细胞）就会过来把它们都吃掉。如此看来，血液是一个有洁癖的家伙，它不喜欢它的地盘被弄得乱糟糟。要是没有血液抗体提供的保护，即使最轻微的感染，对人也将是致命的。

由于血液的这种近似完美主义的个性，因此，血管很容易得上一大堆病。比如，动脉可能因钙质浸润而硬化，甚至能硬得像水泥管子一样；脂肪沉积物可以堆积起来，导致动脉被堵塞——从足趾坏死到中风或致命的心脏病发作，几乎什么病都会因此发生；倘若血液里的糖（葡萄糖）含量升得过高，主人就会得糖尿病；

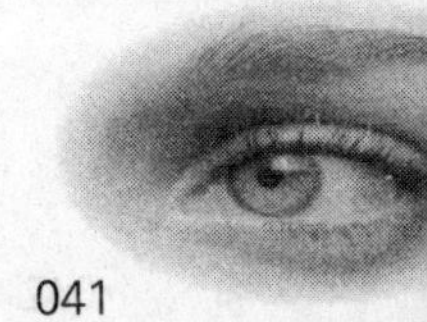

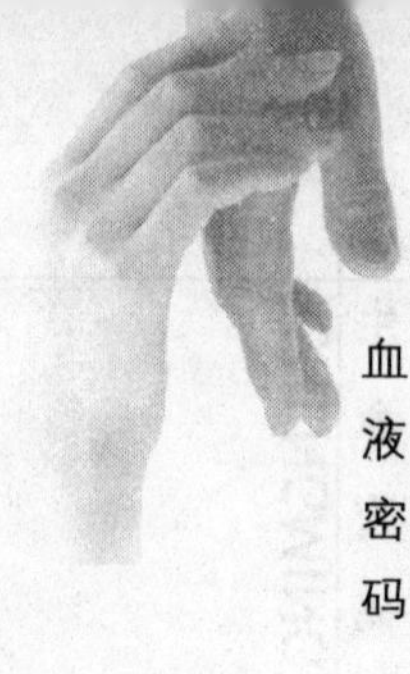

可要是糖降得太低，他就患低血糖症——症状是心悸、面色苍白、出汗、眩晕、乏力；红细胞过少或有缺陷就会造成贫血。

当人刚站起身时会感到眩晕，这是一种很常见的现象，医学术语称此为“体位性高血压”。然而它既不是真的与体位有关，也不说明确实患有高血压。事实上，它并不像听上去的那样像是一种疾病，其实可能什么病也没有。发生这种现象的原因是，当人刚起身时，机体需要稍高于平躺体位时的血压以确保有足够量的血液泵到大脑以供应代谢所需，而人体在体位改变时会自动对血压作出相应调节，然而有时候这种调节来不及立刻发生，因此血压就会有轻微的下降，人也就感觉到一次性或者是维持短暂时间的眩晕。在长时间的躺卧之后，司职控制血压和脉率的人体植物神经系统的反应会稍有延迟，因此突然起身时就会发生体位性高血压。此外，当人体存在脱水状况时也比较容易发生体位性高血压。

出租车司机和公共汽车司机是高血压的易发人群。造成这一现象的原因显而易见，是由于他们在工作中注意力始终要保持高度集中；还有一个不那么容易想到的原因是，因为他们总是被迫延迟排尿的时间，其实憋尿也是引起血压升高的原因之一。

体重超重的人即使血压正常也往往容易被误认为血压偏高。理由很简单。在使用袖式血压计测量血压的时候，向绑袖内充等量气体对一个手臂较粗的人而言，肯定会产生较高的压力，于是就会导致血压计的读数偏高。

一个正常人右上臂测得的血压总是略高于左上臂。

交谈也会使人的血压升高。

不过，高血压患者不容易罹患癌症。

血液里的白细胞，太少或过多都不行。

在一种称为粒细胞缺乏症的情况下，白细胞会显著降低。如果在病未恢复前，抗菌素不能防止感染发生，患者就可能几天后死亡。

白细胞要是太多了（这种情况指的是：白细胞计数由正常的每立方毫米血内6000至8000上升到100000以上），那么人就会得白血病。

人们应该时常注意自己的血压——血压过高时，血液和血管就时刻处于紧张状态。服药可以使血压保持安全水平。为了保持血液的畅通无阻，人应当注意活动。另外，还要注意饮食，事实证明，脂肪太多会引起血液中胆固醇含量升高，导致寿命缩短。

多吃素菜对血液有益处。对于大部分人来说，降低胆固醇含量只需稍稍改变一下饮食结构就可以了。但是，对于有些男人来说，这样做还远远不够。许多专家强调，应该多吃蔬菜，少吃肉类，研究表明，坚持低脂肪饮食习惯，同时增加体育锻炼、戒除烟酒、消除紧张情绪，不仅有助于降低血液中胆固醇的含量，而且有助于消除动脉中已经形成的凝块。另外，每天食用10粒除去皮膜的大蒜可以降低胆固醇的含量。

戒除烟瘾。吸烟会加重你动脉的负担。它会增加得高血压的可能性，同时降低血液中HDL胆固醇（一种有益的胆固醇）的含量。另外，烟草中含有的颗粒分子会使血液更容易凝结。戒烟的

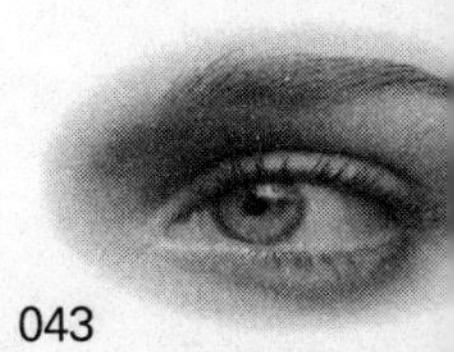

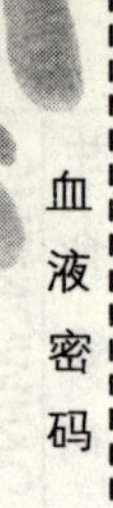

效果几乎是立竿见影的，例如，血压马上会降低。戒烟3~5年以后，得动脉疾病的可能性与从不抽烟的人差不多。

适量吃些鸡蛋。长期以来，人们把鸡蛋称做黑色软膏，因为它富含胆固醇。医学专家认为，一个胆固醇含量正常的人，如果他坚持吃低脂肪类食物的话，每天吃一个鸡蛋并不会引起动脉疾病。但是，如果血液中胆固醇含量偏高，那么每星期吃鸡蛋不得超过3个。

总之，血液系统需要更多的爱护，因为所有其他器官和组织的健康——自然也就是主人自己的健康——主要还得依靠它。

5. 细胞密码

XIBAO MIMA

细胞往往被称做生命的基本成分。实际上，细胞本身就是生命。

细胞组织就像一座拥有几十个发电站、一个运输系统、一个高级的通信机构的大城市。这座大都市既进口原料、制造产品，又开设了一个垃圾处理系统——它既像一个高效率的政府，又像一个强硬的政权，它警卫的领域里，严禁坏蛋入内。

要想窥视这座大城市的内部，就得需要借助超级显微镜。细胞太小了，小到什么程度呢？要是告诉你这个秘密情报，你就明白了：人体内，大约有 60 万亿个细胞！

在人体内，绝没有“典型”细胞这样的东西。不同的细胞，在形状和功能方面有区别，就好比长颈鹿和老鼠有差别一样。细胞有各种不同的大小，最大的是鸵鸟卵，从它往下，一直可以小到 100 万个细胞能舒舒服服地坐在一个大头针帽上的程度。细胞有各式各样的形状——圆盘形、柱状和球形等。

细胞参与人的所有活动。人提起一个手提箱时，往往认为这项工作是手臂做的，实际上，这是看不见的肌肉细胞在收缩。当人在考虑系哪一根领带好的时候，那是脑细胞在考虑。刮脸时，执行全部工作的是神经和肌肉细胞，而剃掉的脸上的毫毛是别的细胞生产的。

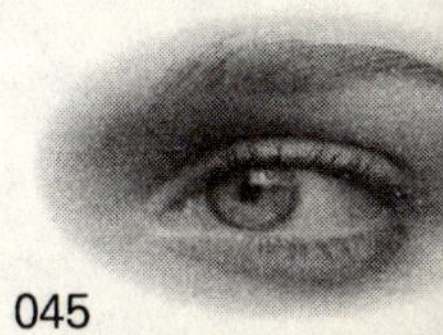

以眼睛里的柱状细胞为例，该细胞的任务是抓住光线——譬如说闪烁的星光——把它放大并变成生物电信号，再送往人的脑

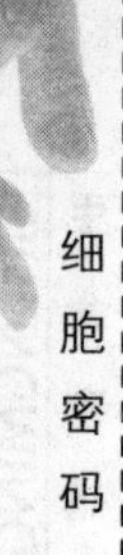

部。如果有足够的信号到达他的脑部，人就“看见”了星星。

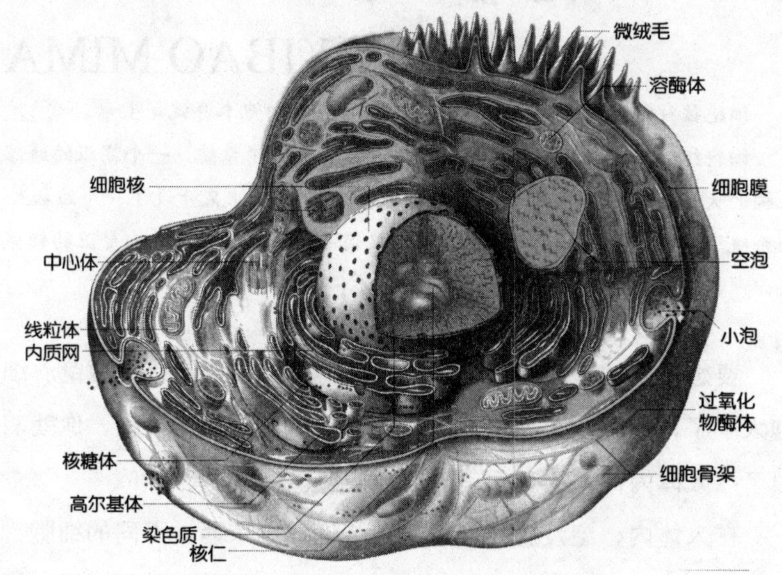

人眼里拥有 2 亿 5 千万个柱状细胞，每个都含有 3 千万个能捕捉光线的色素颗粒，正因为如此，这些细胞活动要消耗大量的生物电，为了发电，细胞就配套有上千个线粒体，它们就像香肠状超小型发电站。这些发电站烧的燃料是糖，发电后剩下的“渣子”是水和二氧化碳。在这个复杂的化学反应过程中，合成一种叫做三磷酸腺甙的物质——简称 ATP。这种物质是每一个有细胞生命的东西（从植物到蛤蜊，到人）的总能源。

需要能量时，比如心脏跳动、呼吸时扩展胸廓，甚至眨一眨眼睛，三磷酸腺甙就分解成简单的物质，放出能量。只要人活着，就需要能量和三磷酸腺甙。即使熟睡时，人仍然有大量的活动在进行——为了保暖身体，细胞的锅炉不断燃烧，脑细胞没有停止从而产生了梦，心脏的细胞不断搏动使血液继续流动。三磷酸腺甙的分解（和合成）是经常进行的。

所有的细胞都有线粒体，但有一个值得注意的例外，那就是红血球。红血球不制造什么东西，并且被血流带着走，因此它们不需要能量。

细胞中最稀奇的也许要算主人母亲体内的那种雌性卵子了。一旦卵子受精，这个单细胞就一次又一次地分裂，直到有了小胎儿的二万亿个细胞为止。这种增殖本身就很不寻常，但真正惊人的是受精卵中储存的大量信息。那一小团生命包含着建造复杂的化学工厂、外部器官和内脏结构的蓝图，它储藏着关于头发颜色、皮肤质地、体格大小的密码信息。它知道应当什么时候停止让小手指生长，甚至从一开始，它就大概地知道主人几年后可能聪明到什么程度，可能容易感染什么病，以及他的基本外貌。

一个小小的卵子（在哺乳动物的世界里，卵子的形状都是差不多的）怎么会知道使一个变成鲸鱼，另一个变成兔子，还有一个变成人呢？说到这里，就应该提到有创造性的令人惊奇的东西——脱氧核糖核酸（DNA），它是所有细胞的独裁首领，它告诉这些细胞的部件应该怎样守规矩、应该生产什么、寻找什么和避免什么。

细胞的脱氧核糖核酸可以比做是一位进行生命的伟大设计的建筑师，但是，它把建筑任务交给承包人——核糖核酸（RNA）去完成。所有的信息都以颗粒形式“被印”在连锁的一对螺旋状

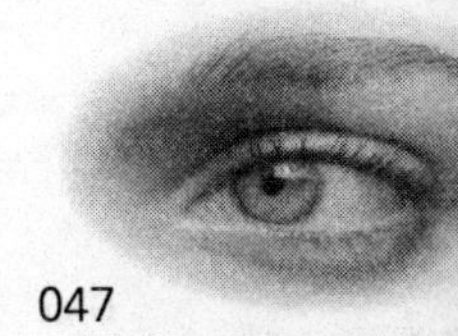

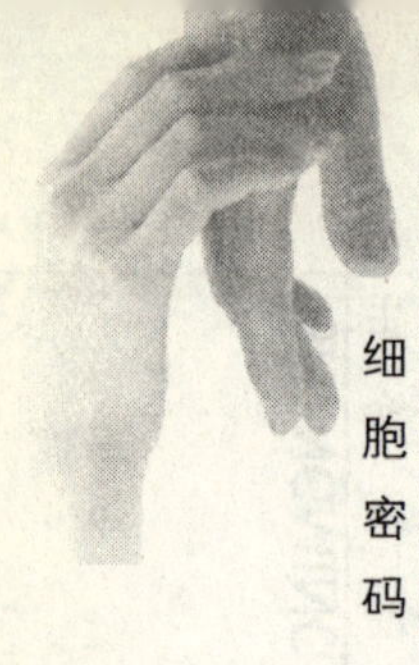

脱氧核糖核酸上，“信使”核糖核酸偎近螺旋状脱氧核糖核酸，拿走一张所需要的蓝图，然后将信息传递给另一形式的核糖核酸——“转移”核糖核酸。后者就开始根据指示做工作——最可能是建造主人身体里的蛋白质。核糖核酸把构成蛋白质的20多种氨基酸，像穿珠子那样穿在一起，串成特定的样式。结果，可能造出搏动着的主人的心脏肌肉细胞，也可能造出能让主人走路的有收缩性的肌肉细胞，或者是脱氧核糖核酸命令它建造的任何什么别的细胞。奇怪的是，人眼里的柱状细胞里的脱氧核糖核酸含有形成一个完整婴儿所需要的全部信息！

从理论上讲，耳细胞里的脱氧核糖能构筑出一只脚。但是细胞从来不做这种荒唐事，因为每个细胞里的大部分脱氧核糖核酸的模板是已经画好了的。细胞的脱氧核糖核酸除了制造柱状细胞外，其它什么也不制造。

细胞的分裂过程，在人的一生中不断进行着。每一秒钟身体都有几百万细胞死亡，同时，通过老的细胞拉开分裂，每一个细胞又分成完全一模一样的两个新细胞，从而全身又产生几百万个新细胞。脂肪细胞，大部分是糖分储藏箱，繁殖很慢。但是，皮肤细胞每10小时繁殖一次。

脑是这种经常性补分裂充过程中的一个值得注意的例外。人一出生，他的脑细胞的数目已经达到了他一生中的最大限度的数目。过度疲劳的、损坏了的脑细胞不断死亡，它们永远不会被补充。然而，由于主人的脑细胞一开始就富裕得很，所以他几乎没有注意到这种损失。

细胞生产 600 种以上的酶——它们是非常不寻常的物质，根据核糖核酸发出的指示，这些化学大师立刻轻而易举地合成蛋白质。比如，某种酶从一块鱼肉中取原蛋白，拆成各种组件，然后再对氨基酸重新排列，做成构成人体的蛋白质。细胞的酶也制造复杂得使人迷惑的激素和抵抗疾病的抗体，这些是世界上最有天才的化学家都做不到的事。

细胞的外壁与内部结构同样了不起。细胞的膜还到不了千万分之一毫米厚。曾经很长一段时期里，科学家们总认为这一层薄纱般的罩与一个紧绷着的玻璃纸口袋差不多。由于电子显微镜的作用，现在科学家们意识到细胞膜是细胞最重要的组成部分之一。作为门卫，细胞膜决定什么东西可以入内，什么东西不可以。它还控制细胞的内部环境平衡——准确保持着盐、有机材料、水分和其他物质的平衡，生命正常完全依赖着这种平衡。

每一个细胞都佩带着一个其他细胞可识别出来的身分证牌。任何陌生者或入侵者会被赶出各个人体器官的聚居地。试想一下，如果细胞容忍异己进来，将会发生什么情况？一个毛细胞如果擅自乱闯进异地，那么人眼里就会长出毛；肾脏里可能开始长疣或眼睑上长出肝细胞。

看来，细胞膜也有与其他细胞通话的通信系统。它是怎样工作的呢？很可能，又是酶起的作用。如果你把心脏拆开，分成一个一个单独的细胞，细胞将随便乱跳，但很快它们又会齐步跳动。“齐步跳”的命令就这样被莫名其妙地传开并被执行。

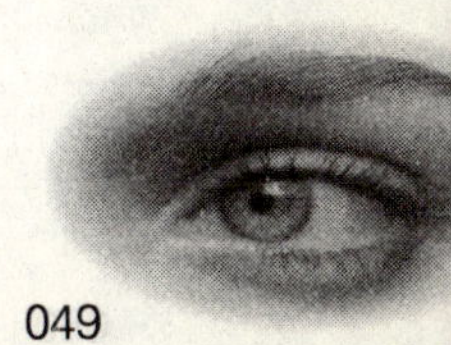

激素作为化学通讯员也属于这个通信系统的一部分。例如，

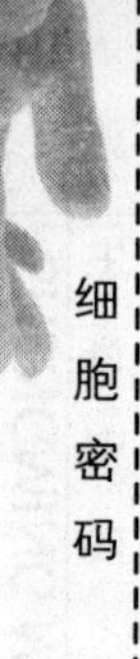

人的血糖一旦上升，他的胰腺就开始提高胰岛素的产量，胰岛素就“加速糖的燃烧”。血流将这个工作指示一带到，细胞就响应号召。也许这个当事人就得决定要劈些柴，他将需要额外的能量。在这样的情况下，他的甲状腺就把激素发出的工作指示送到细胞那里，“加速三磷酸腺甙的生产”。

病毒是细胞的大敌。这些恼人的小寄生物没有线粒体——它们不能自己生产生命所需要的能量。细胞膜这个门卫有时会出差错，病毒从而进入细胞，现在可怕的病毒得到了能量，于是就开始繁殖，不幸的细胞最后被病毒颗粒压倒而死亡。此后释放出来的病毒又攻击其他细胞。即使得了最轻的病毒感染，也有无数细胞死亡。如果不是身体拥有各种防御措施，病毒就会接替一切，人在世的时间就不会太长了。

也许最好对细胞的故事做出这样的总结，从开始有主人到他生命结束，这里发生的一切，细胞自始至终都在场。60 万亿个细胞是怎样生活得如此协调的呢？它们互不干涉，高效率地执行各自的任务——这是值得深思的问题。这真是个奇迹。

6. 皮肤密码

PIFU MIMA

人的皮肤非常奇妙。它含有多种感受器，能够感觉轻微的触觉；它是身体内最大的器官之一，机体外部的保护层，它对调节体温起到重要的作用；它的外表随着情绪的波动和健康状况而有所变化，并且可以显示出多种疾病体征。

皮肤最为有趣的现象莫过于人脸上的酒窝，酒窝是对皮肤凹痕的俗称。据医生说，酒窝可能是连接皮肤和骨的结缔组织在生长过程中形成的裂缝。当肌纤维与皮肤的深表层直接相系时（例如面颊部或下颏），或者当皮肤与骨之间通过组织纤细束直接相连时（例如肩部、背部或肘部），就形成了酒窝。脂肪沉积在皮肤表皮，也可以形成酒窝。人体特殊位置的酒窝，往往有家族史，因此，酒窝可能是遗传的。

脸红是人脸皮肤另一个有趣的现象。容易脸红的人，医学上被称为“脸易发红者”。一些科学家认为，容易脸红是一种遗传特质。直到 6 岁之后，我们才会开始因为尴尬而脸红。不到 4 岁的儿童很少脸红，人过 50 岁后也很少脸红。

英国专家曾有过这样的病例：有三个捷克人嗜好吃胡萝卜，放任自己没有节制地大吃胡萝卜，其结果就是他们的皮肤变成了橙色。后来当他们限制胡萝卜的摄入量后，虽然经历了难受的脱瘾过程，但是终于回复了正常人的肤色。

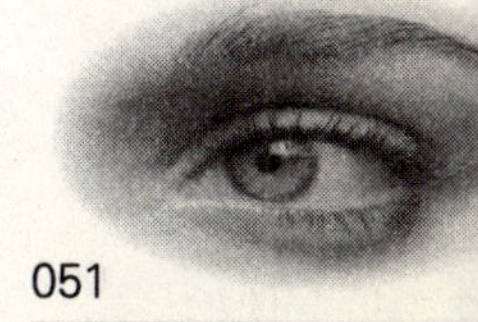

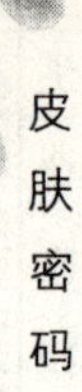

古希腊医生发现，人皮肤上圆形的伤口比其他任何形状的伤口都愈合得慢，所以，为了加快伤口的愈合，他们时常把伤者原先圆形的创面，扩大成为非圆形。

许多人往往不了解自己的皮肤，总把它当成一张平平常常的“香肠外衣”，或是当成一张要求很多、但贡献却很少的“羊皮纸”——它要刮胡子、要洗澡、要搔痒、要抹油，要这要那的，令人觉得麻烦。

如果你也这么想，那你就大错特错了，因为，皮肤是绝对不可忽视的，它所做的工作，很多人往往连作梦都没想到过。人们并不认为皮肤是复杂的化学品的制造者。实际上，它就是！皮肤至少生产一种主要的维生素（维生素D），并能活化主人睾丸生产的性激素（睾丸素）。皮肤帮助调节血压。皮肤把水分保存在体内（不然，人会很快失水死亡），皮肤还把水限在体外（人就是游泳数小时也不会被水浸透）。皮肤那复杂的神经系统，能探测痛觉、触觉、热觉、冷觉，并立即将所测得的结果传递到人的脑部。人们爱把皮肤称做人体的“前沿阵地”，其实，把皮肤称做“保护性保垒”可能更合适些，因为它能保护人免遭大量细菌的侵害，这些细菌寄宿或停落在皮肤的表面，具有潜在的危险。

皮肤是人体最大的器官。一个成年人的体表皮肤总面积平均约2平方米，其总重量约占体重的15%。

谁也无法称出自己皮肤的重量，因为皮肤牢牢地长在他的身上。不过，人们可以通过一个公认的公式近乎精确地计算出这一重量：将你的体重除以16。

皮肤以各种不同的形式出现——人的手指甲、脚指甲、头发、足底的胼胝和手指上长过的疣。

皮肤由三层组成：外面的表皮、中间的真皮和最下层的皮下组织。

一般情况下，女性的皮肤厚度只有男性的 2/3。

女性的皮肤越薄，就容易越早出现暴露岁月痕迹的皱纹，在男性身上则不存在这个问题。

在人体的多数部位，皮肤的表皮像纸一样薄。在轻度烫伤的皮肤中，就能看到，水泡顶部的透明组织就是皮肤的表皮。

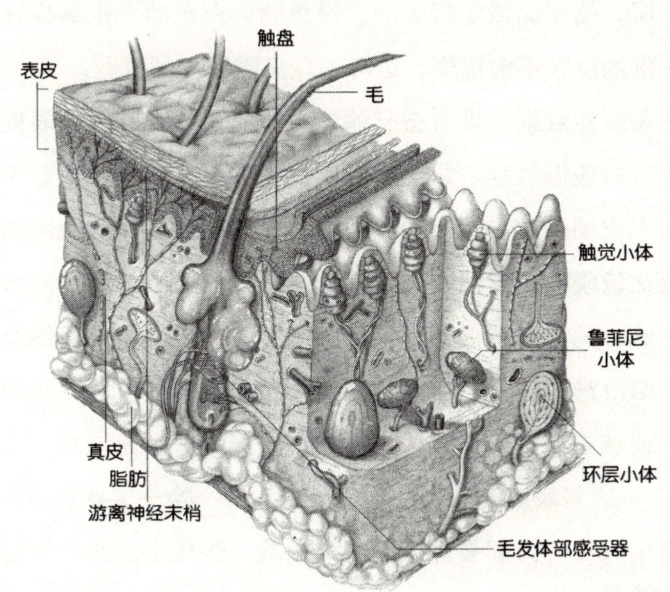

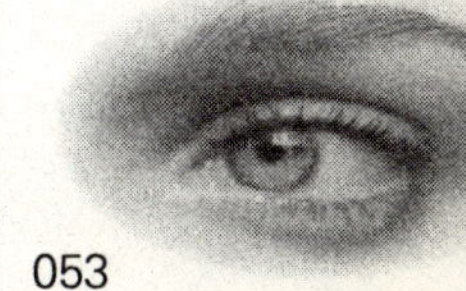

修脚师对这种现象司空见惯：修去脚上胼胝时，那地方并不流血。这是因为皮肤表层里，没有血液供应。细胞的营养是由下

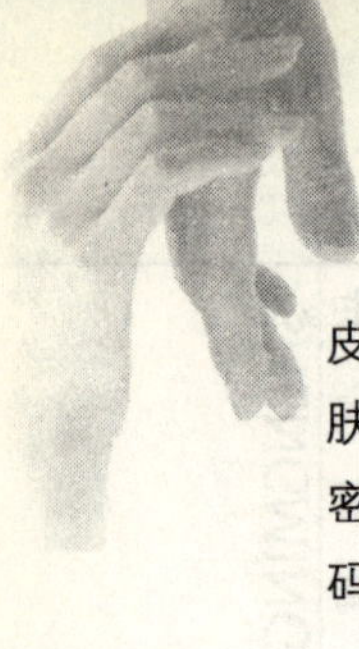

面的组织扩散而生的。

说到烫伤，就会让人联想到皮肤的烧伤，不少人对“皮肤烧伤程度”这个知识缺乏了解，皮肤烧伤程度是指热量破坏皮肤各层到什么程度。一度烧伤，比如小的烫伤或晒斑，只影响表层皮肤，这些烧伤会在几天内自行痊愈且不留疤痕。二度烧伤更深一点，破坏了某些层次的皮肤，导致水疱的形成。它有潮湿的白色的表面颜色。如果水疱没有破，它们保护着受伤的区域，形成疤痕，皮肤在几星期后重新生长。在三度烧伤中，热量完全破坏了皮肤的上层，包括附属的皮肤结构，比如毛发和汗腺。烧伤穿透到皮下层，烧伤区域呈现干的、烧焦的、白色的、皮革样外貌，而且正常的皮肤不会重生，这样的烧伤需要立即就医。

一条蛇能戏剧般地脱去它的外壳，而人体皮肤脱去表皮却是循序渐进的缓慢过程。每天，表皮最内层里，都会形成数千万个幼小的表皮细胞，它们一面向外推，一面由肉冻状的细胞物质逐渐变成比较硬的、角质样的角蛋白。表皮最外层皮质的角蛋白是由扁平的、瓦片状的、全部是死的细胞组成（娇弱的活细胞暴露在与它似敌对的外界中是不可能生存的）。每天有几千万这样的死细胞，或在主人淋浴时被冲掉，或被衣服磨掉。就这样，主人每27天——这些表皮细胞由生到死的期间——换一层新表皮。

每个人每一天都要掉落一些小皮屑，这些小皮屑日积月累，一年里竟然也可以积起半公斤之多呢！

皮肤最下层的皮下组织主要是脂肪，它作为一种减振器，保护身体内部的器官；又作为保温绝缘材料，保存体内的热量；并且负责体形轮廓的优美——这点对妇女来说，比男人更重要。有些专家不承认这一层组织是皮肤的一部分，因为它实际是在“皮下面的”。

皮肤那坚韧的“皮”，被称为真皮。它是把一切都连接在一起的牢固而有弹性的包裹，能防止血管、脂肪等等向外凸出或掉出来。真皮里含有错综复杂的神经、血管和腺体。它们在主人身体的不同部位有不同的组合方式，但平均每平方厘米（相当于人的指甲大小的范围）和大约 3 毫米厚度的真皮区域内，有近 100 个汗腺、300 多厘米神经、几百个神经末稍、10 多个毛囊、10 多个皮脂腺和 1 米左右的血管。

很多人会对这种情况有所困惑，为什么被光线穿透的皮肤会呈现出红色？这很简单，因为血液是红色的，在真皮层中密布着毛细血管网，而血管内充盈着流动的血液。如果光线穿透皮肤时不出现这样的效果，那一定是出了大问题了。

皮肤那复杂的血管网特别有意思。如果人在一个热天里运动，为了驱散热量，皮肤就得试图向体外辐射散热，这些血管就扩张，他的脸就会发红；如果是一个冷天，情况就恰好相反，这时，皮肤的血管关闭，将血迂廻到主人的身体内保温，就表现为他的面色发白。皮下血管也受情绪指挥，主人发怒时面红耳赤——皮肤就打开了他面部的血管；恐惧使血管关闭——主人会感到发冷。

汗的蒸发能降低体温，这当然不是什么新鲜事。但皮肤内复杂的温度调节系统的全部情况，还远不止此。只要体温偏离正常值几度，人就会一命呜呼。为了防止这种事发生，皮肤就得拥有

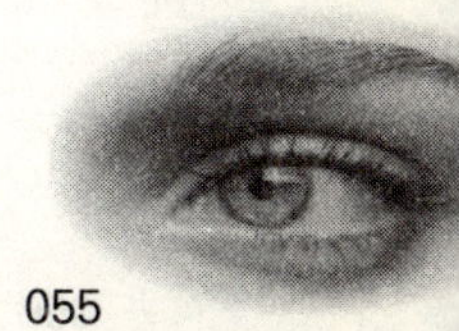

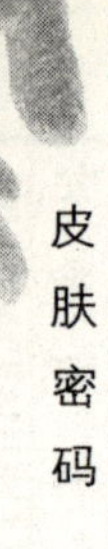

数目惊人的汗腺——身体表面散布着约 200 万个汗腺。每个汗腺是一个紧绕着的小管圈，深深埋在真皮内，管圈有一个约 5 毫米长的管子伸到表面，管子虽小，但皮肤组织共有约 10 公里长的这种管子。

皮肤的汗腺几乎连续不停地工作，从血液中提取水分、盐分和一些废料。某一天，气温舒适，主人并不感到他在出汗，皮肤的汗腺也能生产约 0.3 升水分。如果你是一位职业足球队的巡边员，赛球的那一天又很热，那你就有可能失去 8 升的水。

皮肤的汗腺对情绪刺激也能产生反应。当一个人情绪焦急时，他会突然全身出所谓的“冷”汗——汗冷是因为有相当量的汗很快蒸发了；当他害怕时，他的手掌会潮湿——这又是汗生产过剩了。

皮肤组织的皮脂腺（脂肪腺），其作用也是一言难尽。皮肤拥有几十万个这样的腺，生产半液体状油质。它们大部分与毛囊相接，润滑毛发和周围的皮肤。对主人原始的长毛祖先来说，这些腺体是很有用的，保持毛发的润滑性，增强它的保温能力。今天这些皮脂腺也能滋润皮肤，防止皮肤干裂，但似乎也会惹麻烦，皮肤的毛囊被它们堵塞，细胞碎片全堆积起来，结果产生黑头、粉刺、丘疹和痤疮。

在制造毛发这方面，皮肤是这么运作的：每平方厘米皮肤里，拥有十几个毛囊，每个毛囊包括一个在深处的球状根和一个向上延伸出表面的茎，（奇怪的是，女人也有相似数量的毛囊，但是它们基本上产生又细、颜色又浅的毛发，细得和颜色浅得几乎看不见）。毛囊连续不断地产生毛发，把死细胞挤压出表面。

皮肤还拥有数百万叫做黑素细胞的细胞，它们产生的色素叫黑色素。人的头发、眼睛和皮肤的颜色，就是由这种东西决定的（假如他缺乏这种东西，就成了白化病人了）。黑色素主要是一种保护性物质，可以阻挡阳光中的危险的紫外线。主人在户外晒了一天左右的太阳后，皮肤的色素颗粒就开始由表皮层的底部上升到表面，使他的皮肤晒黑，起到了保护作用。雀斑不过是高浓度的黑色素。

皮肤的神经网实在令人感到惊讶。在人的手指尖上，每平方厘米的面积内有数以百计的感觉神经末稍。如果，他的脚趾被碰了，手指被烫了，或者，他被剃胡刀划破了脸，皮肤的神经网就会敲起警钟，使主要感到疼痛。如果主人受了凉，皮肤的冷觉感受器就通知他的脑，这时，主人的肌肉就开始工作，为了刺激血液循环，主人就发抖并起鸡皮疙瘩，使皮肤印上卵石花纹——这是毛囊中的小肌肉起的作用。它们原来的目的是使头发竖立——打架时起更好的保持作用，冷时起更好的保暖作用。

鸡皮疙瘩，是对寒冷的肌肉反应。当皮肤暴露在低温中，每根毛发基部的小肌肉开始收缩，结果是毛发周围隆起的形成。如果温度保持足够低、时间保持足够长，鸡皮疙瘩明显地形成，毛发直立。脸部不会起鸡皮疙瘩，那是因为面部的毛发根部没有小肌肉，因此不会形成鸡皮疙瘩。我们只在有毛发的地方起鸡皮疙瘩。这就是为什么我们的手掌和脚底不会起鸡皮疙瘩。

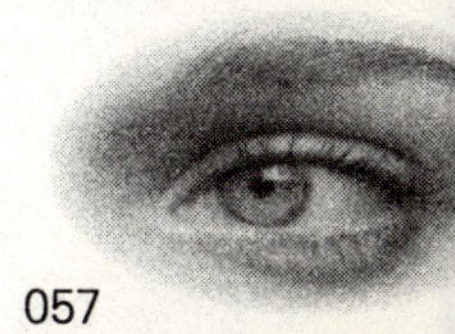

随着年龄的增长，皮肤会变得愈来愈薄、越来越透明（老年

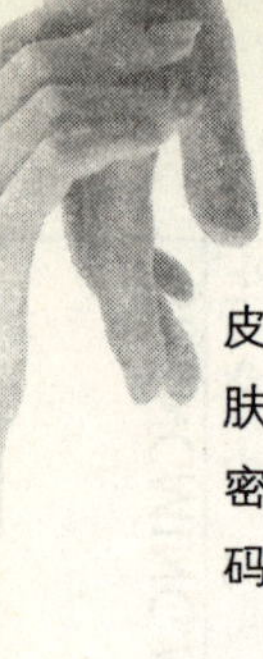

人手上的静脉变得显而易见）。当肉层的脂肪减少了，皮肤就会形成皱纹，这时，皮肤的纤维组织就失去弹性，眼眶下面开始出现鼓包，两颊的肉，也随之向下垂。

皮肤面临的最大危险，是癌症。皮肤癌大部分是由于皮肤过度暴露于阳光下而引起的（也使皮肤老化）。

一个人在20岁之前，就已经接受了约占一生中80%的日晒。

而女性，在妊娠期比之其他时候更容易晒黑。

前额、鼻子和耳朵，是易发病变的部位。幸好，皮肤癌的治愈率很高。但是它们也能致死，因此，人要好好注意他皮肤上的任何新生物，特别是出血而且不愈合时。平时还要尽可能地放松精神。精神压力会对皮肤产生不良影响。研究证实，有许多人在精神压力下会生出发热性疱疹。而且，原本就有痤疮的人在压力大时，痤疮会发作得更加厉害。有许多麻疹病例表明，当患者痛痛快快地大哭一场后，麻疹症状竟然会完全消失。

7. 毛发密码

MAOFA MIMA

毛发是一个庞大的家族，这个家族里有三大部落：其一是占全身绝大部分面积的浅薄无色的绒毛；其二是较长且带颜色的末梢发（比如胡须、胸毛、腋毛和阴毛）；其三就是人们头项上的发毛。

毛发的型号多种多样：眉毛短而硬，头发长而软，身体大部分其他部位的毛发像绒毛，实际上看不见。

一个正常人的身上，大约覆盖着500万根的毛发：其中，头皮上有10万根头发，胡须有3万根，一对眉毛里，大约有1100根。

毛发是人体内生长最迅速的组织之一。成年男子每年要生产约14厘米长的胡须和大约12厘米长的头发。

毛发也爱掉，每天，大约会有100~150根的头发，因为自然磨损而脱落。

在人类的进化过程中，毛发对原始人服务得很周到。眉毛保护了眼睛，周身的体毛冬天可以保暖，腋毛和阴毛可减少擦伤。但是，现在，这些工作大部分已经失去重要性。的确，剃胡须后来成了军人的一项必须遵守的纪律——胡子成了方便敌人的把柄，一手抓住胡子，另一只手握剑刺杀就太方便了。

说到人的毛发，我们绝对不能假正经似的忽略掉阴毛（也就是老祖宗所说的耻毛）。早在人类社会初期，当人都是赤身裸体，浑身长毛之时，阴毛有时可帮助人们从远处辨认对方是男还是女。

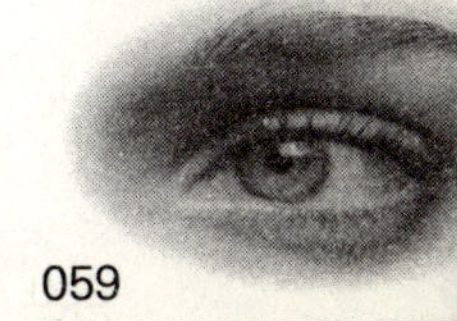

男女阴毛的形状完全不同。女性是三角形的，男性是长方形的。透过密密的丛林，你可看出阴毛的形状，并进而决定是对其进行攻击，还是与之做爱，当然，也许会兼而有之。

阴毛被用来吸干水分，保持住性器官散发出来的独特的气味。从前的人类，如果闻到这股气味，可使他们想到性，并进而性交。

阴毛是粗糙、卷曲尾端有色的，一般阴毛只能长 2～3 厘米或稍长些然后就脱落掉，由新生的来代替。

为什么这个部位有味？汗腺主要在胳膊下面及大腿间，这些汗腺散发出汗，与细菌混合就产生出一种刺鼻经久不散的气味。

现代的文明人不乐意沾有洞穴人那种异味。所以，就经常用香皂水洗阴毛部位，结果，最初那种气味就消失了。

如果你想理掉阴毛，可得小心注意，千万别用脱毛剂，这会引起烧灼，同时还得注意阴毛再长时会发痒。

毛发是什么？又是从哪里来的？埋藏在真皮内约 3 毫米的深处有一个小毛囊，真皮是表皮下面的那层含有血管和神经的皮肤。毛囊不过是一个令人惊愕的、复杂的、微小的毛发工厂，一天要工作 24 小时。在连续工作 7 个年头后就停工休息，修理内部，经过一段休息时间，毛囊再次发动引擎开始生产，这时，毛发往往脱落，被新的毛发代替——男人每天要损失近 75 根头发。

胎儿在母亲子宫里生长 2 个月时，他的毛囊就开始形成了，开始生产一种柔软的绒毛，叫做胎毛，胎儿长到 7 个月时，胎毛就脱落了。

孩童时期，人体的大部分覆盖着又软又短的“毫毛”，一旦迈进青春期，很多原来生产毫毛的毛囊就改产较粗的“终期毛”，这就是成年人现在的毛发。

毛发有一点很奇怪的地方是：最终很多头皮上的毛囊可能退化，不生产终期毛，而又开始生产毫毛，或者完全关闭停产，那就是常见的秃发。这可能与激素不分泌、或者饮食和情绪有关。到中年时已经秃顶或开始秃顶的男人占的百分数相当高，相对而言，女人很少秃顶。

说到头发，其实，论本领，这东西现在没啥用处——它是人体中很少几个无所事事的部分之一。但人们关心头发的程度往往远甚于其他的生命器官，为了让自己的头发看起来更吸引眼球，人们很乐意在头发上花费很多的时间、精力和金钱。

一根头发从开始生长算起，其平均预期寿命约为 18 个月，有的只有 4 个月的寿命，而有的，其生长期竟长达 4 年。迄今为止，关于头发与头发之间生命周期的差异为何如此之大，至今仍是一个未解之谜。每平方厘米头皮大约有 600 根头发。

头顶部位头发的生长速度比左右两侧头发的生长速度要快。不过，当你随着年龄渐长，头发“日渐稀薄”时，头顶上的头发也比两边的要先掉。

有个情况很有趣，人一旦过了 70 这一关，年纪越大，生头皮屑的可能性就越小，即便他仍然拥有一头黑发。

男人到老年时，他的毛发工厂规模将缩小，毛发的直径也将随之变细，其质量也变差。

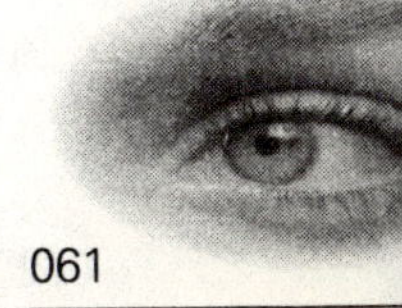

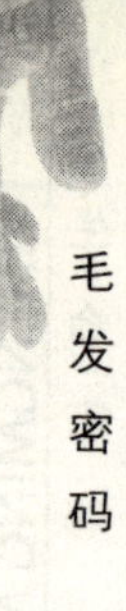

当人们从头皮上拔下一根头发时，也许会注意到末端有个小棒，会担心这根头发不会再长新头发了，其实，这份担心是多余的，这个小棒不过是正在休息的毛囊里的一根即将被抛弃的头发的末端。

毛囊的主要产品是蛋白，毛发的成分几乎完全是蛋白。令人惊奇的是，像毛囊这样小的东西竟能制造出这样复杂的产品。毛发的最外层，有着像屋顶上的瓦片那样互相重叠的细胞，这一层细胞强度大并有保护作用。毛发中间的一层含有较肥胖的长形细胞，使毛发有一定的体积。毛发有相当的弹性，并在一定条件下可以伸展长度。毛发还有意想不到的强度，能承受约 85 克的重量。

正当毛囊创造并配置着毛发的细胞，以便制造这个复杂的结构时，它给毛发喷上了一点颜料，这种颜料是按小颗粒形式分配的。发色不但取决于这些颗粒的形状、数量以及分布，也取决于存在的色素的种类——棕黑色或黄红色的。每个毛囊还附有皮脂腺，向毛发提供有润滑和防水作用的脂肪。

新产生的毛发细胞是有生命的，当毛发通过它的通道向上推进时便开始硬化，这个过程称做角质化。露于表面的毛发部分是无生命的，构成毛发的角质在牛角、鸭毛和羊蹄里都能找到。

男人身体各部的毛囊的生产率各不相同，有些毛囊，如男人的眉和眼睑的毛囊，大部分时间是休息的。头发的毛囊比较活跃，每月能生产约 12 毫米头发，产生胡须的毛囊的生产速度稍快些。虽然女人的毛囊与男人几乎数量相当，但是她的大部分毛囊所生产的却是另外一种很不相同的毛。她脸上和身上的毛大部分是肉眼几乎看不见的细绒毛——这种绒毛与主人小时候全身覆盖的一样。

毛囊生产的毛有直的、波浪式的或卷曲的。按横断面划分，可分为三种基本形状：圆的、椭圆的或扁平的，直的毛发是圆的，波浪式的是椭圆的，卷曲的是扁平的。当然，形状之间还有程度上的不同，毛发愈扁就愈卷曲，愈圆就愈直。

人一接近 50 岁，往往头发就已经花白，这是因为头发色素腺的生产逐渐缓慢下来，到了一定的时候，它们就完全停产，那时，他就白发苍苍了。

毛发会记录人体状态，人们所消耗的物质的极小一部分，特别是金属，很容易在毛发里表示出来，现代人往往担心来自汽车废气中的铅所造成的空气污染。如果他保存着他祖父的一缕头发，如果那里面含的铅可能比他的头发所含的要多好几倍那么，那个老先生生前很可能是制陶工，因为他头发里的铅可能是当年给陶器涂铅釉得来的；要是有人偷偷在别人的茶里放上砷（砒霜），只要是在 48 小时以内，一个有经验的化学家就能通过检查受害者的头发，就知道他是什么时候遭暗算的。

现代医学很发达，通过电子显微镜扫描或用 X 射线分析法检查头发，大夫就能看出一个人是否患有某种遗传性疾病。

毛发的健康完全取决于人的一般健康状况。各种发高烧的病，如猩红热和肺炎——能造成毛囊暂时关闭停产，使人大把大把地掉头发。过分的激动，也可能促使大量的毛囊进入生长休眠期，

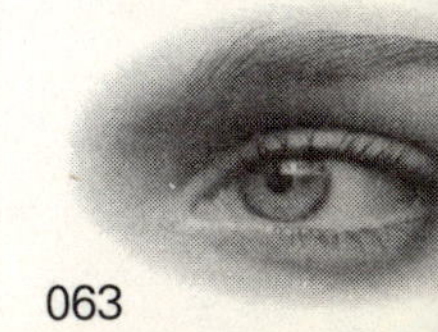

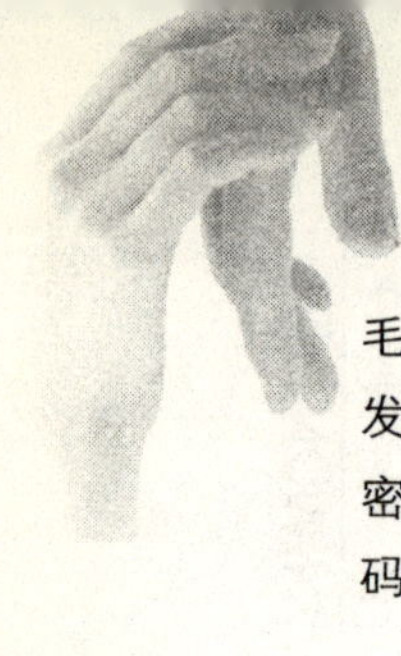

从而造成临时性秃顶。

许多人都以为，人死后毛发还会继续生长，其实，这是一种误解，人死后，由于皮肤收缩、脱落，原来早已存在于表面以下的毛发这时就暴露出来，因此，看上去好像是又长了。

另外，人们还有一种谬见：毛发越刮越粗——女人在刮腿毛时，往往就担心这点，其实不然。

还有人认为，秃顶是由于血液循环不良，晒太阳太多，或太少造成的，其实，上述情况，都不是谢顶的原因。假定一个男人头顶上有一块碟子大小的秃发，他可以从颈部取下每块带有 8~12 根毛的毛发移植片，移植到掉发的部位来遮盖它。这些移植片能在这块被认为是不毛之地的地方生存。因此，普通秃发远不止是由于头皮紧、循环差的缘故。

遗传起着很大作用。如果一个人的父亲曾经是秃顶，那他秃顶的可能性会是一半一半。如果他的双亲都是秃顶，那么此人秃顶的可能性就大多了。腺体和人的头发也有关。在青春期，男性性腺开始生产大量激素——睾丸素。在原来是光秃秃的地方——像阴部、腋窝、腿和胸部，立即就开始长出“终期”毛。脸上绒毛状的毛也就变粗，颜色也变深了。

激素也会影响女人的毛发。女人怀孕时，体内雌性激素就会过剩，这时，她就会觉察到自己的头发出现一种可喜的变化：长得又多又好，但好景不长，产后数月后的某一天早晨，当她面对镜子梳妆时，她会惊骇地发现，梳子所到之处，那秀发竟然一把一把地掉！愁啊愁，她会非常沮丧，担心自己会变成秃顶。其实，这个烦恼是多余的，因为很快，她体内的激素又会恢复正常水平，头发危机也就会自行消除。正常情况下，女人的肾上腺只生产微量雄性激素，可是，要是她所得到的雄性激素太多，那么，麻烦就大了，这种情形一般是因为长了肿瘤，肾上腺被刺激，因而生产的雄性激素过剩，这时，她也许就没法在女人堆儿里混了。

甲状腺的激素对头发也会起作用，甲状腺素要是太多，毛发的长势就旺盛，要是太少，毛色就没有光泽，而且还容易脱落。

毛发很容易受伤。

——毛囊上会长很小的肿瘤，这种小东西会破坏毛囊；

——各种霉菌也是麻烦的根源；

——有些药物也会引起脱发，比如，过量的维生素A。

——病毒和细菌性病，也是毛发的敌人。

头发容易受污染，那些最常见的污染物就是灰尘、细菌和其他碎屑，因此，女人要想保护好头发，最好一周洗发一次。夏日里，头发容易被阳光曝晒，会因此变干、发脆，而且还会变色，外出时，最好戴上一个头巾或一顶休闲帽，以保护秀发。

在海水里或含氯的游泳池里游泳后，要及时冲洗，并记得用护发素进行护理，这样，能防止头发干燥。

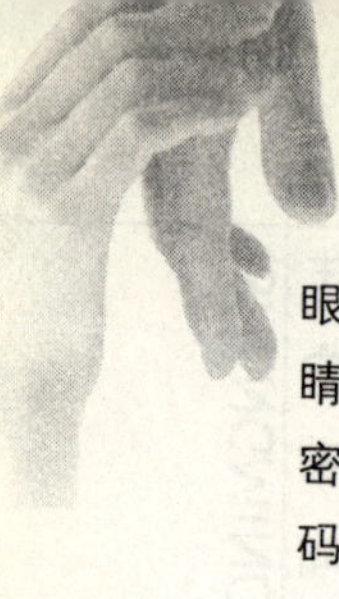

8. 眼睛密码

YANJING MIMA

眼睛是人体最复杂的器官，拥有一个极其庞大的网络系统，它那数以千万计的“电接头”，能同时处理数百万个信息。人们获取的知识中，有 80% 是由眼睛收集的。

西班牙有个大导演，他有一个可爱的小女儿，眼睛长得又大又明亮，一天，这个不到十岁的小姑娘，被一伙歹徒绑架到了一个秘密的地方。安排妥当，绑匪就打电话给导演，要这个当父亲的为他的爱女付出一笔巨额赎金。那见多识广的大导演，一边向警方报案，一边跟绑匪周旋，在电话中，那导演对绑匪说，为了证实自己的女儿是否没被伤害，他要求对方给他的爱女拍一张照片，并及时快递到他手上。绑匪想钱心切，不知其中有诈，就不假思索地照办了。聪明绝顶的大导演，他一拿到女儿的相片，马上就通过放大镜，在他爱女那明亮的大眼睛里发现了极珍贵的破案线索。结果，那些绑匪被从天而降的警察一举拿下，而那个可爱的小姑娘，则重新回到家中，幸福地依偎在她老爸的怀抱里，安然无恙。

眼睛就像相机，据说，凶杀案的受害者，他那明亮的眼睛里，会留下对凶手的最后那一瞥。不过，有一种说法很能得到众人的认可，那就是：眼睛是心灵的窗口，心灵有所思，目光就有所表露。心理语言学家认为，眼球转动往往会暗示出人脑的活动状态。

当眼球转向“前方”时，暗示信息正在被存取。

当眼球转向“左方”时，暗示听觉上创造新声音或话语。

当眼球转向“右方”时，暗示听觉上记忆声音或话语。

当眼球转向“左上方”时，暗示视觉上创造新图像。

当眼球转向“右上方”时，暗示视觉上记忆图像。

当眼球转向“左下方”时，暗示嗅觉和味觉的肌肉运动感觉。

当眼球转向“右下方”时，暗示听觉上的声音或话语。

眼睛是人体最复杂的器官，拥有一个极其庞大的网络系统，它那数以千万计的“电接头”，能同时处理数百万个信息。人们获取的知识中，有80%是由眼睛收集的。所以，眼睛往往被人认为是一个袖珍电视摄像机。面对这种恭维，眼睛会不屑一顾，它甚至会觉得这种比喻对它而言反倒是一种轻侮，它会不服气地说：“笑话！世上功能最强大摄像机，都休想与我相提并论！”

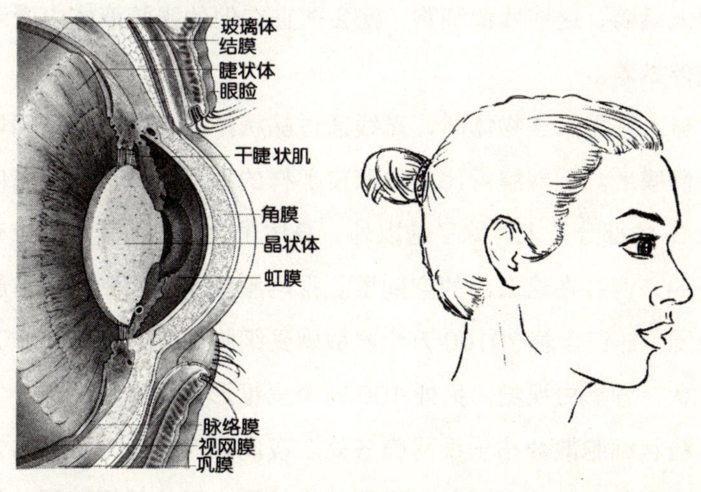

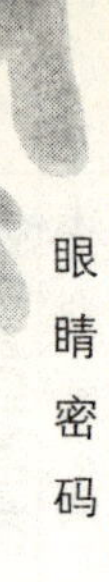

视觉是造化的奇迹，这个奇迹得从眼睛的晶体说起。眼睛晶体是一个呈椭圆形、乒乓球大小的一小包液体，晶体周围有一圈特别强壮、特别勤劳的小肌肉。当这些肌肉绷紧时，晶体变圆，便于观看近处；肌肉松弛时，晶体变扁，便于观看远处。这种安排对那些生活在洞穴中的人类祖先是很适合的。因为那时他们感兴趣的主要是 6 米或比这稍远些的东西，因此肌肉大部分时间都是松弛的。但是，主人现在生活在一个近距离的世界，一连串的阅读、坐办公桌工作等等，这些，都要求眼睛的睫状体肌肉在很大一部分时间内都得保持紧张状态，结果，它们会渐生疲劳。

在这个晶体的前后，有两个充满液体的房。前房的液体像水，后房的液体浓度像鸡蛋清，水样液体使眼睛保持充盈状态。这两种液体必须是绝对透明，才能使光线通过。人在注视强光时看到的“黑点”，是眼睛在人母体里形成过程中遗留下来的残存细胞。只要人活着，这些残留细胞，就会一直在他的眼睛液体中漫无目标地浮游着。

当人注视某些物体时，光线通过晶状体，焦距就能正确地落在视网膜上。视网膜好比是洋葱皮那样的糊墙纸覆盖在眼睛内层后 2/3 的部分。人，除了脑以外，身体里没有任何其他部位有这样多的东西装在这么小的空间里。视网膜覆盖着不到一平方厘米的范围，却包含着 20100 万个光敏感受细胞，其中的 20000 万个呈粒状，管黑白视觉；另外 100 万个呈锥形，管彩色视觉。

粒状细胞散数布于视网膜各处。夜间如飞过一个萤火虫，就开始发生复杂的化学现象。微弱的光线漂白了粒状细胞里的视紫质，这是一种紫红色的色素。这个漂白过程发出了一股微电力，一伏特的几百万分之一。这么小的电力还不足以使蚊子感到痒痒。电力传入眼睛那麦杆般粗细的视神经后，再以每小时近 500 公里的速度传到人脑。大脑把输入的大量信号翻译出来并传出结论：是一个萤火虫。这整个错综复杂的电化学活动就在 0.002 秒内全部完成！

为了看清事物，人的视网膜需要氧气供应。因此，在用望远镜观察的时候千万不要屏住呼吸，而应该深吸气才能看得更清楚。

如果认为眼睛的粒状细胞是够复杂的话，那么它的锥形细胞远远比这更为复杂。这些细胞集中在黄斑部。黄斑部位于眼睛内室尽头，是一个针尖大小的略带黄色的凹陷，这是管理敏锐视觉——看书，任何近距离工作——和色觉的中心。有一种权威理论认为，这些锥体细胞分别对红、绿和蓝色都有漂白的色素。就像画家在调色板上调颜色那样，人脑把这些颜色调合成几十种不同的色彩。如果这个错综复杂的电化学过程发生任何毛病，主人就会色盲。在暗淡的光线下，锥体细胞的活动减弱，色的感觉消失，样样东西都变成灰色，这时眼睛的粒状细胞就接过了工作。

人类具有很强的认知各种不同颜色的能力。人的眼睛能够分辨出的 500 种不同的灰度（但是，狗对于各种灰色之间微妙差别的辨别能力却要远胜于人类）。视觉从一种独特的角度对人体健康产生影响。研究显示，药片的不同颜色会使人对其产生不同的期望值。病人认为红色的药片是有效的，橙色和黄色的药片是刺激性的，白色的药片是镇静剂，而紫色的药片是迷幻剂。

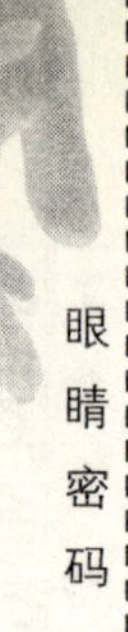

一个喜爱鲜绿色的人比较容易摆脱某些思乡情结。

要是脑袋的后部受到沉重的打击，脑子里的视觉中心遭到破坏，那么，就可能导致永久性失明。如果打击较轻，事主就会冒“金星”，这就是一种混乱的电干扰。人做梦时也能获得脑部活动的信息。即使在漆黑中眼睛闭紧，人也能“见”到画面。如果人出生时就双目失明，他做梦时就靠其他的感觉刺激，如触觉、声音甚至嗅觉。

刚出娘胎时，人的眼睛并不像他现在的眼睛。初生时，他只能看到光或影子，视力还不到 0.04，新生儿能分辨红色和绿色，但分辨不出蓝色。婴儿出生时的视觉是二维的，到 4 个月时转变成三维空间。在最初几个月里，像他在洞穴里居住的祖先一样，他是个远视眼。为了研究他的那个卡嗒卡嗒作响的玩具，那孩子尽可能地把它拿得离面部远远的。开始，孩子的眼睛动作协调很差，一只朝一个方向游荡，另一只则朝另一个方向。双目这样的游荡，让他的母亲很着急。其实，这没什么大不了的。出生几个月后，双目的动作自然会完全统一的。大约从 6 岁开始，眼睛大小就不再发生变化。6 岁时，小孩的视力非常好，但视力的最高峰，是 8 岁。

儿童通常在 3 到 7 岁时学会辨别颜色。如果他们在此之后仍然严重地混淆颜色，那么最大的可能性就是色盲。

眼睛还有一些其他不寻常的属性。它的肌肉虽小，但以一毫克重量为单位对比，它是躯体中最结实的一种。在平平常常的一天中，为了对准物体焦距，眼睛的活动次数高达 10 万次。如果要使腿部肌肉做相似活动，人每天需要步行 80 公里。

眼睛的清扫设备也同样惊人。它的泪腺稳定地生产着一股湿气，这就是能冲走灰尘和其他异物的眼泪。人的眼睑好比汽车挡风玻璃上的刮水器。人每分钟要眨 3～6 次眼睛，当眼睛疲劳时，眨的次数更多，这样的举措，可以保持眼睛的角膜清洁湿润。眼泪里包含着的一种叫做溶菌酶的高效力杀菌者，能保护眼不受细菌感染。

为了防止疲劳，眼睛得尽可能多休息。人眨眼时，眼睛就能休息片刻。双眼轮流休息，在一段时间内，当人的一只眼闲逛时，另一只就负责 90%的工作，然后轮到前者工作时，后者就休息。

眨眼是一个复杂的生理和心理过程。眨眼的频率因人而异。例如，有一部分人眨眼就要比其他人来得快。人平均每隔 2～10 秒就会眨眼一次。一个人每次眨眼的时间，平均为 50 至 75 毫秒。一个人一年平均眨 7884300 次眼。一般正常人在读任何东西的时候都会断断续续地眨眼。在与人交谈时，每分钟大约眨 15 次眼；而在阅读时，每分钟大约只眨 6 次眼。

心理学家声称，许多人在公众场合频繁地眨眼是为了掩饰自己某种强烈的愿望。

越是专心的时候，眨眼的频率越低。而驾车行驶在高速公路上时，人眨眼的次数要多于行驶在城市道路中。

世界上没有任何两只眼睛是完全相同的。

一般来说，两眼之间的距离恰等于一只眼睛的宽度。当你含情脉脉地望着某个你喜欢的人的时候，你的瞳孔会放大。不过，

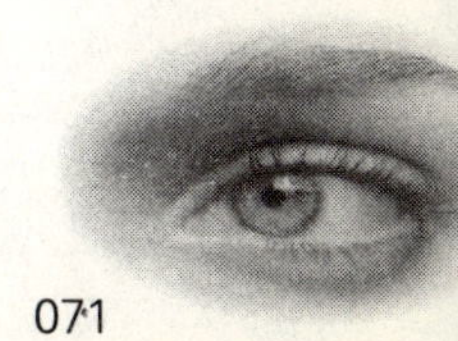

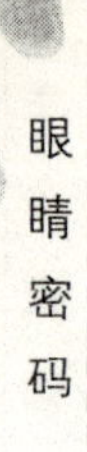

千万不要利用这个现象去试探你的爱人，因为，当你满怀恨意地望着某个人的时候，你的瞳孔同样也会放大。

眼睛要是被装饰，会让人迷惑，仅仅是一副架在鼻子上的眼镜，就足以让旁人辨认不出一个人的原来面目。

造物者给了眼睛极好的保护，它被安置在一个骨质的洞穴里，受到直接打击时，向外凸出的颧骨和额骨可以吸收震动。造物者还给了眼睛超敏感的神经，如果发现可能造成破坏的外来入侵者，例如细石渣，眼睛就响起警报，令眼睑关闭。

眼睛也有自身的烦恼。它的对焦距的仪器往往不能完全正常工作，这种毛病有95%可以由戴眼镜来纠正。疾病是一个更严重的问题，其中一个潜在毛病实际上是管道系统的问题——或者是进水太多，或者是出水太少。压力越来越大，减少了眼睛的视神经血液供应，这叫做青光眼。

严重的青光眼几天内就能使人永久失明。但往往青光眼发展缓慢，它的症状是那样轻微，以致容易被人忽视。这些症状是：在明亮的灯光周围见到彩色晕轮，侧面视力消失，暗适应发生困难，视力模糊。一个年近五十的人，患青光眼的机率约为1/40，这种疾病，会损坏视力，或者导致完全失明。医生只要简单地用一个叫做眼压表的小器具压迫眼球，就能检查出一个人是否患上青光眼。

眼睛的另一个常见病是散光。患这种病时，眼睛的角膜表面不是球形，因此屈光不正，像一块玻璃里有一个气泡一样。眼镜能纠正这种情况。

视网膜剥离就更严重了。这种情况发生在视网膜的糊墙纸脱落或起泡的时候，常常以闪光、图像变形或视力模糊来宣布它的来临。外科医生往往可以成功地把眼睛的糊墙纸重新“安”回原处。

如果眼球的前后径过长，人就会得近视。眼白的正式名称叫巩膜。

你要是看见有薄膜状碎屑从自己眼球表面滑过，它们的医学名称是“飞蝇症”。

平均每12个男性中就有一个色盲，而平均每200个女性中才有一个色盲。

在正常情况下，角膜和晶体都是完全透明的组织，但它们都可以出现云雾从而导致失明。如果发生于角膜，可用角膜移植，使人重见光明。如果发生于晶体，人就需要做白内障的手术，并在手术后戴厚眼镜或接触镜片。

当人变老时，眼睛晶体的透明度会比以前差，调节的肌肉也会变弱，硬化的动脉将使视网膜的血液供应减少。当你70多岁的时候，眼睛需要用3倍长于你20几岁时的时间来适应黑暗。在75岁的人群中，每7个人中只有1个人的视力还保持在1.0的水平。随着年龄的增高，视力的衰退过程将会继续下去，但人大可不必过于忧虑，因为，这种衰退很慢，眼睛向人提供的视力，足够他用上一辈子。

多吃胡萝卜，能够改善视力。

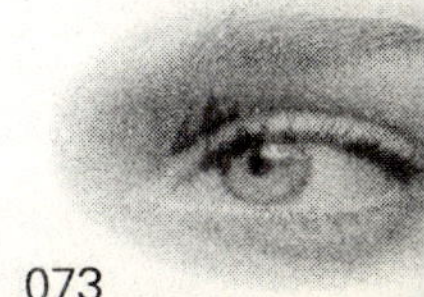

不要把领带系得太紧，领带系得很紧的确会影响视力。在一

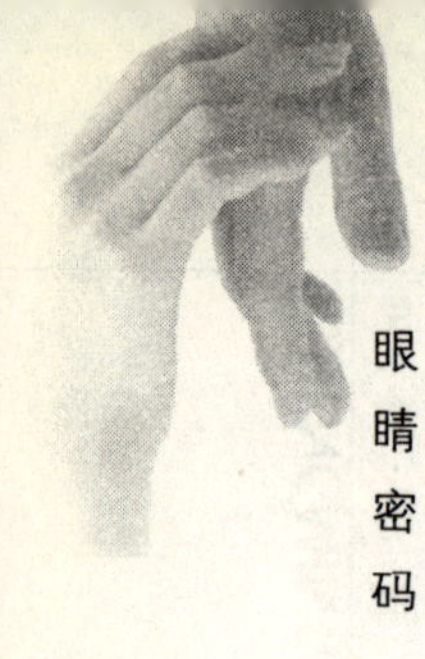

项对94位白领的调查研究中发现，其中有67%的人的视力因为领带系得过紧而受到损害，这是因为如果领带系得太紧会限制流向眼球的血液供应。过紧的领口对血压也有影响，而血压也会影响视力。

9. 耳朵密码

ERDUO MIMA

耳朵是一个古老的话题。亚里士多德认为，耳朵越大的人越喜欢没什么事也喋喋不休。

耳朵也一个有趣的话题。正常情况下，一个不到6岁的儿童无法将右臂举过头顶，去触摸自己的左耳，而一个成人却能轻而易举地做到。

贝多芬是公认的有史以来最伟大的音乐天才。他一生中谱写了9首交响乐，临终前还在酝酿第10首作品。但很多人都没想到他从早年开始就饱受失聪之苦，在贝多芬29岁的时候，他就完全听不见了。更令人称奇的是，在完全失聪之后，贝多芬的作品风格变得更加自由和充满想象力。

耳朵是一个古老的话题。亚里士多德认为，耳朵越大的人越喜欢没什么事也喋喋不休。

耳朵也一个有趣的话题。正常情况下，一个不到6岁的儿童无法将右臂举过头顶，去触摸自己的左耳，而一个成人却能轻而易举地做到。

有些权威人士认为一个人耳朵的大小、形状和位置，会在给人留下印象的过程中起到一定的作用。有位专家在积累了20多年临床经验的基础上形成了一套关于耳朵的理沦，他罗列出以下7种主要类型的耳朵。

1. 大耳朵：如果你的耳朵比一般人长得大，人们通常会认为你是一个宽容而且能够体谅别人的人。

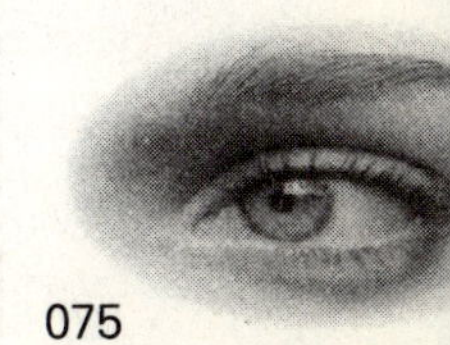

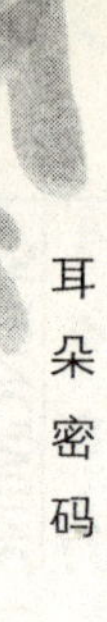

2. 小耳朵：如果你的耳朵比一般人长得小，人们通常认为你工作努力、善于与人相处。你是一个崇尚雅致生活的人，而且很容易受别人的影响。

3. 尖耳朵：如果你的耳朵上缘有一点尖，人们通常会认为你很聪明、有魅力，但同时又是一个容易冲动的人。

4. 大耳垂：如果你的耳垂很大，人们通常会认为你是一个智者，而且善于倾听。

5. 位置偏低的耳朵：如果你的耳朵在脑袋上的位置显得比较低，人们通常会认为你是一个目标明确的理想主义者并且充满热情。

6. 位置靠前的耳朵：如果你的耳朵比一般人长得靠前，人们通常会认为你是一个守旧的顽固分子、不肯原谅别人，但同时又是一个有教养、记性好的人。

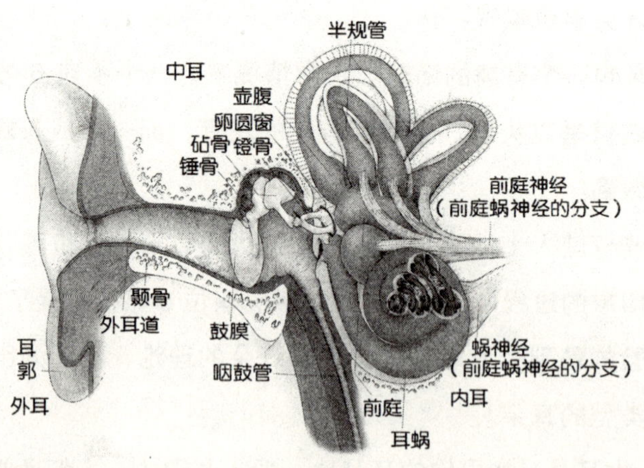

7. 位置靠后的耳朵：如果你的耳朵比一般人长得靠后，人们

通常会认为你是一个乐观向上、有抱负的人，但同时可能也是一个好斗的人。

人们往往认为眼睛是最重要的感觉器官，可要是没有耳朵，人的生活势必陷入单调的、与声音隔绝的境界，要知道，情感上受到的摧残比失明严重得多。

耳朵的工作环境比较差，它所做的工作全在一块比榛子大不了多少的空间内完成的。

人们总是简单地认为耳朵是脑袋旁边的瓣状组织，其实，瓣状的外耳只不过是收拢声音的喇叭。从外耳向内，有一条 25 毫米左右的管道斜通到耳鼓室，这条耳道是弯曲的，保护着耳朵娇嫩的内部部件，暖和空气，使耳内感到舒适。耳道内有大量绒毛和几千个腺体分泌蜡质（这种腊质就是俗称的耳屎，学名耵聍，是包含溶菌酶的有益物质），能挡住昆虫、灰尘和其他可能有刺激性的东西。主人可以洗去外耳上不雅观的蜡质，但最好不要挖掉耳道内的部分，因为这样做可能伤害耳鼓，应该让多余的蜡质自然流出。

当人感到害怕的时候，这些腺体的分泌会有所增加。

耳屎的医学名称是耵聍。它虽然令人讨厌，但是它对健康很重要。耳屎包含了特殊的酶——溶菌酶，溶菌酶破坏外来细菌的细胞壁，唾液中也含有溶菌酶。所以耳屎用两种方式抗菌——有点像捕蝇纸粘住苍蝇再对其生化地消融。耳屎的黏性是有意义的。灰尘、泥土、细菌、真菌与其他来自外界对身体的威胁都粘在耳屎上，这样就不会进入耳朵。世界上不同民族的人中有不同颜色的耳屎。黄种人中，它是灰色的、干燥的和易碎的；在白人和黑人中，耳屎是蜜色的、潮湿的和柔软的。

生活在寒冷地带的人，耳朵往往较小。这是因为耳朵有散热作用。在寒冷的天气里，最好把体内的热量尽可能保存起来，而不是随便散发掉。一般而言，这条规律普遍适用于人类以及其他哺乳动物。而在其他动物中也有另一条相应的规律，天气越冷，尾巴越缩短——道理和耳朵一样。

耳鼓横径 1 厘米左右，是一张质地坚硬、绷得紧紧的薄膜，错综复杂的听觉就是从这里开始的。运载声音的空气波冲击它，就像用棒子敲鼓。哪怕低声细语引起的微弱振动也能将耳鼓向内推，只推进去那么一点点，也许只有 1 纳米，这样微小的移位，通过一连串目前还没有完全为人了解的令人敬畏的过程，变为对主人有意义的声音。

要想了解这是怎么一回事，请通过耳鼓进入主人的豆子一般大的中耳来看一看。这里有三块称做砧骨、锤骨和马镫骨（也叫镫骨）的小骨绞接在一起；小骨与这些实物的形状有些相像，因而得名。这三块小骨的任务是使耳鼓的微小动作加快，把它放大几十倍后，再通过一个附着于镫骨的椭圆形窗口，转送到内耳。

内耳是真正的听觉器官，它位于体内最硬的一块骨头里的一个堡垒状的洞穴内，洞穴里充满水样液体。内耳的主要听觉部件是蜗牛状耳蜗，耳蜗内部是螺旋形的，里面点缀着数千个用显微镜观察像毛发状的神经细胞——每个神经细胞都调到特定的振动频率。当中耳的镫骨“敲打”通向内耳的椭圆形窗口时，引起了液体振动。比如，假使响声是中音阶的 C 音调，耳蜗的中音阶 C 音调的毛发状细胞就振动，在淋巴液中摆动，就像海草在潮水中摆动一样。

这样摆动产生的一股生物电流输入到耳朵的听神经，此后再通往距它 2 厘米远的人的脑部。耳蜗有可能输入数以千计的生物电信息，脑的任务是整理这些数据，把它们变换成有意义的音响。就这样，主人和耳朵一起听到了这个声音，但他是在脑子里听到的。

人能够听到外界的声音，有赖于空气的密度。在寒冷的极地（南极或者北极），空气密度很大，声波会在无比光滑的冰面上畅行无阻，即使相距 100 米之遥，两人之间还可以轻松交谈。据说，驻守在格陵兰岛的美国空军人员，可以收听到一只放在 1000 米开外的收音机的电台广播。

人还能通过骨传导听到声音。说话时，人声音的一部分从他的嘴中发出打在耳鼓上，另外一部分直接通过上、下颌骨传到内耳的液体。就这样，人听到的自己的声音与旁边人听到的很不一样。这就是为什么他难以辨认自己在磁带录音机里的声音，也是为什么他在吃芹菜时以为自己在制造喧闹声。

但是，听觉只是耳朵那神秘内耳故事的一部分。在耳蜗的上方，有三个很小的充满液体的半规管。这些弯管是主人的平衡器官。一个能探测上下的运动，另一个探测前后的运动，第三个探测侧向运动。如果主人要摔倒了，耳朵的一个半规管里的液体就会移动，那里的神经细胞发觉这一点就通知主人的脑，脑便命令肌肉紧张，使主人保持直立。

新生儿的听力非常好，事实上，新生儿的听觉远比视觉成熟。一系列的经典实验证明，在婴儿完全从产道中被接生下来之前，当只有头部被拉出的时候，如果一个声响在头的一边发出，婴儿的眼睛会转向这个声响——好像这个婴儿知道那儿可以看见什么东西。另一件值得注意的趣事是新生儿在睡觉时的听力如醒时一样好。

幼儿时代有时喜欢叫大人拉着转圈，直到快要摔倒。当时的情况是，听管里液体移动的速度太快，以致脑部收到的信息多得来不及处理，因此人的肌肉完全失去控制。如果液体的不规则移动持续时间过久，就像乘坐来回晃动的小船那样，耳朵就开始连累到其他器官，这时，人会突然全身出汗，接着就容易发晕。

人的听觉几乎从他一出生就开始减退了。目前由于耳朵组织逐年失去弹性，神经细胞也就退化了，钙质沉积物侵入了关键部位，人的听觉也一年不如一年了。当一个人还是个婴儿时，他能听到的振动频率为每秒 16～30,000 周范围内的声音。如果范围扩大到低于每秒振动 16 周的声音，他就会听到自己身体的振动。事实上，人能够听到自己身体的振动，用手指堵住耳朵，所听到的低沉的嗡嗡声是手指和上臂的紧张着的肌肉发出的。人到 10 岁时，能听到的声音频率的上限已降至 20,000 周。如果他到了 80 岁，这个数字就会降到 4,000 左右，这时，他在安静的地方一般还能听见说话的声音，但在喧闹的地方则可能发生困难，他听低音调比听高音调清楚些。

随着身体的衰老，人对声音的敏感度会下降许多分贝。分贝是测量某一特定频率的声音的响度单位。在一个安静的房间里，距离 1.2 米远的耳语约是 30 分贝，正常对话约 60 分贝，摇摆舞乐队声是 120 分贝，鸟枪的响声是 140 分贝。但这并不意味着摇摆舞乐队只比普通对话响一倍。因为根据巧妙的分贝尺度，每上升 20 个分贝，就相当于响度增强 100 倍。一个年近五十的人，得增加 40 个分贝，其听觉效果才等同于一个风华正茂的年轻人。

耳聋者在梦中同样也听不到声音。他们在梦中所感知的生活与现实世界中的生活是一样的。

构造复杂的耳朵，难免会出很多毛病。

耳鼓穿孔是常见的，不过还好，大部分穿孔能自愈或经手术修复。

耳鸣，即耳朵响，能引起麻烦。几乎任何情况都可能引起耳鸣，如炎症、药物（某些抗生素）、酒精、发烧、疲劳、肿瘤等。一旦查清并除去耳鸣的原因，耳朵也就停止喧嚷。

中耳炎是另一种引起麻烦的根源，在抗生素问世之前，它往往最终发展到听觉减退。由人的中耳通往他的咽喉的耳咽管是肇事者。按细菌学的观点说，咽部是一个很肮脏的地方，而咽管又为细菌进入中耳打开了方便之门。人伤风时最好不要太用力擤鼻涕，因为这样做会把咽喉的污染物硬推到耳朵里面。

骨骼增生会导致中耳里的小骨停工。一旦工作停止，听觉就失灵，这就是传导性耳聋。人要是得了这种病，恶化成真正耳聋的可能性，大约只有 1/10。如果发生这种情况，人有两种选择，助听器或外科手术。手术是用一小根不锈钢细丝换下耳朵的镫骨，

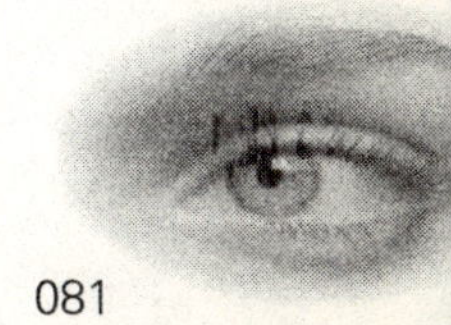

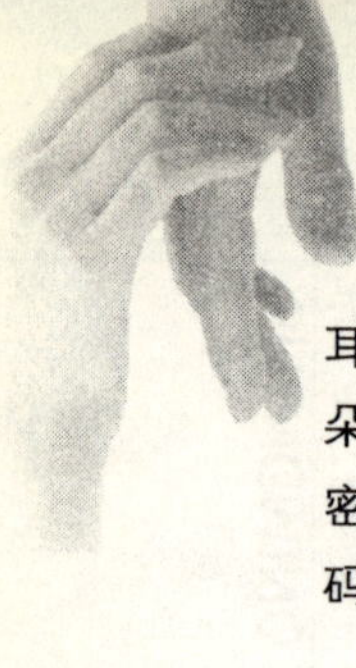

这样，小骨便重新恢复工作，主人又能听得见了。

日常中，耳朵面临的最大威胁，也许要算是噪音污染了。谁都知道，在高噪音行业工作的工人有可能发生听觉困难，迪厅的音响师几年后有可能需要戴助听器。但是，许多人往往自以为，他能适应当前的刺耳噪音。其实，他错了，他适应不了！每当过分响的声音敲打耳鼓时，耳朵都是来者不拒，对噪音一概接受。人的祖先对高分贝的低音调声音早已习以为常，那时，雷声和老虎的吼叫声是周围环境中最响的声音，这些都是低音调的。而真正能毁坏耳朵的，是现代出现的高音调响声，如喷气机的轰鸣声、铆钉机的砰砰声等。持续的高声噪音能破坏小鼠体内的器官，并最后杀死它。如果在人身上做这样的试验，他肯定会对这噪音提出抗议。

抽烟对耳朵也是一种威胁。尼古丁（还有咖啡）能使头等重要的内耳的血管收缩，从而减少内耳所需要的营养。

人要定期检查耳朵。只要人能知道无声的世界该有多么寂寞和多么受限制，他就会采取一切可能的步骤来保护耳朵。

当一个人的生命逐渐走向终结时，听觉是感觉中最后一个离开躯体的。如果在临终时一个人的五种基本感觉尚完好无损，其渐次消失的顺序依次为视觉、味觉、嗅觉、触觉，最后是听觉。这和一个人每晚入睡时五种基本感觉依次消失的顺序完全相同。

10. 鼻子密码

BIZI MIMA

当你感冒鼻子不通时，说话的声音听上去会有些奇怪。这种情况的医学术语是“鼻塞语音”。

如果你做爱的时候常常会流鼻血，这可能是患高血压病的一种征兆。

耸立脸部中央的那座小山峰，便是鼻子的尊容。

自古以来，面相专家总对鼻子特别关注，都说它是看一张脸庞是否有神的重要标志，例如清代名臣曾国藩有这么一句名言：“鼻子见精神。”然而，在日常生活中，人们对鼻子好像并不怎么重视，大多数人往往很在乎他的眼睛、耳朵、嘴，甚至头发，却把鼻子当做讨厌的东西。这可能是因为鼻子会冬天流鼻涕，在不合适的场合打嚏喷，感冒时堵塞，发生意外时容易被撞等缘故。

实际上，作为人体内的重要器官，鼻子理应受到更好的待遇。平时，它做了大量人们觉察不到的工作，例如，当人左侧躺着睡觉时，他的左鼻渐渐就会充血，大约 2 小时后，鼻子就会传出无声的警讯（鼻子不愿意吵醒其主人）要求它的主人翻个身，这是一些诱导运动的机制之一，能防止主人的左臂肌肉到第二天早晨时抽筋。

人进食前，鼻子会自动闻一闻那些食品，为的是保护主人免于因吃腐败食物而中毒。正常人都会觉得，吃东西是一种乐趣，这种美妙的感觉得归功于鼻子。鼻子如果嗅到烤羊肉串的味儿，

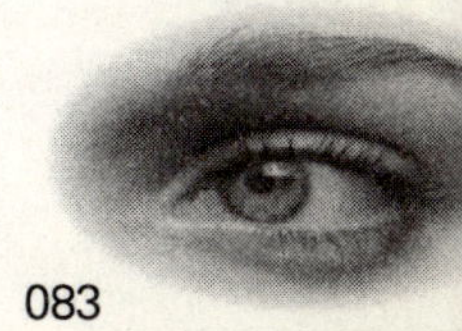

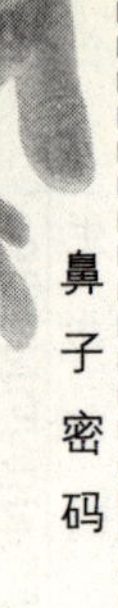

就启动唾液腺，使其主人流口水，使他流出消化液，这样，有了想吃东西的欲望，才能在吃东西时感到愉快。鼻子为主人所做的工作，往往不为人所察觉。可一旦它的能力减弱，人就会食欲不振。要是没有鼻子的刺激，人会变得挑剔食物。

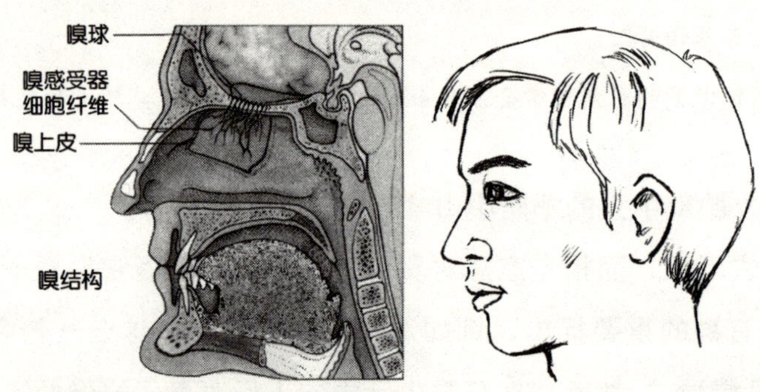

闻味儿是鼻子最著名的工作内容。在每个鼻腔的顶部，各有一块比邮票还小的棕黄色组织。每块组织上大约有 1000 万个感受器细胞，每个细胞上又有 6～8 根触脚向外伸出。所有这些仪器设备都与相距 2.5 厘米远的主人的脑相连。气味在鼻子里不会逗留很长时间，但有关它们的记忆可以终身保留在人的脑海里。研究发现，熟悉的气息比熟悉的景物或声音更容易唤起人对往事的回忆。基于这一点，催眠专家在试图唤起被催眠对象尘封的记忆时，往往会从使用一些特殊的气味入手，比如婴儿爽身粉、锯屑、焦油、玫瑰等等。

初看起来，鼻子的构造好像很简单，但实际上，鼻子是人体最复杂的器官之一，它被夹在主人的上颚和脑中间。严格地说，鼻子是连体双胞胎，因为有一个中隔把它分成两半。位于人嘴上面的鼻子，其内部就像洞穴，那是它的工作室。在鼻腔两侧的骨质中还有几个小凹陷，这些凹陷的鼻腔构成鼻子的 8 个鼻窦。鼻子湿润空气所需要的水分，有一部分是它们贡献的。它们对人的音质稍稍有些影响，并能减轻头部的负荷。但它们往往惹麻烦，细菌溜进去能造成感染并堵塞通向鼻子主通道的狭窄部分，这时，人就会感觉到严重的头疼。

鼻子的主要工作之一，是清洁并调节进入主人肺部的空气。每天，它都得处理近 14 立方米的空气（相当于满满一小屋的空气）。

为了湿化工作，鼻子每天要分泌 1 升左右水分，大部分是黏稠的黏液，那是由鼻子通道内层的红色海绵状膜产生的。打扫的任务是由鼻毛完成的，但清洁工作则主要由黏液负责。黏液好比一种粘蝇纸，设下陷井捉拿那些漏网之虫（鼻毛没有拦住的颗粒和细菌）。这些黏液要是滞留几个小时，那里就会全被污染了。

鼻子应保持干净，它不允许这薄薄的一层黏液滞留不去而给它带来污染，因此，大约每隔 20 分钟，鼻子就得在那里重铺一床干净的新黏液毯。为了清除陈旧的黏液，鼻子备有一支微细的扫帚大军，这就是纤毛。这些微小的纤毛，会迅速地将那薄薄的一层黏液卷回喉部，以便被吞咽，完成任务后，它们再优哉游哉地回到原位。强烈的胃酸能消灭大部分被咽下的细菌。鼻子那不怕疲劳的小纤毛，每秒钟约做 10 次清扫动作。寒冷使鼻子的纤毛部分瘫痪，导致黏液生产过剩，这时，黏液不但没有被扫回喉咙，反而由前部滴答滴答地流出来，这种情况就是流鼻涕，只有在这

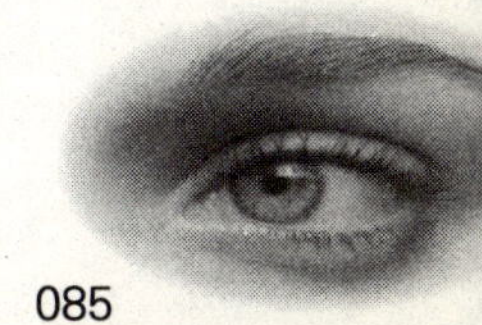

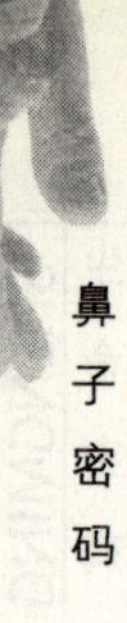

样的时刻，人才会意识到纤毛的重要。

除了用机械方法挡住细菌外，鼻子还有另外一个防止细菌的化学武器，那武器叫做溶菌酶的杀菌剂。这种武器能保护人的眼睛不受感染，正是这个溶菌酶，耳朵才成了最清洁的器官之一。溶菌酶的清洁力相当惊人，有了它，很多鼻部小手术不需要仔细消毒就可以进行。

让吸入的空气加温，也是一项难度很大的活儿，这活计大部分是鼻子用鼻甲来完成。鼻甲是由三小块土豆片状的骨头组成的，最大的约 2.5 厘米长，从每个鼻孔侧壁上凸出，它们实际上就是小型暖气片，那上面覆盖着一层相对庞大的血液供应的勃起组织，就是暖气片的热量来源。血液由小动脉流经一个毛细血管床，进入静脉，在鼻甲里，毛细血管与勃起组织的微小蓄水池相连。当更多的血挤进来时，微小的蓄水池就胀大。人吸入冷空气时就产生这种情况：鼻子胀大起来，提供了更多的加温面积。

闻味儿是鼻子重要的工作内容。正常的人，能辨别 4,000 种不同的气味。高度灵敏的鼻子，能辨别约 10,000 种气味。这种技能在远古的狩猎时期里很能大显身手，但在今日的文明社会里，由于生活太安逸，鼻子的这种高超的技能就被冷落了，真是英雄无用武之地啊！如果一个人生来就又聋又瞎，那么，这种技能对他就太有用了，那时，鼻子就成了他识别外界的主要工具。

以上这些介绍，还不足以说明问题。人们都知道，任何可闻到气味的东西都放散出分子。热腾腾的洋葱汤放出的分子量很多，而冷冰冰的钢材几乎一点也不放散。鼻子的感受器能区别分子的不同形状和大小。这种区别用某种方法被记录下来，并通过发出的一股电流被运送到人脑。人脑熟悉这个电信号，并做出适当的判断，把花草与鱼肉的味儿给准确区分开来。

与司空见惯而导致的审美疲劳一样，鼻子也会产生因久闻而麻木的嗅觉疲劳问题。当一个人长时间地闻一种特殊的气味，过不了多久，他就会对那味儿失去感觉，好像再也闻不到了。不过，他对其他较少闻的味儿，依然还是敏感的。

女性的嗅觉要比男性灵敏。

嗅觉是最性感的一种感觉。科学家发现，那些被男性认为拥有美丽面容的女性，其体味也往往比其他女性更吸引人。得出以上结论的试验过程是这样的：一群女性志愿者交出她们穿着睡了几晚的 T 恤衫，然后让一群男性志愿者从中挑选出他们认为最好闻的 T 恤。这些被检选出来的 T 恤衫的主人恰好是另一群男性志愿者认为在外貌上比较吸引人的女性。而另一方面，研究者们同时发现，那些被认为脸孔较为吸引人的男性，其体味往往较为难闻。

在大自然中，麝香是唯一经证明具有性吸引力的气味。

在丧失嗅觉的人中，有 25%同时失去了性冲动。

鼻子是身体里最暴露的器官，因此极易成为疾病的攻击目标。某些细菌微生物就爱攻击鼻子的软骨并破坏其外形，于是，息肉（从豌豆到葡萄般大小的“小蘑菇”）就在鼻子的黏膜上长出来。它们能阻塞气道或鼻窦的通道，造成各种痛苦。

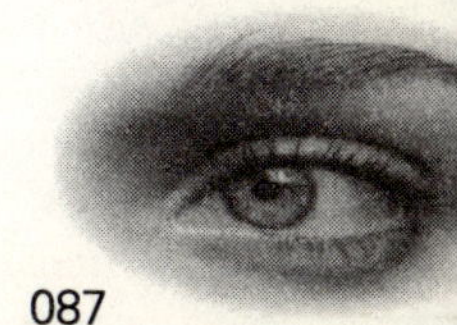

过敏源、烟草烟和灰尘，会刺激鼻子的黏膜，使它们肿胀并

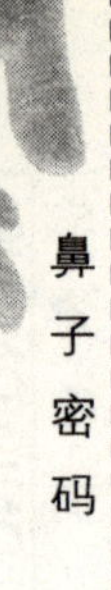

产生过多的液体，液体一滴一滴流入咽喉，这就是鼻后滴涕。

当人遇上伤风，鼻腔气道发炎并闭塞，往往想用力擤鼻涕，把气道猛烈冲开，这样做是危险的，这有可能把感染强压到鼻窦里去，或者通过耳咽管压到中耳里。

谁如果求助于滴鼻药（各种各样的组织收缩剂），他最好多加谨慎，不要轻易滥用。因为，滴鼻药能引起“反弹”现象，患部暂时性收缩以后，往往会出现比原来更严重的肿胀。专家们告诫人们不要用滴鼻剂，因为使用滴鼻剂并不能解决问题，反而使情况恶化。

当你感冒鼻子不通时，说话的声音听上去会有些奇怪。这种情况的医学术语是“鼻塞语音”。

如果你做爱的时候常常会流鼻血，这可能是患高血压病的一种征兆。

在人类的五种基本感觉中，嗅觉是最早随年事渐长而退化的。

当人过了中年，鼻子的敏锐度就不如从前。好茶闻起来也不如从前那么香了，对其他臭味，也不那么讨厌了。这一切都是完全正常的、符合自然规律的，面对这种情况，鼻子不会心灰意冷，它会继续为主人工作，一直到主人走完生命的路程。顺便说一下，到了老年，鼻子所做的，将远远比眼睛和耳朵都要出色。

末了，再说几件有趣的现象。

科学家们发现，在人的两眼之间、鼻梁后方的筛骨中，有一个小小的、发光的磁石晶体。磁石是一种带磁性的矿物质，信鸽、洄游鲑鱼、海豚、蜜蜂和蝙蝠的身上也有该种物质。事实上，甚至在某些细菌体内也有线状的磁石晶体发挥生理功能。这些小磁石如同微型指南针，引领着细菌在地球磁场中寻找到自己的方向，并游向泥土中它们的快乐老家。那么，我们人要这个东东干什么用呢?

体重超重会使人打喷嚏的次数增加。

一个喷嚏能够以高达每小时 160 公里的速度，将微小的水珠在空气中喷射到 1.8 米开外的地方。

强忍住喷嚏会损伤你的双耳、双眼、鼻软骨、颜面部骨骼和肋骨。紧闭嘴巴、堵住耳朵、屏住呼吸会使得高速的喷嚏无处可去，只能向上跑——进入（连接鼻腔和中耳的）咽鼓管，最终到达鼓膜。事实上，一个非常厉害的喷嚏能够强有力地推进空气，以致于使鼓膜穿孔。

用舌尖抵住上嘴唇的内侧面可以制止一个生成过程中的喷嚏。你也可以捏住鼻子，微启双唇，仅留出少量空气可以进出的空隙。另有一种办法是将食指用力抵住人中（位于鼻子和上嘴唇之间的垂直沟状结构），据推测压迫人中位置的神经可以使打喷嚏的迫切程度有所减弱。

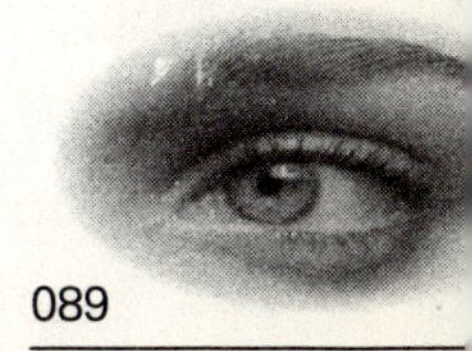

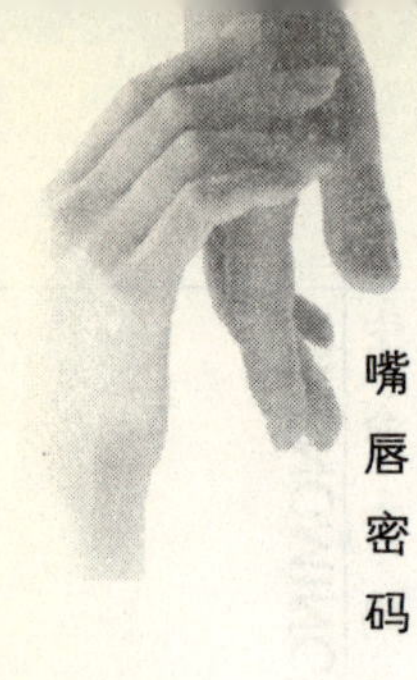

11. 嘴唇密码

ZUICHUN MIMA

嘴唇是口腔的门户，它的存在，主要是帮人品尝那些入嘴中食物的味道——所谓品味，其“品”，就是由那两片薄唇先行尝试。

嘴唇是由薄膜形成的，它缺少身体其他部分皮肤所有的硬皮保护层，由于血管密集于其表面，因此，嘴唇呈红色。

谁都知道上嘴唇上方的那条纵沟叫做人中，但没有人知道它是干什么用的。

当一个小孩子说话时，他（她）的两边嘴角是同时张开的。然而，当一个成人说话时，他（她）的右嘴角往往比左嘴角略早打开。但如果你试图面对镜子观察这一现象，结果一定是失败。因为当你对镜进行自我观察时会不自然，由此观察到的结果是非自然状态下的反应。

嘴唇的主要问题是容易干燥。这应怪罪于天气，太阳晒着你的皮肤，自然也晒着了嘴唇。

嘴唇不会有太严重的问题。最大者莫过于冻疮及皮肤癌。如果你易患冻疮，嘴唇则易于对付，而皮肤癌也容易预防（最基本的一点是避免受阳光晒）。

平时外出前，涂上有防晒成分的唇膏或湿润剂如防裂膏或凡士林，这对于防止太阳晒或嘴唇干裂是非常有效的。

有的人为了好受些而舔嘴唇，但水分一蒸发，他又接着舔，这是不对的。要多喝水。这对内脏有利，同样也对嘴唇有好处，多喝水，尤其在大热天，充足的水分供应，是非常必要的。

12. 舌头密码

SHETOU MIMA

舌头其实是一块肌肉，长约10厘米，重不过60克，通常不露面，人们一般把它看做是一个没有特殊重要性的器官。与眼睛和耳朵相比，舌头太受冷落了，它的味觉官能被人称做是“五种感官的可怜的表兄弟”，这可太不公平了！谁敢试试看，要是他没有舌头，他在这花花世界上将怎么混呀！品尝美味暂且不论，就让他把舌头伸出嘴外，并把舌头轻轻夹在牙齿中间，然后试着说话——听听，他发出的声音，那叫做啥玩艺儿啊！

舌头底下有一个小带子叫舌系带。如果这根带子太短，限制正常运动，就是短舌头了。从前，舌系带短的人，终生说话都含混不清，现在好了，手术就可以纠正这种缺陷。

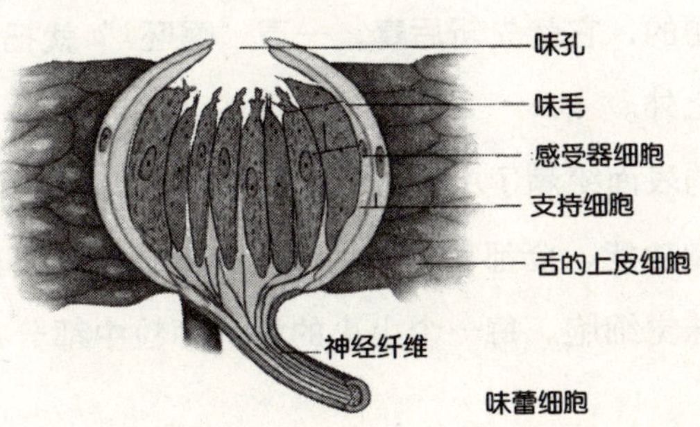

古人有曰：巧舌如簧。可是人的舌头与有些动物相比，那就显得太笨拙了，它不能像青蛙那样将舌头轻巧地弹出来捕捉昆虫，也不能像蛇那样在通过黑暗的洞穴时以舌头信子探路。但这不会

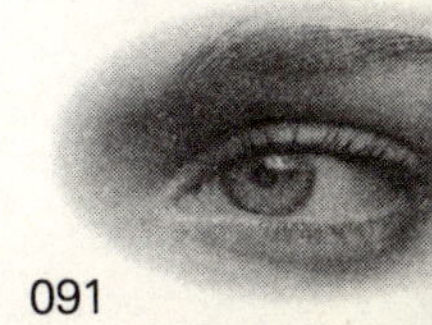

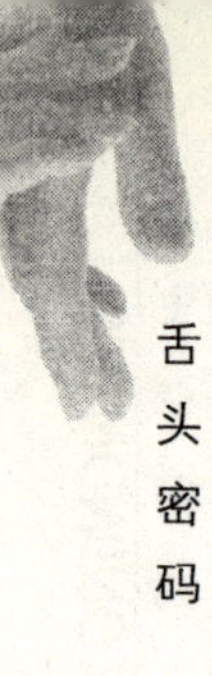

让人类的舌头受打击，它还会一如既往地去做它该干的事，例如协助咀嚼，在嘴里滚动，搅拌食物使之被均匀磨碎后能被胃接纳消受。

舌头是饕餮的助手，其最重要而又复杂的职责，就是协助吞咽。为此，舌头的前半部分紧贴住口腔顶部的硬颚，然后后半部分弓起，一下子把食物送进通向食道的通路。虽然这听起来相当简单，实际上是一曲由神经指挥、由错综复杂的肌肉演奏的活动交响乐。人在娘胎中就学会了吞咽，这说明吞咽反射对生活是何等关键。

舌头是个近水楼台先得月的美食家，主人进口的一切山珍海味，它都得先行沾光尝鲜。

舌头又是个食品检察官，凡是经由它身边的酸甜苦辣诸多食物，它都要一一细察：适口的，它放行；不对味的，它就提醒；明显有问题的，它就先斩后奏，一声“啊呸！”就把那坏东西撵出口腔国门之外。

舌头的表面缀满了小颗粒，这些小颗粒中，有不少含有味蕾。舌头的味觉功能，全都有赖于舌面上的味蕾。味蕾内含的是能感受味觉的味觉细胞。每一个小小的舌头颗粒中都分布有大约 200 多个味蕾。

据专家说，人的味蕾在海平面处比在海拔高的地方要敏感。婴儿的味蕾要比成人更丰富。

在显微镜下细看，味蕾有点像花蕾。它们的尝味作用，像嗅觉一样，是一种化学过程。味蕾不仅存在于舌头上面，底面也有。

人们曾经对味蕾的分布情况怀有误解，以为：舌头用舌尖尝咸味，中间尝甜味，后部尝苦味，旁边尝酸味（这些是四种基本味觉，就好比红、蓝、黄三原色能调成上千种色彩一样，基本味也能调成几千种味觉）。其实不是这么回事。

味蕾并不是舌头专有的，人的口腔里到处都散布着味蕾。酸味和苦味的基本味蕾位于靠近口腔顶部软硬颚的交界处。人要是有一天带上覆盖上颚的假牙，此处的味蕾就会被盖住，吃东西就不会那么香了——重庆水煮鱼就失去了麻辣味；新疆羊肉串也品不出孜然香。

尝咸味和甜味的味蕾，大多数在舌头上。在其他地方，尤其是咽喉上部，也有少数味蕾。

在所有的味觉中，人们最喜欢闻的是某些糕点的味道，而不是那些最昂贵的香水的味道。若干年以前，香水制造商为了寻找到更具吸引力的香味，让一组受试者尝试了许多种编了号的气味，结果最受欢迎的竟然是“肉桂面包”的气味。

食物必须液化后才能真正出味道，甚至冰淇淋也是如此。它在嘴里没有融化前是相当无味的，一旦液化了，就与味蕾的甜味感受器相结合，发出微小的电化学电流，并由颅神经传递到脑子里的味觉终点站，冰淇淋的其他特殊香味也被分解到相应的味蕾上被传递，就像在调色板上调颜色一样，信息在大脑里被调和后，由脑子做出的判断是冰淇淋好吃极了。

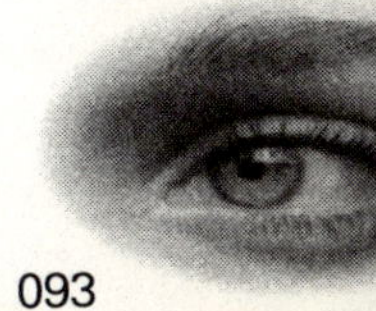

千百年以来，人们都以为同样食物对任何人来说味道都是一样的。现在人们终于发现，其实，人的味觉敏感度，存在着很大

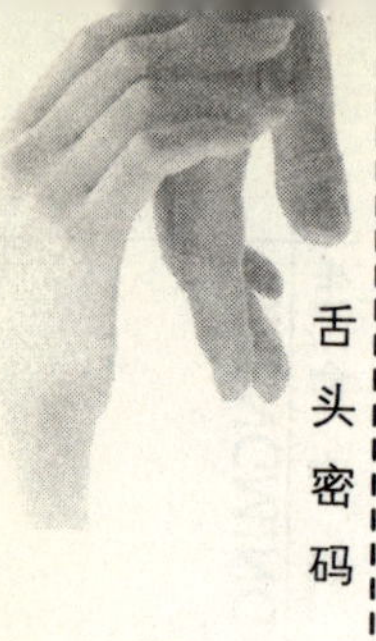

的差异（同样道理，不同人的听觉和视觉也可以有很大差异）。对某人，菠菜可能确实可口，但另一个人，他可能会觉得又苦又讨厌。对于其他很多种食物也同样如此。科学家发现，味觉的差异性有固定的遗传方式。

尽管如此，舌头也有一定的适应性，并且人已经学会接受他以往不能忍受的食物。婴儿大多都不爱吃辣味，但很多成年人却好这一口儿。有人花了很长时间才学会接受花椒、大蒜和味道很难闻的臭豆腐，但他一旦适应某种味道了，就不会忘记，就算年龄大了也还能坚持，这与身体的其他大多数器官不同。人的视觉和听觉会减弱，但他的味觉不会——对一个老北京人来说，豆汁在他 70 岁时和他 7 岁时所品尝的，都是一个味儿。

专家发现，胎儿在第 14 周就能够尝味道了，那时，所有的味觉机能都已经完备。吞咽动作可以通过超声波看见，到妊娠期头 3 个月结束，胎儿控制自己吞咽的频率以适应甜味或苦味。胎儿有规律地吞咽羊水，胎儿在一道有滋有味的自助餐中“畅游”——葡萄糖的甜味、钠的咸味和自己尿液的苦味。羊水稍微有点咸味，专家有记录胎儿吞咽羊水时痛苦表情的录像。

舌头同时还是个有洁癖的家伙，它喜欢保持四周整洁，身边不能有杂物乱放。

舌头还能表达感情：伸舌头的动作，往往表示反感或憎恶。

讲到这里，差点忘了一个十分重要的事情，其实言语，也是舌头最著名的本事。

言语说话，是个不寻常的神经肌肉运动技巧，舌头是经过训练才掌握这个本领的。婴儿时期，人用了两年的时间进行发声试验，才能组成简单句子。人到四十而立之年，那他真能做到巧舌如簧，他不光能够喋喋不休地说个不停，而且还能操控舌头弯曲成各种形状，表达出十分复杂的意思和情感。

舌头还有个不被人注意的强项，那就是与狼共舞的特殊本领，因为，无比柔软的它，时刻都得与其近邻（牙齿先生）相处一室，谁都知道，那尖牙利齿的家伙，是最最惹不得的，连那猪头、大棒骨它都敢碰，况且一团软不拉叽的肉！可是舌头，它竟然能够做到身居虎狼之穴而毫发无损，这，不能不说是天底下一超级大奇迹，有好事者为此专访过舌头，向其讨教其中奥秘，人家只轻描淡写地说："噢，那只是因为咱有自知之明，懂得什么叫惹不起躲得起，所以俺特别能闪，更不去挡人家的道，因此就很少被咬着。"这话，细琢磨，还颇有一番哲理意味。不过，再一细想，牙齿也不能把舌头咋地呀，你想，平常它的齿面缝隙间要是沾上残菜余肉什么的，如果没有舌头及时帮它清洁，那它怎么办？没法露脸去见客呀！总不能老让手来帮它抠这儿抠那儿吧——多埋汰呀！

人们总以为，舌头长苔，就表示消化紊乱或便秘。其实不一定，很多慢性便秘者的舌头都没有苔，而很多正常人却有白色苔。舌头的苔只不过是其表面上的小食物粒和陈旧的细胞，它们被夹在舌的小乳头中间，受到细菌的攻击（这些能全部被刷掉）。凡是用嘴呼吸的人，特别容易发生这种情况。

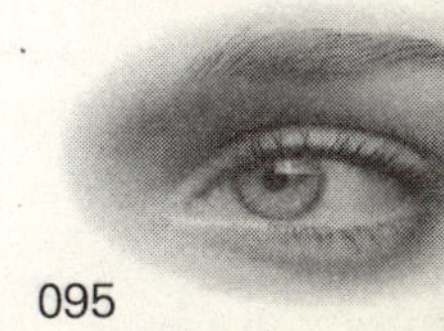

不过，舌头的确能反映身体状况，往往能提供疾病的证据。

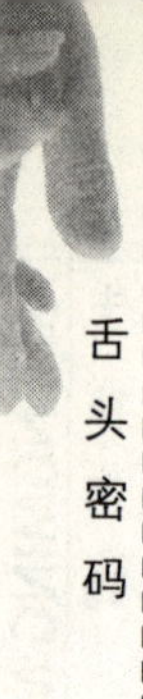

患恶性贫血时，舌头往往是红而光滑的，就像生牛肉那样；黄疸则使舌头变黄；患者发病时，舌头就变得火红；而某些霉菌，又能使舌头呈现黑色。

味觉障碍是令人讨厌的舌头病，不幸染上此疾时，人的味觉就变得失常：酸味变咸，肉味不香，吃甜反感，苦辣不分。这种常见病，主要是由于体内缺乏锌引起的。缺锌的原因有很多，要么是由于食物缺锌，要么是因为吸收不良，要不然就是感冒或其他疾病后大量失锌所致。增加锌的供应，味觉就能恢复，又会有好“味口”了。

味觉减退也是让人头痛的舌头疾病，患这种病时，人对食物或饮料的味觉就被冲淡了，大部分食物都变得索然无味——烤牛肉好比软橡胶，桔子恰如未加香料的明胶。为了尝到甜味，人必须在粥里多加很多糖。这种病是由几种可变味蕾的形态和功能的因素造成的。在极个别的病例中，味觉甚至会完全消失。可以想象，这种病是多么让人郁闷的，不过，这又反过来让人深省，原来，味觉是最令人愉快的感官之一。

13. 牙齿密码

YACHI MIMA

牙齿是造物主创造的一个大奇迹，胎儿临降生之际，他（她）的牙坯还是柔软如泥，可是出了娘胎一年左右，那牙坯就变坚硬无比。在人体中，牙齿是人体制造最坚硬的物质，若想在上面打个洞，可费劲啦！得请牙医把钻头调到每分钟上千转才有戏。

牙齿虽说是一身硬气，可平时却十分乖巧。尽管牙齿整天吭哧吭哧地埋头干活，到头来却往往没得到什么好处，吃力不讨好啊，它总是受伤受伤又受伤——主人要是贪食糖果，它就会患上龋牙；主人要是乱啃骨头，它就难免有受损磕坏的时候；主人要是嗜食香烟，它就满身污迹发黄；主人要是爱啃瓜子，它也会伤痕累累，在门牙上留下一道深沟。主人活着时，牙齿是其躯体里最容易蛀蚀的部分。如果他死了，牙齿却是他死后最坚固耐久的东西。很可能，在主人躯体的其余部分化为灰烬的千年之后，牙齿还依然如故。

牙齿有个大家庭，一家共有32口，也就是共有32颗牙。

主人进食时，这些牙齿就开始忙碌，做起那消化过程的第一道工作，让其主人感觉到吃的乐趣——要是没有牙齿的帮助而囫囵吞咽，就连那满汉全席，吃起来也是索然无味。

对付食物，牙齿颇有招数：对软食，它有一种嚼法；对硬食，它又有一种嚼法。那是一套神奇的古老的感觉装置告诉牙齿，不同情况下它该用哪一种方法。

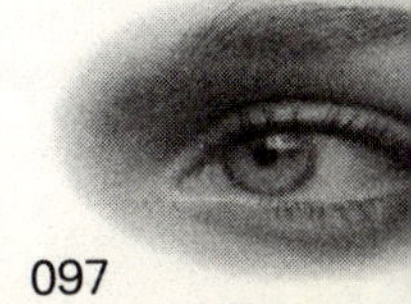

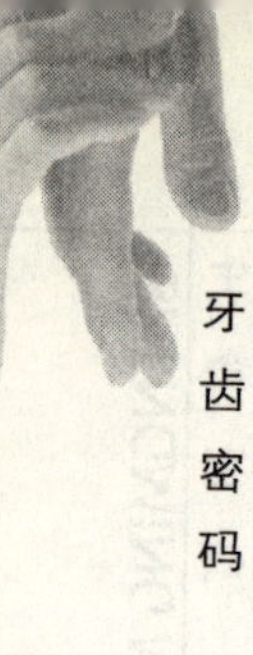

牙齿具有把其他器官压成肉浆的能力，因此它工作时也相应承受着巨大的压力和风险。脏腑、皮肤和人体里多数部件受伤后，都能自行修复，而牙齿则不能，它一旦受损，就永远带伤。

牙齿中最令人感兴趣的，要算是犬齿。从前人们总有个误解，以为犬齿的根很长，一直通到眼睛底下，所以有人害怕一旦把犬齿拔掉，他的眼睛就会得病。这种说法是荒唐的。

人一出生时，满嘴的 32 颗牙都埋在牙龈里，那时，它们都尚未成型，但 20 个乳齿，包括珐琅外衣在内，早已成熟。在新生儿期，人的下颌较小，发育不完善，他脸部的造型适合哺乳，而不适合咀嚼。那里连 20 个乳齿几乎都装不下，更别说全套 32 颗牙齿了。

齿龈曾经孕育牙齿。人出生后 6 个月，下面两个中切齿（门齿）首先开始向上挤。乳型犬齿到 18 个月时才来到，而第二臼齿这个最后的乳齿要到 24 个月才出现。

最早的恒齿——6 岁的臼齿，在所有的乳齿都现形后才出现。当人用这些牙齿咀嚼时，他的身体一面在吸收乳齿的根，导致乳齿松动，并给其他恒齿让路。犬齿是在人 12 岁时长出的，而智齿，直到他 18 岁以后才最后出现。

牙齿的构造，是一项相当灵巧的工程。在它突出于齿龈的部分，有一层牙釉质的“皮”，虽然其中含有某些有机的（有生命的）物质，但主要成分是磷酸钙。牙齿的牙釉质由 6 边形的小柱组成，好像一捆捆竖着的铅笔，100 根小柱才有一根头发丝那么粗细。由于牙齿的牙釉质没有神经，因此对痛觉不敏感，并且质地坚硬，足以经受人们狠劲咀嚼时的巨大压力。

牙釉质包裹着的是与骨质有关的牙本质，牙齿的感觉由此开始。牙本质的内部，是质地比较软的牙髓质，这儿是牙齿的核心，它包含着放射状地伸向牙本质微小细管去的神经、血管和细胞。整个牙结构座落在下颌骨里的一个定做得很合身的插座内，由牙骨质（一种骨组织）和数千条纤维固定。牙齿就像是花盆里种的植物，根据各自的任务扎了根——前面的切齿和犬齿（撕碎肉和硬食）有 2 根就够了，而后面那些担负繁重任务的臼齿，则需要多达 3 个根来支撑。

在主人一生的大部分时间里，龋齿是他最大的敌人。龋齿是由口腔内的细菌和食物小粒相互作用造成的。碎片在牙齿上的裂缝中堆积起来，医生称它为齿斑，这种齿斑往往是肉眼看不见的。齿斑中的活细菌使食物发酵后产生酸，酸又使牙釉质溶解，从而让细菌得以侵入内部结构。

牙齿还面临着另一种危机。牙齿的牙釉质可能有微小裂缝，细菌由此溜入，并在珐琅质下面开始形成龋齿，X 线检查能发现这种暗藏的龋洞。

龋齿的发展速度到 35 岁后减慢。这时，人要注意的最大问题，就是那侵犯到齿龈线以下的牙周病。这里，齿斑又是主要的罪魁祸首。肉眼看不见的齿斑，日子一久，就把从唾液中拾来的矿物质变成锯齿状的坚硬牙垢。牙垢或齿斑，能将齿龈从牙齿上楔开，形成可供食物和细菌寄宿的小口袋，结果，就产生出各种痛苦。齿龈会因此发炎出血，细菌也会侵犯质地较软的牙根（虽

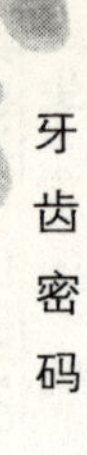

然在正常情况下，齿龈会保护它们）。如果让这种情况继续恶化，就会形成脓腔，破坏牙齿与下颌骨之间的紧密联系，要是到了这个地步，牙齿很可能就要与其主人说拜拜。中年人大部分的牙病，都是龋齿给闹的。

据统计，在55岁至64岁的人群中，有19%的人满口无牙；65至74岁的人群中，该比例为28%；75岁及75岁以上群中，该比例更是高达43%。

错位咬合是牙周病的另一原因。错位咬合就是上颌骨的一枚牙齿与下颌骨上相对应的那枚牙不能正确咬合。这样，一枚牙齿在工作，另一枚则闲着，它的牙根部得不到刺激。闲着的牙的周围的齿龈与牙脱开，细菌侵入，形成脓腔，牙齿就开始松动了。

龋齿和牙周病都是可以预防的。在人的发育期间，饮用水和牙膏中加氟会使牙齿更坚硬些，对龋齿更有抗御力。从幼儿开始，每天刷牙至少两次，细致地刷净齿与齿之间的缝隙是必要的。牙签也许在交际场所是禁忌的，但它是一个很好的清洁工。丝线或新的喷水器也同样很好。饭后，尤其是吃过甜点心后，清理一下，是个很好的主意，因为这样能清除细菌赖以生长所需要的糖。

至于那些肉眼看不见、牙刷也清不掉的齿斑，人只要每天嚼一片含有食用原料的特殊药片，就足以对付了，这种药片在药店里可以买到。齿斑会以一块块红色斑块显现出来。服药后，就可以在齿斑伤害牙齿之前把它刷掉。

人们应当每年请牙科医生专门进行两次清洗工作，以便清理可能被人漏掉的部位。牙科医生也能在牙齿的咬合面上涂上一层材料，封住牙齿裂缝，防止细菌侵入，而且，医生还能矫正并磨掉咬合不好的牙齿。如果人能坚持定时这样做，就能避免很多麻烦。

磨牙也是一个麻烦。约有15%的成年人会无意识地碾磨、咬嚼或敲击自己牙齿，这种情况通常发生在夜间睡眠时。而几乎所有的儿童在其恒牙长齐之前总会有一个阶段或多个阶段的时间发生夜间磨牙现象。无论出于何种原因，凡是出现这种情况的一律被称为“磨牙症”。磨牙者的碾磨动作可以非常剧烈，以致于牙齿可能发生松动甚至损坏，而参与施压动作的下颌也可能因此引发严重的下颌疼痛、僵硬、迟钝、面部疼痛或者头痛。

人在清醒状态下也会磨牙。在这部分人中，有的在聚精会神时磨牙，有的在灰心丧气时磨牙，还有的在紧张或生气时磨牙。酒精可能会加剧磨牙症状。研究显示，磨牙往往和情绪相关，磨牙往往是由于努力压抑自己的愤怒或紧张情绪而产生的后果，事实上，磨牙是紧张心理的一种生理表达。不过，也有一部分人他们磨牙是出于纯粹的生理原因，这些人的上下颌或上下齿列之间配合欠佳，因此导致局部不适或疼痛，他们发现磨牙可以使这种不适感得到缓解。

美国的开国元勋乔治·华盛顿，也是个磨牙症患者，在其大半生的时间中，他一直饱受磨牙带来的慢性疼痛的折磨。最令人不可思议的是，有个将军，他居然经常根据自己口腔疼痛的时间长短来估计战斗的耗时。据史料记载，这人就是卡斯特将军。

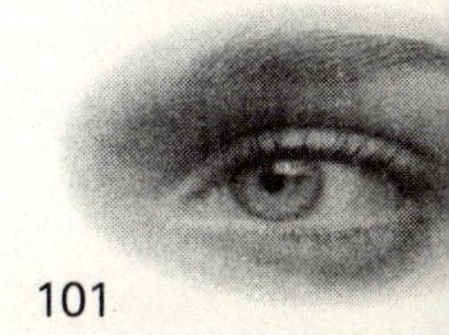

人们还应当注意牙齿出现的各种信号。齿龈出血表明在牙齿

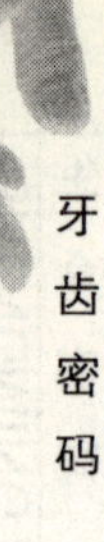

最脆弱的部位（齿龈线处）已经出现破口。牙科医生往往一眼就能确定原因，因此，出现上述状况时，最好尽快找医生。牙齿需要锻炼，需要多嚼的食物，例如苹果、芹菜，能刺激牙齿的支撑结构。

如果人能及时彻底地清洁牙齿，每年做一次专门性清理，当齿龈出血时，也及时做一些处理，那么牙齿就能继续为其主人工作多年。要知道，用自己的一口真牙去享受美食，其美妙之感觉，一定远远超乎那价值昂贵的满口假牙。

末了，想告诉产妇一个优质育儿秘密：研究表明，母乳喂养的孩子长大后也更易长出整齐的牙齿。

14. 咽喉密码

YANHOU MIMA

吃早茶时，当你跟人说“你好”时，你吐出这两个字眼时所需调动的科技资源，会让天下最精密的仪器相形见绌。

当你喝下一口醇厚甘甜的美茶汤时，又发生了另外一系列准确计算好时间的事。这时间要是出了差错，那可是人命关天。

上述这两大奇异功能，就是咽喉的看家本领。

很多人却对咽喉怀有偏见，认为它只不过是一小段连接鼻和肺、口和食道的管子，就像花园里浇花用的那种略带红色的软管。

喉咙说：“哈！不错，我表面上的确像一根浇花用的软管子，不过，我实际上更像一个非常复杂的运输系统，并附有精密的开关装置，那是为了挑选和搬动各种货物而设计的，这些货物就是一些气体、液体和固体，比如维系生命的空气、水份和食物。”

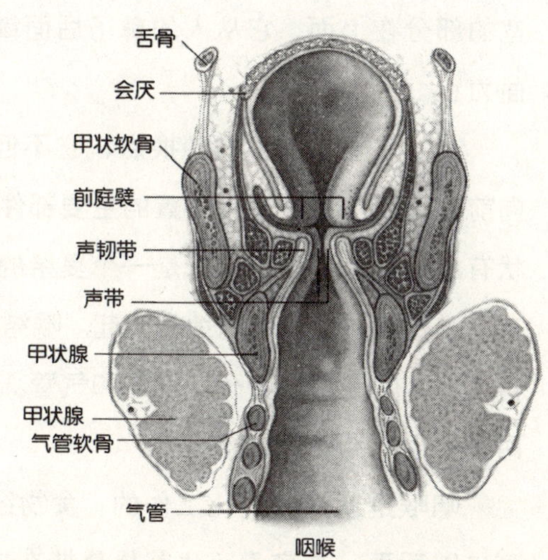

咽喉

当婴儿呱呱落地之时，他的咽喉就已经是一

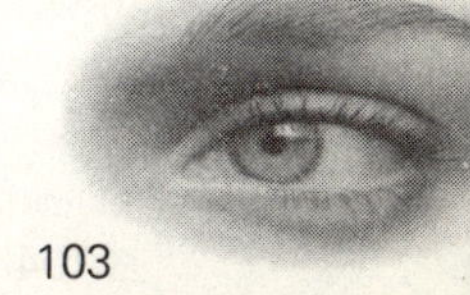

台成型的机器，能够随时工作。要不然，这个婴儿就很可能在吸第一口奶时就被憋住。

咽喉就像是一件程序极其精密的仪器，它的时间程序要是遭到破坏，其主人就会有死亡的危险。比如，当人一边咽下肉块一边与人说笑时，如果咽喉没有把肉送到食道里，而是让它溜进人的气管中，造成呼吸道阻塞，这时，如果不把那闯了大祸的肉块及时地掏出来，这个倒霉的主人就可能死于非命。

咽喉是一件精巧绝伦的仪器，它自有办法去避免上述这种悲剧的发生，若想知道这是怎么回事，还是先了解一下咽喉的结构吧。

人的颈部犹如一个交通繁忙的要道，许多管子，比如神经、血管、脊椎，还有咽喉，全在这窄路上拥挤地并行。其中的第一条管子，就是那长约 13 厘米的咽喉，咽喉的形状有点儿像漏斗，宽的部分在上面，它从人的鼻子后面缘起，一直构架到其喉结后面为止。

喉部是咽喉的主要转换点，它不但指引过往的物流朝正确方向前进，而且还是说话装置的主要部件。喉部长约 6 毫米，其形状有点儿像蝙蝠，它就像是一个复杂的联盟：由 9 块软骨组成，有粘膜覆盖，由韧带网缚在一起。喉结部分在人的颈部向前突出。再往下，就是两根管子：食道和气管。食道通向胃，气管通向肺，两者直径均约 25 毫米。

咽喉是这样做消化工作的：食物经咀嚼后，舌头就把食物送到口腔后面，悬雍垂（也就是悬挂在口腔顶部后方的小红肉团）

就向上提起，并帮助关闭通往鼻孔的路（要不然，汤水会从人的鼻子滴漏出来），然后，舌头向上弓起来，顺势一推，食物就往下趁势而下滑。为了防止食物误入歧途而进入气管，喉咽里装有一种特殊的机械装置。当你摸着你的喉结做吞咽动作时，你就会看到你的喉结向上提起——这是个极重要的动作，当你进食时，喉结的这个重要动作会恰到好处地将气管上面的一个级状阀门（会厌软骨）关闭，这时，食物才得以安全通过，滑进25厘米长的食道中。拥有丰富肌肉的食道，能产生波浪式的推动动作，把食物转交给它的下家——胃。

如果食物一股脑儿地进入胃里，那么，胃就会消受不起，可能导致严重的消化不良症。为了避免这种麻烦，咽喉又拿出它的另一样看家本领：当你吃东西时，咽喉把位于食道入胃处的阀门状肌肉一开一关，按照胃的正常消化能力，以一种合理的速率，把食物传递给胃部。

如果你狼吞虎咽，导致胃内食物堆积过多，你就会出现一种“胀满”的不适感，有时，那个控制阀门会跟你较劲，让胃酸从上面漏出来攻击你那娇嫩的食道黏膜。这种情况要是发生，那才叫真正的不舒服。

咽喉的说话本领是怎么表现的呢？说来话就长了。

有人认为咽喉的声带就像小提琴的琴弦，是那些来自肺脏的空气使它们振动出声。其实，声带更像是闪闪发光、略呈白色的嘴唇，它会随着人的音调的改变而一开一关，就像人吹口哨时嘴唇的动作。在复杂肌肉系统的控制下，如果声带的皱襞张大变宽，

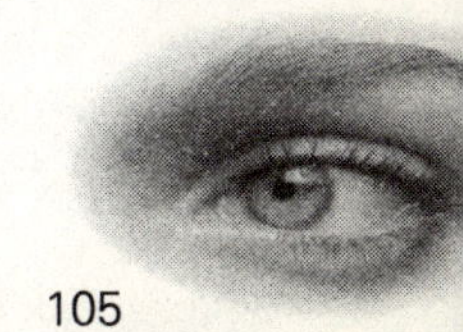

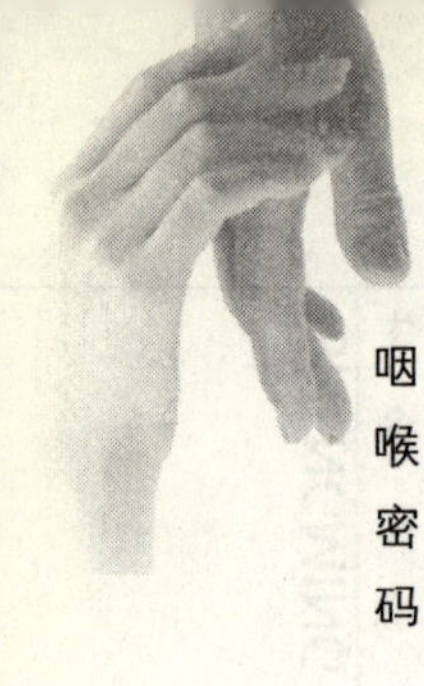

就会产生低音；当声带皱襞变窄、变成细缝时，它发出的就是高音。吞咽时，人的声带自动紧闭，这就是为什么主人在吞咽时不能说话的缘故。

妨碍声襞正常关闭的任何东西，比如息肉、肿瘤、囊肿或炎症，都能使声音变调。当你看球赛因为情绪激动而喊哑喉咙时，这说明你的声襞已经疲劳、发炎了。频繁地演说、不停地演唱，都会引起上述麻烦。

发音装置也反应人的情绪。发怒会使人说不出话来；紧张则会令声襞麻痹。

研究表明，当一个人撒谎时他的声调会略微提高。这是语音专家对大量法庭证言的录音材料进行分析后得出的结论。

在 10 岁儿童中，存在语言障碍的男孩数量多于女孩。

如果一个男低音的人用与一个男高音的人相同的语速朗读一个剧本的话，前者听上去会显得似乎比后者读得慢。

声道长约 17 厘米，其领域就在喉部至口唇之间。声带位于声襞边上，这种纤维质的东西十分坚韧，说话时，一股气体就从肺部通过声襞，声音不仅取决于开口的宽度，还取决于声带振动时被牵拉的长度。当你从嘟囔升级到尖叫，声带要伸展将近 6 毫米。受过专门训练的歌剧演员，其声带能伸展将近 13 毫米。

咽喉产生的声音，并非就是话语，只有经过嘴唇、舌头、鼻腔和上颚的加工润色，最终才有一部分得以提炼成言语。所以婴儿练习说话是一个比练习直立走路所需时间更长的过程。

人类学家研究发现，人类的所有语音都是从咕哝声逐步进化而来的。赋予你的声音与众不同的特质的生理结构是鼻窦，它们的作用类似于回声。

顺便说一下，大多数人认为他们每天用来说话的时间至少有1小时。但是研究显示，一个人真正在说话的时间远短于1小时，大约只有10分钟而已。一个人参与一场谈话的时间和他真正在说话的时间完全是两码事。通常我们谈话时，大多数句子只需约2.5秒的时间就可以说完。其实一场谈话中的其余大部分时间都被我们用来倾听、停顿、点头和耸肩等等。

说到咽喉，不能不提到它的另一零件——扁桃腺。

成双的扁桃腺，就位于喉咙口。正常时，它们就像绿豌豆大小；要是咽喉受感染，它们就会肿得很大。过去，医生总认为扁桃腺只是进化过程中无用的剩余物，截除之后不会有什么害处。今天已有相当多的证据表明，截除扁桃腺以后发生呼吸道问题的比截除以前还多。现在的医生，不会轻易为患者摘除扁桃腺。

扁桃腺是人的好朋友，而不是敌人。入侵的细菌一旦陷入它们的巢穴，就会被它们牢牢抓住，这样，血液里的吞噬细胞就像蜘蛛那样守株待兔，很方便地就吃掉那些身陷囹圄的细菌。当扁桃腺感染、发炎、肿大时，这只意味着它们累倒了。人们应该珍视这些责任心极强的小卫士，当它们出现状况，应当尽快让它们恢复健康，而不是轻易就抛弃它们。

咽喉容易招病，到医院就诊的病人，有1/4是因为咽喉出了毛病，这一点儿也不奇怪，因为咽喉位处交通要道，时常都有空气和食物从中经过，因而极易受到各种细菌或病毒的侵害。

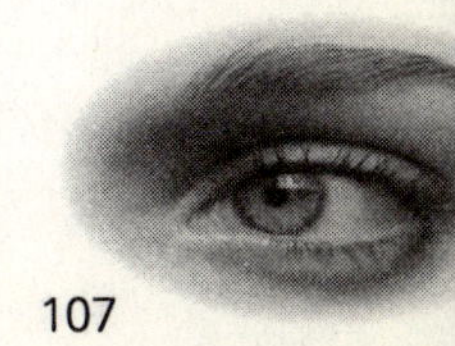

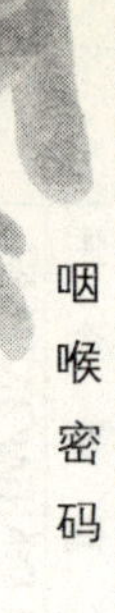

咽喉痛是最常见的症状，这往往是扁桃腺发炎引发的。当咽喉受感染，扁桃腺就会主动应战，要是扁桃腺体力不支而受挫发炎，就会引起喉咙疼痛。这时，扁桃腺也许需要医生的药物支援，也可能只需要大量的饮用水从咽喉冲过以清洁扁桃腺。用盐水漱口治疗咽喉疼痛是人类古老文明的智慧结晶之一，把半茶匙盐水加入一升温水中混合而成的漱口液的确能够缓解部分咽喉疼痛。该盐溶液通过冲洗口腔，暂时洗去了造成咽喉部不适的部分细菌、感染物质和脓液。如果在上述盐溶液中加入小苏打，将更有助于稀化稠厚的黏液。盐水漱口液只对咽喉痛或其他口腔内感染有效，对喉炎（喉部的炎症）没有任何帮助，因为漱口时漱口液最远只能到达口腔后部。

喉炎也是常见病。喉部是最容易遭受攻击的靶子，生活在大都市里的人，每天都要受到几十种有害物的攻击，比如：汽车的废气、烟囱的烟尘、香烟的烟气。这种情况下，人就容易得喉炎，声音会变哑、变小，甚至无法说话，而且着急、紧张、担忧这样的不良情绪也会使咽喉发炎。很多喉炎是由于经常感冒或感冒没有根治逐渐累积而成的慢性病，这样的病对空气质量要求较高，而且不要吃辛辣食物，要戒烟酒，同时要经常保持良好情绪状态。

咳嗽，是一种司空见惯的症状。咳嗽是人体最重要的反射之一，是咽喉对刺激物的强烈抵御，面对那些下行时误入旁门的黏液、食物或饮料以及香烟的烟气，不管是什么，咽喉为了驱逐那不速之客，就逮住空气，以每秒 200 米的速度，将其猛力吹赶出去。

癌症也爱盯上咽喉。不过幸好，这种蔓延很慢的癌症不仅很容易被发现，也容易治疗。谁要是喉咙发哑长达两周还未康复，那他最好上医院去检查一下。

吃东西被噎住的人里有一半是在吃下第一口发生的。这主要是由于饮食前咽喉干涩引起的，所以提倡在饭前饮点儿水或先喝点儿清汤。

薄荷其实不会让人的喉咙“发凉”，它只不过是使人的喉部的大多数神经发生了部分麻痹，只有那些感受凉觉的神经仍在发挥作用，因此传至大脑神经中枢的感觉就反应为“发凉”了。

男性比女性容易打嗝。

你要停止打嗝的话，可以用一小方冰块、冰冻袋装豆奶、罐装或瓶装的碳酸饮料或其他任何冷冻食品敷在喉咙上喉结部位的两侧。因为冷的东西可以通过刺激引发膈肌痉挛的神经而止嗝。

如果宇航员不穿密封加压宇航服的话，他们在外太空就不会打嗝。不过，在外太空一旦真的除去宇航服的话，不能打嗝对宇航员来说就不是一个微不足道的小问题了——他们将面临血液沸腾的大问题。

男性比女性容易打鼾。

成年人中有一半偶尔会打鼾，这些人中又有一半是在夜间睡眠中打鼾。

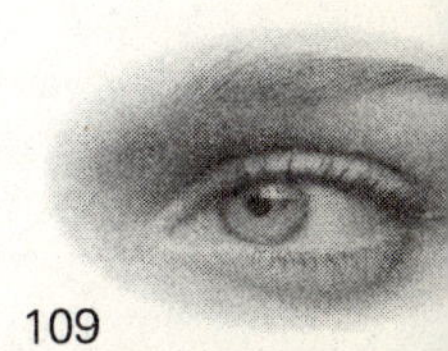

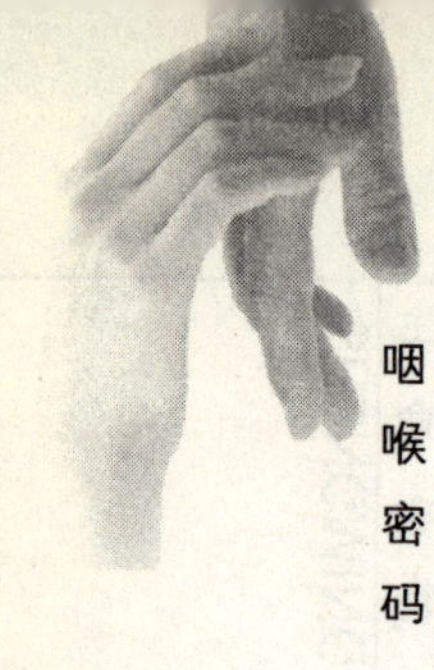

当你打哈欠时，周围的人也会受你的感染一起打哈欠。

在一年中，你打哈欠的次数在3500次以上，你平均每个哈欠的持续时间约为6秒钟。

疲劳、饥饿、吃得过饱、室内通风不足、恐惧、焦虑或稍有干扰都会引发打哈欠。

如果你能打哈欠，那么你正身患重病的可能性非常小；如果你已经得了重病，那么，打哈欠是你正在康复的一个征兆。

15. 手的密码

SHOUDE MIMA

手就像是神灵的法器，人的许多重要的活动都是通过它来实施的。手有足够的资格这么自豪地说：“自从盘古开天地，人类一直靠俺来做事谋生，人间的许多奇迹，都是俺亲力亲为创造的，在爱情游戏中，俺更是一把好手——从前人们靠俺来写情书，现在人们又得指望俺在电脑上敲敲打打搞网恋，俺是拥抱能手，俺是爱抚高手，要是没有俺的撮合，男女哪能牵手！”

手像是一台机器，恰如一个包括杠杆、铰链和能源的错纵复杂的组合，而这一切，均由一台电脑主机主控，也就是由人脑所控制。手的构造极其复杂，世上最精巧的机器，都无法与之相比。它还是个不知疲劳、动作麻利的多面手。一个训练有素的打字能手，每分钟就能在电脑上敲出 120 个以上的汉字。

实际上，手是人体中最复杂的部件。身体机器当中，没有一样部件能像它那样在这么小的空间里装下这样多的东西。每只手，都有 8 块腕骨，5 块掌骨，14 块指骨（只有灵长类动物，包括人在内，除了大拇指之外的其余每根手指都是 3 根指骨），共 27 块，这么算起来，双手共有 54 块骨头，这个数目，占人全身骨骼总数的四分之一还多。手面上的每平方厘米中，都有数百个神经末梢，这些非常敏感的神经末梢是人体中探温、触觉和痛觉的分析师，它们大部分聚集在指尖里。这里的神经末梢是非常敏感的，它们能让人拥有许多绝活，比如：摸黑走路、蘸湿指尖能确定风向。

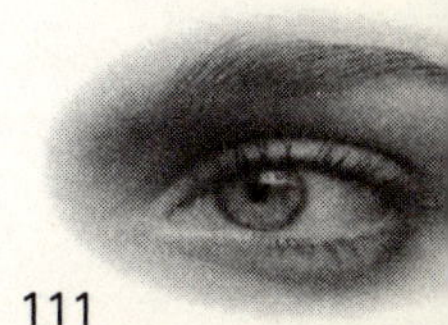

手的最主要部件，当然要算是手指。大拇指是手指中名副其

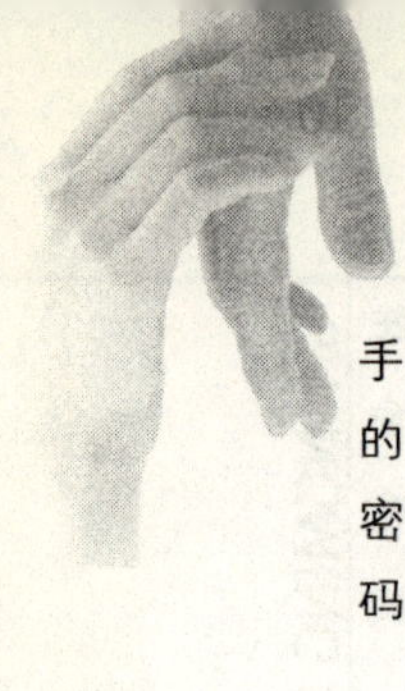

实的老大，同时还是个真正的多面手，虽说它与其他 4 个手指相对独立，但却能控制和摆布其余手指，要是没有它的合力相助，拳头休想握紧。人将近一半有用的工作是大拇指做的，要是没有它，人甭想写字、也别想端起一杯水或握手。

拥有长短参差不齐的手指是人类区别于其他动物的特征之一。人类的大拇指与食指相配合，可以做出自然界有史以来创造出的最有力和最精准的捏的动作。例如，我们可以轻松地捏起一枚纤细的大头针，而这个动作是其他任何动物都无法做得这么好，甚至根本无法完成的。人类的大拇指和食指之所以能够作出如此完美的捏撮动作，部分要归功于它们之间恰到好处的大小比例。但倘若大拇指长得再长些的话，也许就无法和食指如此有效地配合（做出“捏撮的动作”）了。而且在其他许多方面，人类的大拇指也非常多才多艺和“便于使用”。倘若大拇指明显地伸长或是明显地缩短，这些功能都将受到削弱。

倘若人失去其他四个手指中的任何一个，即使手指只剩下残端，也还能生活得相当好，但他要是失去了拇指，那手，就成了那缺了半边钳口的老虎钳，成了没什么用处的半个废物。

中指不仅是最长的一根手指，同时也是手的功能轴。手部的肌肉群和外层肌肉群，而这两种肌肉群都是围绕以中指为轴心的功能轴分布的。由于中指指骨是整个手掌骨骼中最强健、也是最长的，所以中指处在最有利于最大限度发挥手的力量的位置。如果中指太过细弱的话，整个手部的力量将会大打折扣。

西班牙有一个小镇，镇上几乎所有居民的每只手都有 6 根或 7

根手指。这种畸形是某种基因缺陷加之世代的近亲婚配所造成的。

手的肌腱就像是动力列车，那是因为手中许多有关节的骨骼、和使它们运动的肌肉之间的链节（所以，当人屈曲手指时，他能感觉到前臂的肌腱在动）。手用各种复杂的韧带以及筋膜作为捆绑材料。筋膜是一层为神经、血管和其他组成部分提供基质的结缔组织。尽管手容纳不下庞大的动脉、静脉网络，但它却拥有一个丰富的毛细血管网络。天冷时，人体的其余部分都会被衣帽鞋等“护花使者”精心呵护而感到舒适，但是手，却很受罪，因为手指末梢距离主人的心脏太遥远，因些血液流到此处的时候，往往就失去了温度。

手还有个神奇之处，那就是手指纹。当胎儿 4 个月时，他的指纹就在子宫中形成了。每个人的指纹都是独一无二的，世界上找不到雷同者。指纹在各种情况下帮助我们抓握物体，它们与汽车轮胎的工作原理相同。尽管看上去不怎么样，但它的确使我们能更好地抓握。趾纹也同样，它们帮助我们保持平衡，防止我们在光滑和潮湿的地面滑倒。指纹还保护我们防止起水疱。指纹协助减轻从其他方面分离两层皮肤并使液体积聚在空隙中形成水疱的侧面压力。

还有一件事也很有趣：手掌是全身含汗腺最丰富的部位之一。几百万年前，当人的祖先栖居在树上时，潮湿的手掌使他们更好地抓紧树木。现在，潮湿的手掌能帮助人抓住一个棒球棒或方向盘。顺便说一句，在人体中，手掌（脚掌）几乎是唯一不会被晒黑的表面。它们缺乏黑色素，正因为这样，黑种人

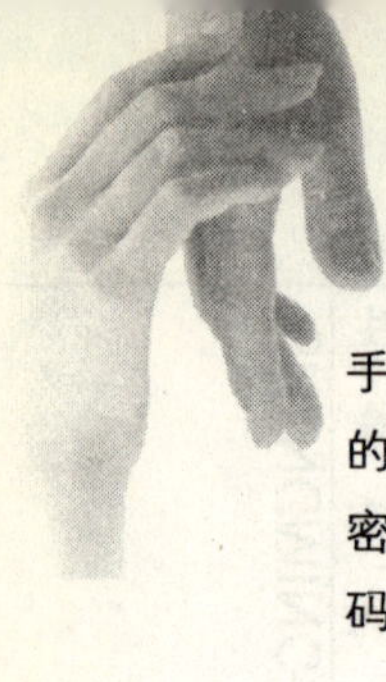

和白种人的手掌都是同样颜色的。人类是唯一手掌上没有特殊颜色的灵长类动物。

如果你手掌的宽度与无名指的长度相当，那么这个宽度是正常的。

衡量身体某一个部分的重要性，决定于留给它所专用的大脑皮质区域的大小。在大脑运动皮质区域中，双手占有最大的两块地盘。当人转动他的大拇指时，这样一个简单的动作，就需要几千个来自脑部的信息来命令这个肌肉收缩，命令那个肌肉放松；让这个肌腱拉紧；让那个肌腱休息——这种场面，何其壮观。

从生到死，人的双手除了在睡觉中得以休息，平时几乎都处于忙碌状态。在人的一生中，手要伸、屈指关节至少 2,500 万次。腿、胳膊、肩部、脚和主人身体其他部分持续活动后会疲劳，但是，主人又有多少回埋怨过他的双手累了呢？即使主人是个刚从子宫里出来的婴儿，双手也已经发育得相当好了，那时，双手就已经强壮到能支持人的体重，而且不久就能悬挂在产科医生的大拇指上。要是考虑到控制手的许多肌肉远在人的前臂里，你会就知道手的力量是多么惊人。正常的成年男人，一般拥有 40 公斤的握力，如果他特别强壮，其握力就可能高达 55 公斤以上，女人的握力一般大约只有男人的一半。

95%的人习惯用右手，而在全世界的音乐家中左撇子的比例略高，为 20%，全世界的艺术家中左撇子的比例就更高了（这可能与大脑的右半球控制艺术细胞有关）。婴儿出生约 6 个月的时候，就开始选择用手习惯，同时开始协调手和眼的动作——学看某件东西并把它拾起来，这个时期是人发育过程中的一个里程碑。

在采取直立姿势以前，人类祖先原是最缺乏自卫能力的动物，是狮子或老虎的美餐，也容易被鬣狗捕食。一旦采取直立姿势，就能将双手从只管行走的工作中解放出来，他们逐渐会用手制作和使用武器与工具了，后来裸体的类人猿获得了对世界和世上一切动物的统治权，随后，颌骨也因免去吃草料和殴斗的任务而缩小，并能开始做语言试验。由于我们的任务逐渐复杂起来，脑子也开始长大了。人是这一切的最终产物，他应该把大部分功劳归于手的本领，正是因为有手，人才能劳动，才得以在实践中顺利进化。因此，我们可以毫不夸张地说，手，是人类进步的阶梯。

令人奇怪的是，在人的进化过程中，手并没有发生多大的变化——人的手与其他灵长类的手，在构造上没有很大区别。但人的手却有着无可比拟的技能。

手甚至可以代替眼、耳和声音。如果人双目失明，他可以用指尖触读盲文；要是人两耳失聪，他可以用手语与他人交流。

婴儿在高兴的时候会试着拍手，有的婴儿能够成功地完成这个动作。人类学家推测，婴儿的这个小小举动提示我们，成人在演出结束后鼓掌示意的举动或许出于本能。

手的触觉分辨能力十分敏锐。人们不用朝口袋里看，其手指就能找到面值为五角的硬币，并且轻而易举地挑出一个来。倘若主人是个种田好手，他抓起一把土，让土从手指间漏过，就能判定土质的好坏；假如主人是个家庭主妇，她就能根据手感判断纺织品的质地。这些本领都是很奇妙的。

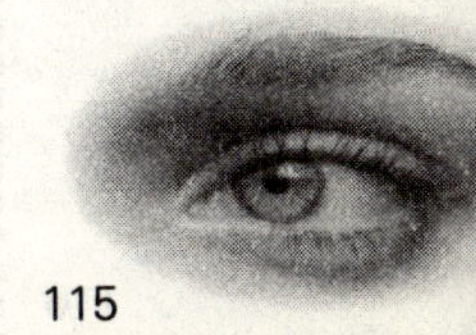

因为手与人的日常活动密切相关，所以，当人发生意外时，手也最容易受牵连，比如它可能被烧伤、挤压、夹痛、切伤、挫伤，还会受真菌感染，冬天还可能被冻伤。在打羽毛球、网球、乒乓球等握拍击打高强度的运动中，或者用手搬运很重的东西时，手的肌腱可能被牵拉或撕裂，肌肉会发生痉挛。关节炎和许多其他疾患也会侵犯手的关节，但癌症几乎伤害不到它。

从前，人要是发生意外而失去一个拇指，这就意味着灾难。今天，一个技术高超的外科医生能把食指连同其神经、肌腱和血管完整地移殖过来，让伤者有了新的拇指。这件事听起来似乎很简单，但却是一个需要做数小时的细致手术。手术后，主人还需要几个月的耐心复原，以便学会使用他的新拇指。

说到手，不能不提手指甲。

婴儿降生之时，手指甲已经生长了 15 个星期。

手指生得越长，指甲长得越快。一年里，每一枚手指甲大约增长 3.8 厘米，而在相同时间里，每一枚脚趾甲则增长了大约 1.3 厘米。

职业画家的手指甲生长速度快于常人。

据一些医学专家认为，甲根处半月形结构最大的那枚手指甲长得最快。

当一个人患重病时，手指甲就会停止生长。因为此时人体需要保存蛋白质资源以供病体的额外需要，就无暇供给指甲生长所需了。

受损的指甲落要完全恢复如初，大约需要 145 天。如果你是一个年轻人，或许 116 天就够了；而如果你是一个中年人，或许得花 150 天的时间。

有些人的手指甲中含有矿物质、染料以及其他化学成分，能够吸收足够的紫外线，以致于会在黑暗中发光。

据心理学家们分析，习惯啃咬手指甲的人比普通人固执。

手在人们的社交活动中，也起着重要的作用，例如：人在恐惧时，会举起双手；表决时，用两个大拇指向下表示不赞成；要求别人用手递给什么东西，就伸手示意；投降时，举起双手；警告时，叫人不许动手；与人握手，表示友谊；紧握拳头，则表示忿怒。

16. 脚的密码

JIAODE MIMA

立地顶天，乃足之天职；行走奔波，是脚的使命。神行太保是锐步的传说，百米飞人是捷足的神话。但是芸芸众生，却对脚的常识缺少足够的了解——其实，脚的站立与行走功能，还真是解剖学上的一大奇迹。

人的双脚，就像一组复杂而精密的机械。当一个人神闲气定地伫立窗前凝视远方神思的当儿，他往往不会意识到，彼时，就在他的脚上，正悄然上演着一个伟大的事件。试想一下，如果你是一个身高 1.8 米、体重 80 公斤庞然大物，而如此沉重的躯体，竟只是由两只面积并不大的脚底板来平衡的，这是一件多么奇妙的事啊！同时，也就是当你站如松、稳如山的时候，在你的大脑，有数不尽的信息，正飞也似地从脑部向脚传来传去。比如，当人体的某一部位上，压力在增加（身体有些倾斜），那基层组织，也就是脚底里的感受器就会及时向大脑报告（一般情况下，人的每一只脚由 7200 根独立的神经支配），而这时，大脑传回的命令将是：拉紧某一条肌肉，而放松另一条。要知道，在现实中，如此复杂的平衡技巧，需得一台大型计算机才能胜任。

走路就更复杂了。首先，脚的后跟要先承接过人体那沉甸甸的负荷，然后沿着脚的五块跖骨，把这个重量依次转交给脚趾后面的前脚掌，最后，再用大拇脚趾的力量，猛然向前推进。这是个周而复始的运动，脚步忙个不停。

当一个体重为 80 公斤的人，以每分钟 100 步的速度在人行道上漫步时，这就意味着他的每一只脚都得负着 80 公斤的货物，每分钟都要在硬邦邦的水泥地上颠簸 50 次。人一生可能要走 10 万公里左右的路，这说明，人的脚，一生中将受到几亿次的颠簸——而结果竟然是，这无比辛劳的双脚，它们居然不会因此散架。

自从地球上出现人类的那最初的 100 万年里，脚的日子，一直混得很不错。那时，我们的祖先都是光着脚丫（后来，他们用兽皮包脚）奔波在那坎坷不平的野路上，这对脚来说，是有益的运动。后来，社会进步了，生活条件变好了，面对那些舒适的鞋、平坦的路，这好动的脚丫，反倒感到似乎失落了什么！

当一个人还是婴儿时，他的父母往往会因为某种无知，而在不经意中伤害他的小脚丫。大人们也许不知道，那小脚丫的骨质软而有弹性（人到 20 岁左右时，这双脚才算是结实的成品）。他们会出于爱心，用小块布紧紧将那小脚包住，其结果往往会使那小脚发生轻度变形。大人们还会把这小脚丫塞到又小又紧的鞋袜里，其结果，也是明摆着的。

年轻的父母们，总是焦急地等待他们的小宝贝迈出那摇摇晃晃的第一步，并且设法帮助他。当婴儿尚小时，他肉坨坨似的小脚丫还柔软得很，还没有做好走路的准备。此时，如果做父母的懂得让孩子自己学走路，并在学步之前，甚至一个月以后，一直让这小家伙光着小脚丫儿，那就好多了。

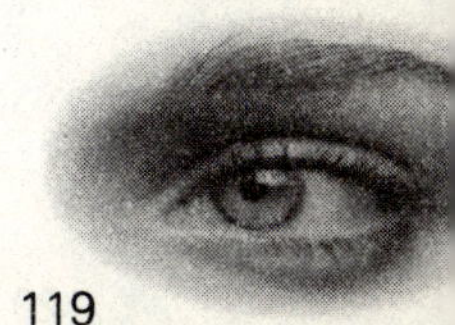

但是，小脚丫容易遭冷落。童年时期，孩子的心、肺等器官

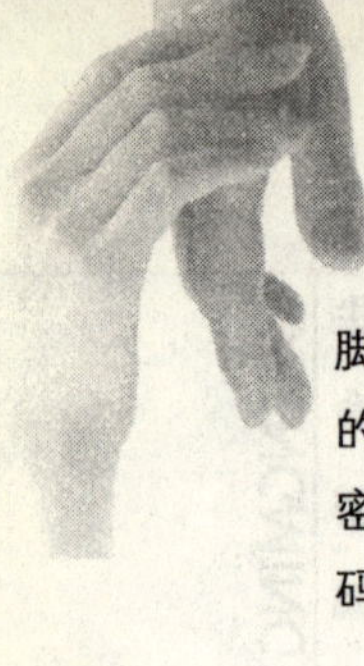

倍受大人的关注，会得到定期检查。因此，这些器官在其年幼时期，就很少有麻烦，但是小脚丫，时常被大人们置于脑后。也许，这是因为连医生都认为脚痛从来没有死过人。

其实，小孩到4岁的时候，他的小脚就要引起父母和医生的关注了。6岁时（40%的儿童都是如此），脚的问题就开始出现，小脚板开始变得扁平，脚后跟也开始变形，这主要是由于遗传和鞋的问题。

在对待小孩子脚的问题上，大人们往往存有偏颇之处，他们总是偏重于教小孩如何刷牙，如何梳洗头发或清理耳朵，但很少有人想到过要教小孩子走路时足尖要尽可能朝向正前方，因此许多小孩长大后，走路时脚趾往往向外撇。有一种情形更糟糕：那些无知的年轻父母，他们给孩子买鞋时，总是特别在乎鞋的耐穿性，一双鞋往往要让孩子穿到顶脚丫为止方才善罢甘休，这，真是一个糟糕透顶的坏主意。正确的做法应该是，小孩在6岁以前，他的脚应该每4～6周测量一次，并且在必要时要及时更换新鞋。

俗话说："脚一痛，浑身痛。"脚要是有恙，能引起远处部位的症状，如背痛、头痛、小腿抽筋等等，这些麻烦主要是由于人们想改变身体姿势以减轻其身体某一部位的疼痛。这些麻烦不但影响身体，也影响人的情绪。

脚痛还会造成坏脾气。因此有人戏言说："难怪，穿高跟鞋的女人容易得上坏脾气。"这话说得也不无道理，因为，女人得脚病比男人多三倍，这主要是高跟鞋给整的！高跟鞋会使身体重量向前移，令女人的重心脱离正常位置，使腿肚子的肌肉缩短，脊柱失去平衡状态。这就是为什么女人好发背痛和腿痛的原因。所以，那些乖巧的女人，她们一有机会，就会把那秀给外人看的高跟鞋给踢掉，其实，倒不如把高跟鞋扔掉的好。

女性和男性的脚的差异并不仅在于大小的差别，和男性相比，女性的足弓更高、脚踵更窄。

女性的脚比较容易出问题，也许跟其走路特点有关。女性往往比男性走得快，女性步伐短促，男性步伐缓慢，前者与后者相比，在相同时间内能够走过较多的路程。研究证明，女性平均每分钟能走 78 米，而男性平均每分钟只走 74.5 米。

脚可能会发生的毛病，多达 50 余种，其中最为常见的，就是鸡眼。当某个脚趾受到鞋的挤压时，脚的反应是垒起保护性组织。不久，这些东西就垒成一堆死细胞，压迫着其下的神经，并引起疼痛。治疗鸡眼的最好办法就是卧床静休几周，这样鸡眼就会自行消失，不过，这种疗法好像太奢侈了。

患鸡眼时，有人喜欢自己动手去消灭它，人们常用的法子是：用未消毒的剃须刀片去刮。这种治疗方法不对，会引起感染。其实，最好的办法还是贴上一块鸡眼膏，以减轻当时的疼痛，然后去买一双合脚的鞋。每天洗脚时，用温热水将脚泡软后，用磨脚石磨去脚部死皮，可有效防止鸡眼发生。

在脚病中，脚气是最令人讨厌的，脚气又称足癣，是由霉菌引起的。人的脚面总有霉菌，但只有当它们在潮湿的皮裂或缝隙中发育和繁殖时才造成危害。最好的预防方法是，使脚经常保持

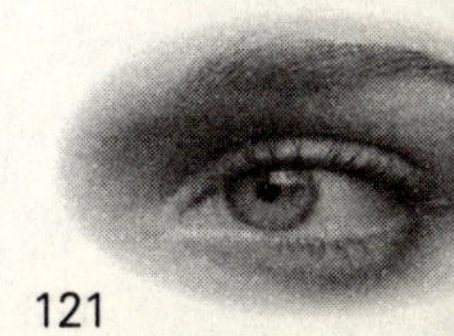

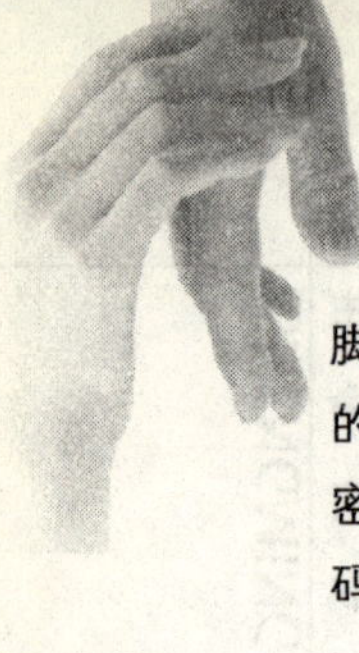

干燥。要做到这一点是不容易的，因为除手掌外，足底的汗腺比身体其他任何部位都多得多。如果人每天洗脚两次，然后用酒精揉搓，并经常扑点滑石粉，那么霉菌感染就能得到控制。如果这些方法无效，还有其他管用的办法，那就是各种专治脚气的特效药，比如，达克宁、脚癣一次净等。

拇囊炎也是常见的脚疾，当脚大拇脚趾重叠到第二足趾下面时，这种麻烦就会出现了。男性人群中，拇囊炎多数是遗传性畸形，但穿鞋不适，则会使之加剧。这时，脚的反应就是开始用保护性组织制造一个垫。一般情况下，用特制的夹板、挂带或其他机械装置，就能解决问题。如果不奏效，唯一的办法就是手术：把弯曲的大拇脚趾弄直。

足底前掌的胼胝，往往是身体失衡所导致的，这毛病也足以引起脚的疼痛。这种麻烦要是出现了，最好及时请修脚师解决，但最好的办法，还是鞋里用楔、鞋跟衬垫，以便身体获得更好的平衡。

每个人都有过趾甲向肉里长的经历。最好的疗法是清洁趾甲的两个角，然后在趾甲下面垫上一点药棉。预防当然更好。要平修趾甲，不要修得太短。中年人要是感觉足底阵阵发冷发麻，这是血循环不良的表现，是衰老的迹象。只要血液流动加快，这病就会好转。温水浴能帮助扩张血管，促进循环。把双脚抬高，架在桌子上或草垫上，和散步一样有益。

人的脚趾温度反映了机体的新陈代谢速度。温热的脚——新陈代谢快；冰冷的脚——新陈代谢慢。

男性大脚趾在整个脚中所占的长度比例大于女性大脚趾所占长度比例。

脚要是不慎扭伤，在食物中戒盐，将有助于加速恢复。

还有一种脚疾不可忽视，那就是被称为“赌场足”的脚病。这种脚病是由于过长时间地站立不动所致，主要表现为双脚无力、肿胀和疼痛。理发师、美容师和超市收银员等都是本病的高发人群。

脚的最佳保健方式，是像人的祖先那样在高低不平的土地上光脚走路。人光着脚在草地上活动的时辰，就是脚的幸福时光。这时，在硬地面上，脚还是得需要鞋子的呵护。

脚在人一生中，大约有三分之二的时间是被困在那名曰“鞋”的窄室里面，因此，一双适脚的鞋，对人真上太重要了。人们应当傍晚去买鞋，因为傍晚时分，正是一天下来脚胀得最厉害的时候。人应当坚持请售货员同时量双脚的尺寸，因为，人的脚，往往有一只比另一只略大些（几乎每个人都知道自己的两只脚中有一只略大于另一只，但几乎没有人知道稍大一些的究竟是哪只脚）。量尺寸时，人还应该站着比较好。

要想知道自己的脚有多大，这里还有一个很有参考价值的测量办法，如果你的脚大小正常，那么它的长度应相当于你身高的15%。

鞋的尺寸应当至少比最长的脚趾长出 1 厘米。要是鞋子没有让脚趾来回活动的余地，别勉强买下，那种“鞋子穿穿就会合适”的观点，真的很害人！如果鞋一买来穿上就不舒服，以后的麻烦，

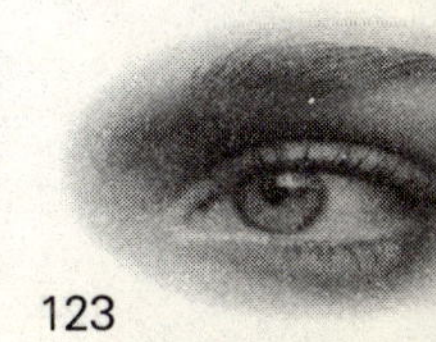

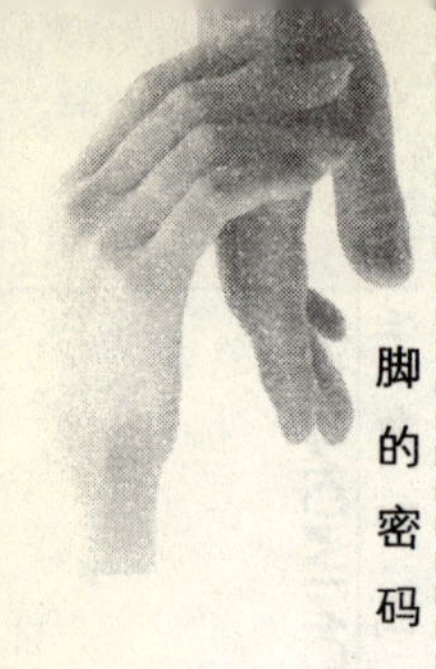

就会多。

另外，穿袜也得注意，不够长的袜子几乎和穿着紧的鞋子一样夹脚，应格外提防弹力袜。

末了，说一个有趣的现象，很多人都知道，站在原地不动要比走路累得多，这是为什么呢？这是因为连续保持同一种姿势站立时，同一群肌肉在持续工作没有间歇；而走路时，工作被平均地分配给许多参与动作的肌肉，它们得以轮换着获得松弛——这说明，适量的活动，对脚有益，尤其是对老年人而言更有益。

17. 骨骼密码

GUGE MIMA

有人以为，骨骼是没有生命的材料，只不过是人体中一副没有活力的空架子。这话，股骨最不爱听，它讲话："一百零八条好汉是梁山泊聚义堂上的顶梁柱，而俺家的208位弟兄，个个也都是独撑一面的好把式。"的确，这家伙不是在吹牛，它和人体中另外的207块骨头，不但存有多种人体所需的重要元素，以供给人体器官诸单元，还为整个身体提供一个强力支撑结构。身体中要是没有骨骼，人就会瘫成一团肉泥，既不能行走活动，也没法说话交流，更无法吃喝玩乐。

股骨，又名大腿骨，它是人体躯干中的骨干分子，在人体中，它是最大、最长、最结实的骨头，是名副其实的老大，其能耐之大，足以支撑起一辆小型汽车的重量。

骨骼是人体的重要器官，除了支撑人的躯体外，还肩负许多重要职责。实际上，它是生命赖以生存的矿产资源，身体所需的"全部"矿物质，例如99%的钙、88%的磷以及相对需求较少的铜、钴和其他必需的微量元素，都是由骨骼供给的。它还像是一个周转率很高的仓库，夜以继日地工作，24 小时连轴转，把货物搬进又搬出。

骨骼中还有一个繁忙的制造部门，那就是骨髓。每分钟，人体内就有18亿个红细胞因年老而死亡。对于这个损失，人的脾脏和肝脏仅能提供少量的补充，而绝大部分供应，则来自骨髓。海绵状的骨髓腔内，还生产出绝大部分保护人免受感染的白血球。

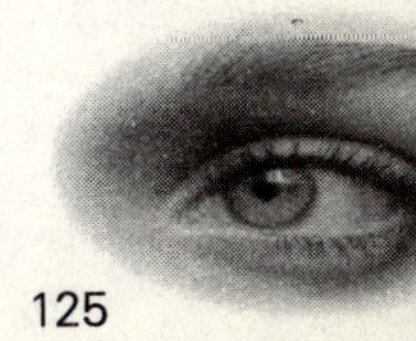

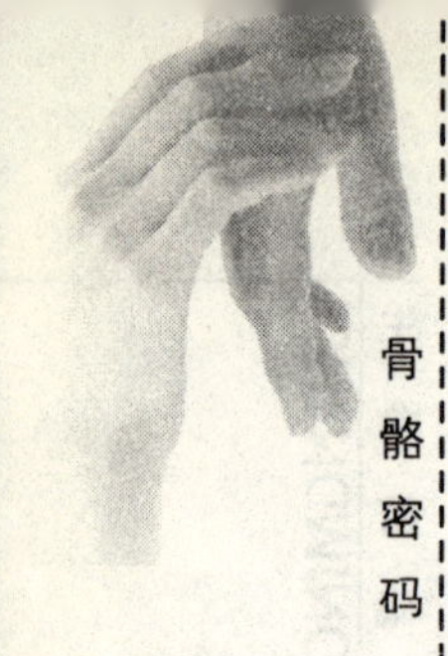

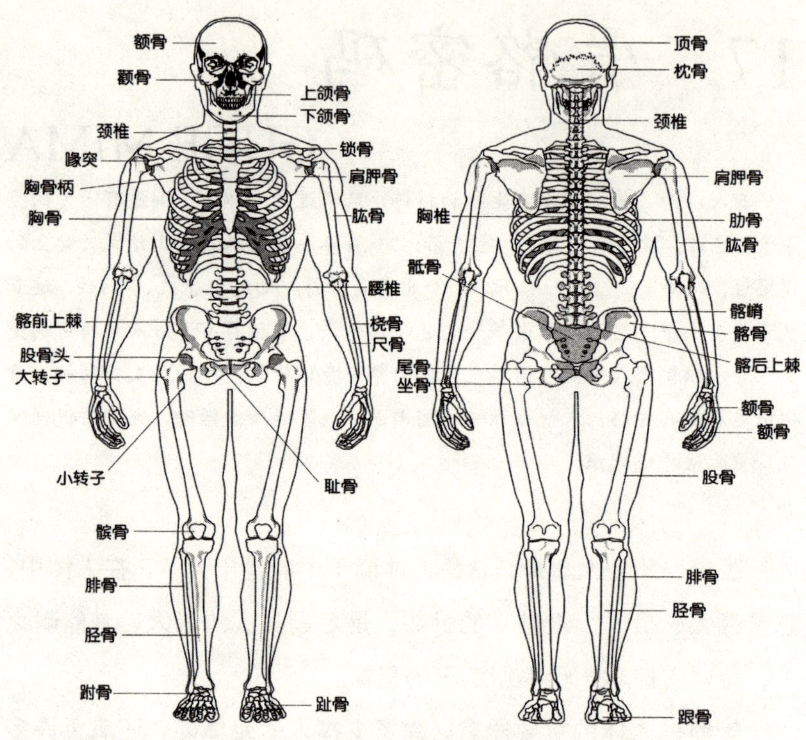

骨骼是个大家庭。人体内有 208 块骨骼，具体细分是这样的：

咽喉……………………………………1 根

骨盆带…………………………………2 根

胸骨……………………………………3 根

胸带（领和肩）………………………4 根

耳朵……………………………………6 根

头骨……………………………………22 根

肋骨……………………………………24 根

椎骨（脊椎）…………………………26 根

上肢（手臂和手）................................ 60 根

下肢（腿和脚）................................. 60 根

一个身材比例匀称的男性的身高应为其股骨长度的 3.84 倍。

人体中唯一能够进行 360 度旋转的关节是肩关节。

人体中唯一与其他任何骨头都不接触的骨头是舌骨。舌骨是一块位置隐匿的 V 形骨，位于喉部靠近下腭骨和舌的地方，恰好在喉结的上方。它的功能是支撑舌及其肌肉组织。

一个普通成人的全身骨骼约重 4.5 千克。据说，一个身高 180 厘米的人火化后的骨灰，约重 400 克。

所有人都曾有一根尾巴，它存在于胚胎发育的第 4 至第 8 周，然后消失。

童年时期，人的骨骼要比成年时多，人刚出生时，有 350 根骨头，你的脊柱里有 33 块脊椎骨，后来，下面的 4 块融合成尾骨，5 块融合成骶骨。那时，你也许有 11 对或 13 对肋骨。但大部分人拥有 12 对肋骨。成年后，人最终仅剩 206 根。婴儿时期的许多骨头在成长过程中会相互融合。最后融合的婴儿期骨头是你的锁骨，它在 18 岁至 25 岁之间融合。

骨骼有各种大小和形状：从人的中耳里的小蹬骨（它使听觉成为可能）一直到股骨。骨骼是用韧带缚在一起。肌腱就好比活动木偶的提线，把骨骼构在肌肉上，使动作成为可能。

骨骼是由以下两种基本类型的组织构成的。

1. 疏松骨质，轻而多孔。

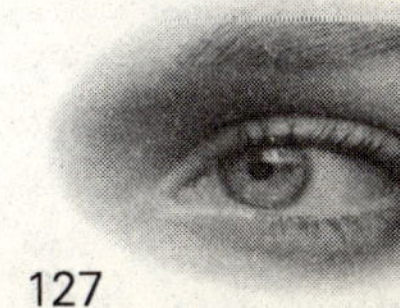

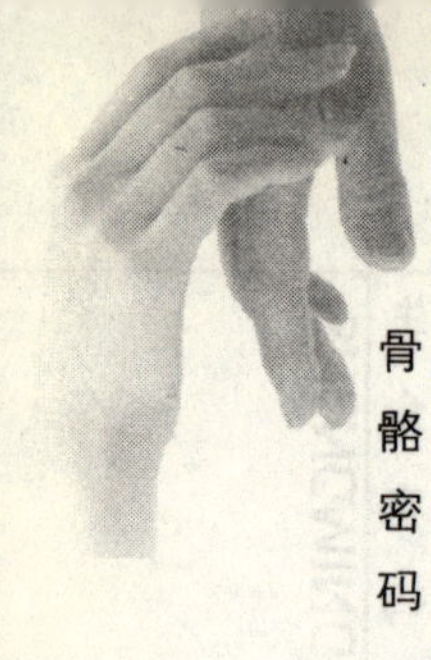

2. 致密骨质，密而特别结实。

人的脊柱和骨盆主要由第一种类型构成，而股骨主要由后者组成的，腿和胳膊的其他骨骼也是如此。人类的骨架是工程学的奇迹，早在远古时期，人类祖先在构建房屋时，就注意到了，相同重量条件下，管子比柱子结实。同理，如果按斤两计，骨骼要比一块实心的钢要结实得多。当你快步走时，你的大腿骨要承受每平方厘米平均 80 到 90 公斤的重量。世界上大多数人住的房子还不如它坚固！

人出生时，他的骨骼较软，这有利于分娩。但很快，复杂的钙化过程就使骨骼变得更硬了。骨骼中含有几百万个成骨细胞，这些成骨细胞喷出一种名为胶原的神奇物质，这种纤维性蛋白质，坚硬且不乏韧性的，这些纤维之间有微小空隙，内含一种名为基质的胶状混合物，当这些空隙内填入钙、磷、碳酸盐等矿物质的微小颗粒，骨质就形成了。这些工作一旦完成，人的腿脚就结实到了能支撑整个身体的程度。

在人的童年时代，骨骼不但要支撑他的躯体，而且自己还要生长，这个任务真不容易，就好像在不影响正常居住的情况下扩建房屋。此间，长骨端的某些区域是由软骨构成的。当靠近内层的那较陈旧的软骨，逐渐变成坚硬的骨质的时候，新的软骨又接着形成，但当一个孩子渐渐长大成人，那个区域的软骨随之变硬，那时，骨骼就不可能再长长了。

虽然骨骼不再长长，但还是能像肌肉那样壮大或萎缩，人要是练习举重，骨骼就会变得更结实、更密、更厚，假如在床上躺几个月，那么，他的骨骼就会变弱。

储存和释放钙质，是骨骼至关重要的工作，这些运作都是通过血液进行的。骨骼也拥有自己一套极其丰富的血管，它把结晶的矿物暴露在血液面前，如果血液中有多余的钙，就把它取来，当钙质缺乏时，骨骼就通过血液把钙质供应出去。这些由骨骼中析入血液里的矿物质结晶，数量极其可观，如果把它们的表面面积平铺开来，足以覆盖将近610亩土地!

骨骼所囤积的钙，其量也非常可观，高达1000克。但是，在任何一个特定时刻，人体血流里循环着的钙，只有7克。然而就是如此之小的量，起着如此关键的作用。要是没有它，冲动就不可能沿神经传导，血液也会拒绝凝固，肌肉将停止收缩，心跳也会因此停止。钙如果过多，后果也同样是严重，可能促使形成肾结石，再恶化下去，就是尿毒症和死亡了。

上述事实说明，骨骼中常备的钙质以及按准确的量供应给人的血液——这件事有多么重要。这套运作程序的司令部，是人体颈部的甲状腺体，人体中的血钙水平要是下降，甲状腺就分泌一种激素，给骨骼下达“放”的命令；如果钙太多了，甲状腺里的一种激素就命令骨骼吸收钙质。

人们往往以为骨骼面临的唯一问题，是骨折。其实，骨头要是不幸折断了，一般不必太担心。

骨折有四种基本形式：

1. 闭合性的，骨折是清洁的，骨骼也不穿出皮肤；

2. 开放性的，骨骼穿出皮肤；

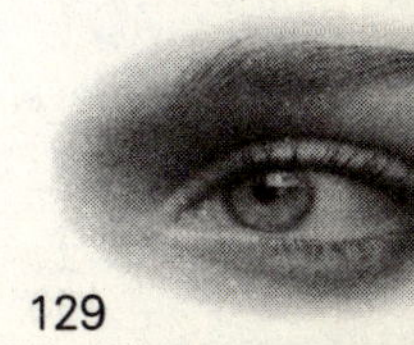

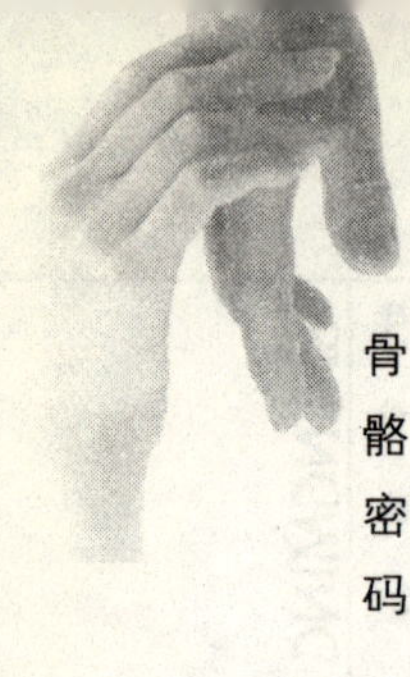

3. 青枝骨折，骨骼纵行裂开，但没有完全断；

4. 粉碎性的，骨骼碎成小片。

传统医学中，骨折的疗法，主要靠这两种元素：石膏和时间——用石膏复原，让时间修复。对老年人说来，因髋部骨折而卧床 6 个月，往往意味着一般健康状况衰退，肺炎，甚至死亡。如今的骨科医生，为了有利于骨骼的修补，他们采用元素是针、螺丝和金属板。肘、手指或膝部关节要是坏了，有人造关节替代。髋关节如果摔碎了，可以装入新的杵臼关节。

与今天的人类相比，生活二三百年之前的人类祖先发生各种骨折的几率远低于现在。科学家曾将生活在二三百年前的古人类骨骼遗骸与现代人的骨骼进行比较，结果发现，有 14.8%的现代人曾发生下颌、鼻子和/或颅骨骨折，而在二三百年前的古人类中，这一比例仅为 4%。

医生的医术固然重要，但愈合过程真正起作用的，还是骨骼自己的自行修复功能，在康复过程中，骨骼的成骨细胞开始高速度生产，它们喷出的胶原很快就被钙化成骨质。骨骼中还有一位有趣的修理工——破骨细胞。这些细胞具有某种破坏作用，它们会破坏某些骨骼，以便修去骨骼伤口上粗糙的边，重塑骨骼，恢复原状。

骨骼容易患怪病。其中最麻烦的，是再生障碍性贫血，又称白血病或血癌。这种病，通俗地说，是骨骼忘了怎样制造血液。X 射线照射过量或各种毒物，都能引起这种病。要是谁不幸染上此病，医生只能采用输血和骨髓移植，或者祈求神明让骨骼在不知不觉中自行痊愈。

骨骼另一种令人不安的病，就是关节炎。平均每 7 个人中就有 1 个人患有关节炎。据说关节炎是这样一种疾病：在你没有患关节炎时，你对它一无所知——而一旦你患了关节炎，你就对它无所不知了。

骨骼也会得癌症。

骨骼一旦被感染。细菌会通过血液伤害骨骼，它们会从邻近部位的伤口溜进来，或由于断裂处而侵犯我们。这样的袭击能导致骨骼发炎，称为骨髓炎。这种病有可能是非常恶劣的。对此，医生采取的第一道防线是抗菌素。

骨感染是最难治愈的，因为骨质中几乎没有血管穿过，所以血液内的抗生素很难到达受感染部位并发挥作用。

骨质疏松症，每个人几乎都程度不同地得过，人 20 多岁时，骨骼的致密度和强度达到了最高峰。以后，骨骼中的钙质和所储存的其他矿物质，就开始了缓慢减少的过程。骨骼转送到血液中的矿物质比储存的量多了，肾脏也把它们传送到体外。这样，骨骼就开始变得不那么致密结实了。一开始，这个过程是逐渐进行的，人到中年时，往往仍无任何症状迹象。但人过五十岁后，人将有十分之一的机会染上骨质疏松症。

对一个生育过的女人来说，骨质疏松过程的表现要严重得多。当她处于绝经期，其卵巢停止工作时，骨骼中的矿物质，可能会加速外流。女人到 65 岁时，她的脊椎、髋部以及手腕，可能变得很脆弱，此前，她要是摔倒了，往往只意味着挫伤，而现在，就

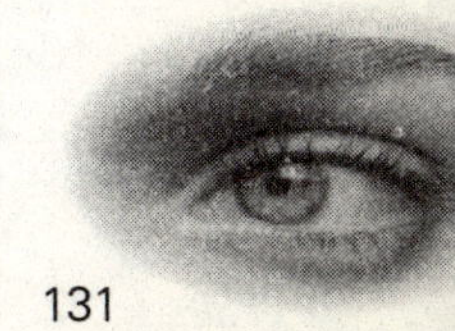

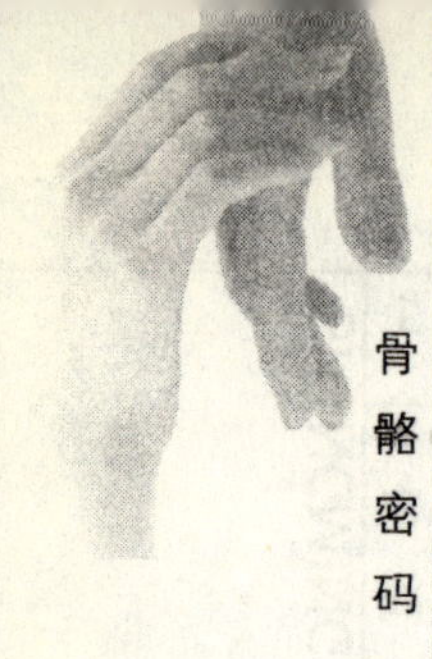

可能是骨折了。

骨头的化石已经存在了数千万年。地球上最早的人类骨骼碎片，仍被不断地发现。这说明，骨骼比人体里的任何其他组成部分，更接近于不朽。

（1）膝盖密码

一天夜里，有一个人走在暗道半途中，发现鞋子松了，他蹲下打算系鞋带的当儿，忽然听见“咔嚓”一声，吓了他一大跳，他跳起来慌忙左顾右看，觉得四周好像没人呀，他纳闷，这是啥声音呀？心想，是不是遇上了……其实，那是膝部骨头关节（膝盖）扭动时引发的声响。

为什么会这样呢？这事儿说来话长了。

人体所有的关节腔内都含有空气和液体。氮气既是空气的主要成份，同时也是关节腔内液体的主要成份。当起立或做其他任何改变关节腔内压力的动作时，腔内的氮气会被压出并形成小气泡。不管在何种情况，要是你听到自己膝关节的“咔嚓’声，其实就是氮气小气泡形成时所发出的声音。例如，当你早上起身，从保持了一整夜的睡姿改为坐姿时，关节腔内的氮气和空气就会在重力作用下发生微小的移位，而发出“咔嚓”声。由于做下蹲动作时，膝盖所受到的压力更甚于轻轻弯膝或行走时膝盖所受到的压力，所以此时更容易听到“氮气小气泡声”。

在膝盖中，大腿骨或股骨的两个结状头，结合在胫骨或胫节的扁平状表面。所有将它们围拢起来的是称为半月板的软骨，它形成一个浅窝使股骨插入其中，这种装置由韧带及腱的盘线捆扎到一起，然后由骸骨覆于其上。全部关节基本上是肩状表面上的球体。

这种奇异的装置确有其特别之处，站在一段楼梯前，绷直膝盖试着往上跳。膝盖可使你的腿弯曲或伸直。它可使你坐，甚或更重要的是，可做出一些剧烈举动。如果你现在上了楼梯，再转身往下跳，你的膝益可吸收相当于你体重 7 倍的垂直冲击力（髌骨其实保护不了膝盖。它主要为股四头肌提供了杠杆作用，四头肌的腱附着于其上）。

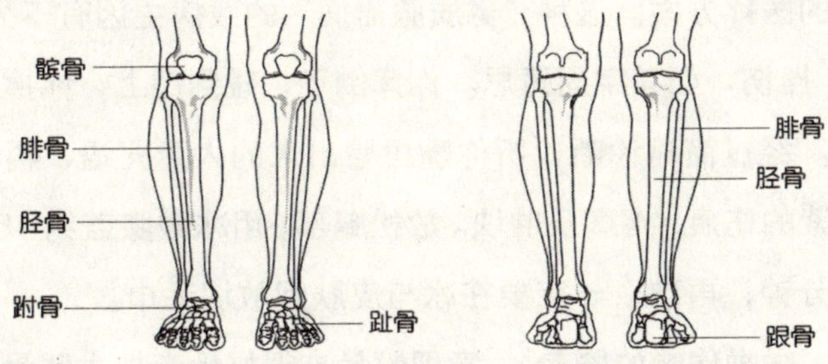

膝盖是一个任劳任怨的好员工，绝大多数人都是以它为代价工作或比赛的。许多人都曾拉伤过它，用过支柱，每晚在温水中浸泡，像虚弱的产妇一样敷以冰块。有规律的锻炼使得人们身体的其他部分都强壮起来，但它似乎未曾列入议事日程。

整天围着桌子转的人更糟，研究表明，长时间久坐也能导致严重膝盖病，或加重原先的症状。在工伤中，膝盖受伤机率超过背或其他部分，它们是人体中脆弱的环节。

有人认为：稍加保养，膝盖根本不会受伤。但无数事实证明，膝盖很需要精心呵护。

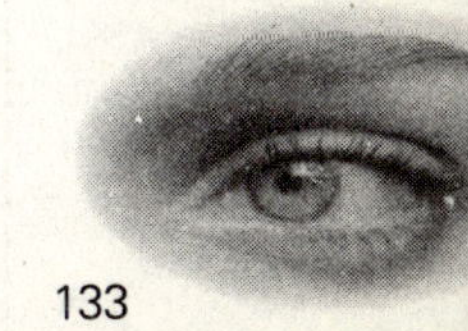

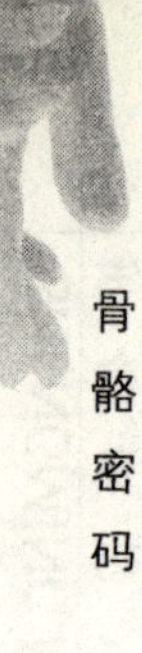

试想一下，要是你的膝盖因为伤病而无法弯曲，那将会给你带来多大的麻烦——你会不敢轻易出门，因为出门在外你遇上内急的时候，你完全有可能找不到坐式马桶行方便！

膝盖疼痛的罪魁祸首有时却是造化本身！你体内最复杂的关节也是构造最可怜的。髋部及肩部关节有球窝式样，但膝关节是骨头、腱、软骨的混合。

过去人们把它们称为残废的膝盖，像乞丐一样蹒跚而行。但今天，医生能把膝痛归结为许多共同症状中的一种，并能提供相当有效的医疗方案。这种“劣质膝盖病”的致病主因有下列五种。

1. 挫伤，如其字面意思。你摔倒了，碰到门上，你撞到汽车挡板上。经过简略诊断，听你嘴里冒出来的大声咒语，再看一下青中带紫的伤痕、疼痛及肿块。放松腿部，用冰敷膝盖约 15 分钟，移开几分钟，再敷，一定要在冰与皮肤间放块毛巾。

2. “啪啪作响的膝盖”，意即髌骨未很好地牵拉大腿骨。其原因与遗传有关，但因上楼梯、蹲伏、长时间久坐及频繁跑动而恶化，你会感到髌部后的钝痛，当你伸直腿时疼痛会消失。简单的体能锻炼，如抬腿、拉展股四头肌，及户外运动前后敷冰块将有益于减轻疼痛。如果持续痛，医生会让你用一段时间的消炎药。

3. 扭伤，膝盖前后运转自如，但左右移动却非其所长，因此在足球运动中动作过猛要受惩罚。磨损或拉伤的韧带，也即所谓扭伤，是由侧面打击膝盖导致的，同样的打击能使半月板磨损。在任何情形下，你会立即感到膝盖疼痛并在一天下来时发现肿了。不太严重的扭伤可通过如下方法医治，不要移动伤腿，敷以冰袋。

在医生首肯下，做些简单的复原锻炼，如交替抬腿，躺在桌子或地板上拉紧并抬腿。对严重的扭伤，需要矫形手术换掉磨损的软骨并修复或替换坏了的韧带。

4. “女仆膝盖”，又称为膝积水，当你摔得太猛或跪的时间太长时会出现此种情况。你膝关节周围会发炎。查看红斑、肿块及髌骨异位引发的疼痛。冰袋敷及休息是基本的治疗法。但一两天内好不了，就得请医生把积存的液体抽出或开些消炎药。

5. “运动员的膝盖”，这经常发生在篮球或排球运动员及那些对连接髌骨与前小腿骨的腱使用过度的人身上。你会感到髌骨下有痛感，你会畏惧于“跪下”这种动作。敷冰袋，休息，服用阿司匹林或其他消炎药，膝盖绷带，都是好办法。

膝关节还易受普通关节病的影响，如关节炎、腱炎、关节囊炎等。

膝盖部分是如此脆弱，需要你精心照料。照料好你的膝关节有助于其他部分保持活跃。膝关节不伸展、不运动就会慢慢变坏，因此要经常运动。

（2）脊椎密码

“这家伙，真是个捣蛋鬼！”人们总这么说脊椎的不是。的确，这家伙也真能捣乱，它给人所造成的痛苦，比身体的任何其他部分都要严重。当它每隔一段时间定期发病时，人们就给它按摩、热敷、服药，但常常，并不怎么见效。其实，脊椎给人造成的痛苦，只不过是对那些平时对它漠不关心的主人一种报复罢了。

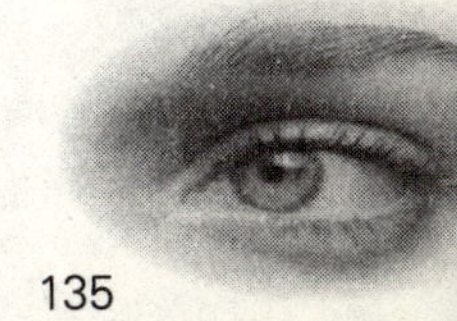

脊椎部位出问题，是从人的祖先决定要站立起来的时候开始的。人学会站立的结果之一是：脊椎没有变成一座很平衡的吊桥，却变成了一根帐篷柱。这是一根万能的帐篷柱，能弯、能扭、能让头旋转，还能支撑大部分体重——你瞧瞧，这么一个负担沉重的家伙，怎么不容易出问题呢！

脊椎不仅支撑人体，它还为成年人体内中那个45厘米长的脊髓提供安全保护。谁要是这个灰白色的1厘米粗的电缆发生任何严重故障，那么他就惨了，他就得在轮椅上度过余生，因为，指挥主人颈部以下的各种活动的数以百万计的信息都是沿着脊髓飞快来回传递的。

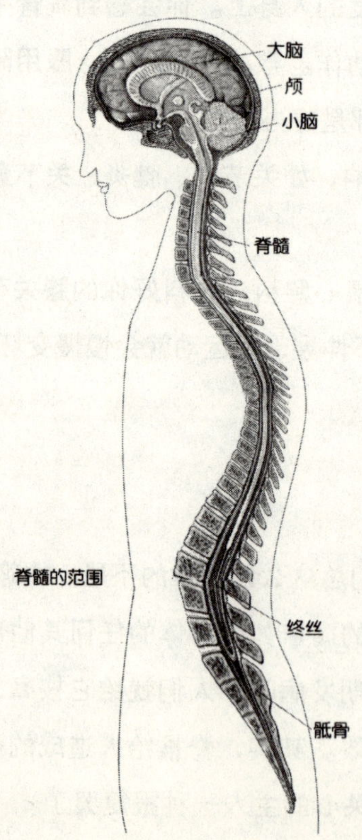

脊髓的范围

脊椎是这么保护脊髓的，它用三层鞘，一盆能吸收震动的溶液和一个骨制的房屋保护着脊髓。由脊髓向外分出31对神经枝，几乎一半是向脑部传递消息的感觉神经。其他都是从脑部向肌肉传布命令的运动神经。在某些情况下，脊髓甚至能自己思考，比如：当人的手指碰到火热的炉子上，要马上把这个消息转达到脑子去，脊髓命令做好反射活动，于是，手指就往回缩了。

与脊椎相比，脊髓给人带来麻烦的机会就很少，但脊椎中的33个脊椎骨下属和它们的辅助结构却是另一回事，它们，也老是让人不安生，不是这儿痛，就是那儿疼，引起这些部位疼痛的原因很多，如肾、前列腺或肝脏有毛病，关节炎或各种感染，甚至情绪都可能是原因。例如，人有时会连续几天愁眉不展，此时，他能隐约感受到背部的疼痛，但他往往并没有把这种疼痛与其苦恼相联系，和往常一样，他又认为这又是脊椎在作祟。其实，那是强烈的情绪波动使肌肉收缩，肌肉持续轻度紧张几天后累了，就以隐痛向主人报告。人的烦恼一旦烟消云散，脊椎也就不痛了。

脊椎的构造的确是工程技术上的一个奇迹。如果人愿意研究它的话，他就能对引起背痛的原因有一个更清楚的概念。由上往下数，脊椎有7个颈椎，它们能做一些特殊范围的工作。除了支持人的头部以外，还可以扭转，使人能低头看地或抬头望天，它们向两侧的运动范围是180度，使人能由左右两侧越过肩膀向后看。

颈椎下面的是12个胸椎，它们没有那么大的活动范围，也没有这种必要。肋骨与胸椎相接，这个范围内极少发生问题。

位于脊椎下端的是5个粗大的腰椎，它们支撑着人的大部分体重。腰椎的下面是骶骨，由5个骶骨小段融合而成，其次还有由4个小段融合而成的尾骨——这是主人的祖先炫耀过的尾巴的剩余部分。脊椎下端，尤其是第4、5腰椎附近是最容易出问题的部位。

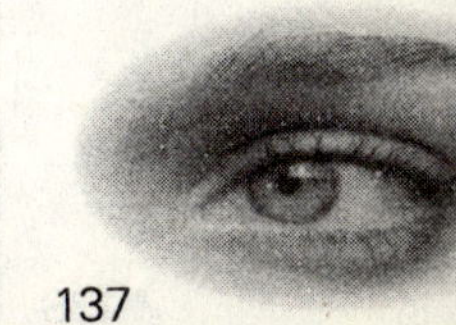

人出生时，脊椎差不多是直的。后来当人开始抬头时，脊椎

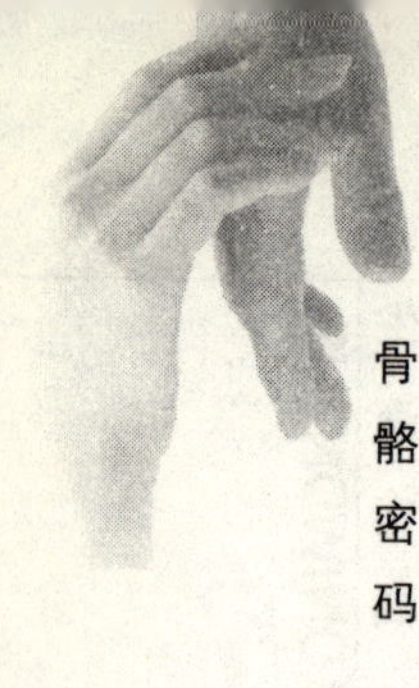

就在颈部处开始发生弧形弯曲，到人开始走路时，靠近脊椎的下端出现了另一个弧形弯曲，结果是，脊椎成了现在的S形。但这种略呈S形的结构，要比笔直的脊柱好得多，因为，其弯曲部分，能起到吸收震动的作用。

平时，脊椎骨与脊椎骨之间总要互相摩擦，而且，人每走一步就需要吸收上百斤重的颠簸，要是缺少那种震动吸收器，那么，脊椎就不可能经久耐用。

在脊椎结构中，还有一种管用的震动吸收器，那就是椎间盘。这玩艺儿，就是每对脊椎骨之间装配着的软垫。椎间盘就好比肉冻夹心的炸圈，有一层坚韧的软骨外皮裹着富有弹性的冻状物。

椎间盘容易发生几种损伤。相当沉重的颠簸——例如一次车祸或严重摔伤，能一下子把椎间盘挤碎，一般挤碎的是脊柱最末端的那一个。这种情况往往需要进行大手术，包括清除椎间盘剩余碎片和把两个椎体结合。稍轻些的损伤会造成椎间盘的坚韧外皮破裂，肉冻状内容物就往外涌，这种情况能引起剧烈疼痛。构成椎间盘的物质压迫神经后，受到刺激的神经引起体内的某个肌肉发生痉挛。痉挛是一种保护作用。肌肉要是发觉脊椎遇上麻烦，就会试图把脊椎夹起固定住，以防止造成进一步的损伤。

肌肉痉挛还有其他作用：能使身体扭曲变形，使受害者侧倾，还可能前弯。破裂的椎间盘几乎无一例外地会刺激延伸至双腿的坐骨神经，疼痛会沿着腿一直放射到脚趾。

背疼是一种常见症状，其根源是：脊椎那精巧的支撑结构变软，或被拉长了。这个支撑结构由 400 块肌肉和 1000 条韧带组成。人要是发胖，其多余的重量就得由脊椎的背部肌肉来扛（女人妊娠时的背痛，也是由于发胖的原因）。

常坐沙发，对人无益，因为沙发坐垫太软，椅垫太厚，一坐下，人就陷到里面去了。坐沙发时，人总以为自己是在休息，其实，脊椎的肌肉却并没有休息，它们正在加班加点地工作，设法维持脊椎骨之间的秩序。那种带有软垫的转椅，也不可以久坐，它会使脊椎相同的几组肌肉日复一日地受到同样压力，要是改坐一张木制靠背椅，并且尽可能把腿翘起来，让脊椎休息一会儿，脊椎的情况就会好些。

人们总以为脊椎就像一个杠杆，但它不是，胳臂和腿才是杠杆。脊椎应当保持笔直的姿势，才是最理想的。如果人要给炉中添柴火或提起什么重物，他最好蹲下，让腿担负绝大部分工作。

人要是年近五十，他最好避免提举任何重东西，因为，此时他的脊椎肌肉已经变得软弱无力了，工作量已到达极限，如果负担过重，哪怕是用力拉开一扇卡住的窗户，也可能发生拉伤或引起椎间盘出毛病。

当人过了 25 岁后，脊椎就已经开始走下坡路，变得愈来愈软，而且失去弹性了。

以上谈的，大部分是关于腰际上下的疼痛。脊椎同样也能引起躯体更高部位的毛病，在罕见的情况下，可以发生颈部椎间盘破裂，这时疼痛就沿上肢放射，有时由于肌肉或韧带发炎、或被

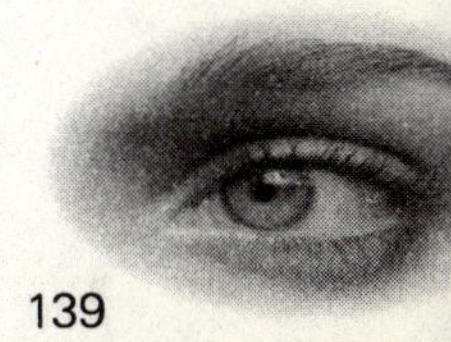

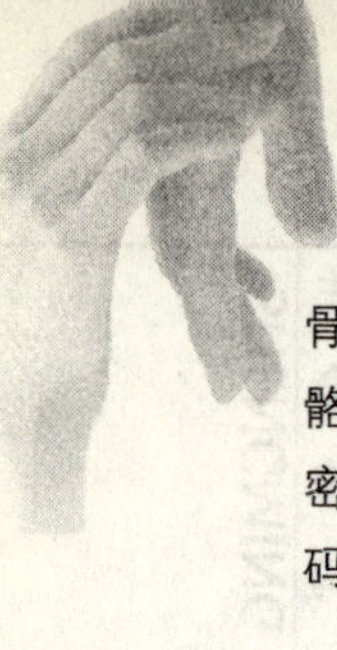

牵拉，使人感到脖子僵硬。

最严重的还是颈椎外伤。如果谁碰巧在现场上遇见车祸受伤者，在没有肯定伤者的四肢能否活动之前，千万别动他。要是搬一下脊柱受伤者的头部，就有可能进一步加重脊髓损伤，从而引起永久性瘫痪的恶果。

随着年龄的增长，骨骼会变得脆弱，出现脱钙的情况；随着椎间盘的变软，椎骨的致密度减低，人的背部就会变形得更厉害，以致有一天背上大罗锅，成了一驼背的。

人只要平时多给脊椎一些爱护，日后往往就能避免很多痛苦。比如，现在就检查一下自己的姿势：紧靠墙直立，将手插入腰背部，空隙愈小愈好。空隙愈大，脊椎弯得就愈厉害——这可能是由于肌肉无力的缘故——给人带来麻烦的可能也就愈大。

提到肌肉，顺便说几句有关肌肉的趣事。

人的全身共有 639 块以上的肌肉。

人体肌肉组织每小时所释放的热量足以烧开 1 升水。

单单保持一个简单的立正姿势，人体就需要动用约 300 块肌肉。

当人遇上肌肉无力的麻烦时，就应当去请教医生，学会做一些能增强肌力的活动。每天运动几分钟，加上多注意坐立姿势和有意选用硬板床椅，这些都是为脊椎的健康所需付出的微薄代价。要是人学会善待脊椎，那么，它必会报答。

吸烟会加速椎间盘的衰老。

常坐吧台凳对脊柱有益。吧台凳可以使人更舒适地站立或坐在吧台旁，因为它能够减少人背部所受到的牵张力。这效果，那些经常泡吧的人最清楚。

散步也能增健骨骼和椎间盘。散步时血流量会增大，椎间盘所获得的能量也就增多。只要你身体正常，最好每天散步 20 分钟或者隔天散步一小时。

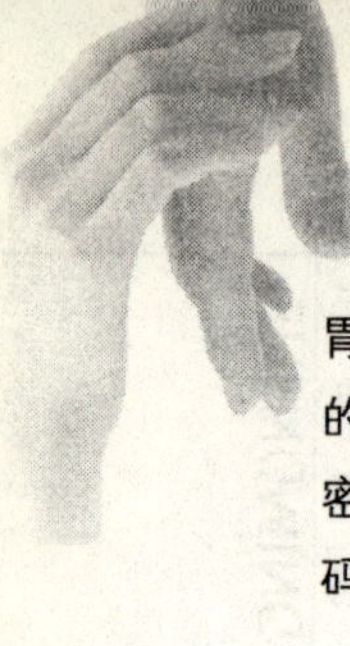

18. 胃的密码

WEIDE MIMA

“我很丑，但我很温柔”，这话，如果由胃口中讲出，其实很恰当。

的确，这家伙的尊容不敢恭维，它长得可真是一点儿也不好看，其外观呈亮晶晶的粉红色，里面像闪闪发光的皱丝绒，柔性十足。肚里虚空的时候，它就像个泄气的气球；装满时，显得上大下小，形状略像个球形的“J”字。胃的容量大约 2 升多，可是很奇怪，在饕餮大赛中，有人居然能撑得下 20 几碗拉面！

不过，虽说胃没有人所想象的那么重要，但它确实能做不少让人高兴的事，比如大快朵颐。

在饮食男女的心目中，胃的地位，犹如一处神圣的腹地，特别重要。其实，它只不过是一个便于取食的储藏室罢了，要是没有这家伙，人一天至少得进六次餐，烦死了。谁要是据此以为，胃就是消化大王，那他就错了，实际上，它的下家——小肠，那家伙才是真正的冠军。胃的任务是把蛋白质分解成多肽，但消化蛋白质的任务，还得靠小肠来完成。糖、脂肪和其它食物，也都由小肠处理。

胃的内衬层有将近 3500 万个腺体，每天分泌将近 3.5 升的胃液，胃液的主要成分是盐酸。盐酸的作用是激活胃的另一种分泌液——胃蛋白酶，胃蛋白酶能够分解蛋白质，人体中要是没有胃蛋白酶，进食时就会有麻烦。胃的腺体还分泌其他酶，例如，其中有一种酶可以凝固奶水，把奶水转化为容易消化的凝乳和乳浆。

人们都认为胃是个厉害的搅拌器，能够处理人咽下的所有东西，其实不然，人进食时，食物一层一层地堆积起来，又是鱼，又是肉，然后就那些蔬菜瓜果。一开吃，胃首先处理那些附着在胃壁上的鱼肉，此时，它的肌肉收缩着，波浪式地从上向下扫去，将食物与消化液充分搅拌，不久，即成稠糊状。到这份上，胃又把稠糊向下逐渐推到幽门，通往十二指肠，通往小肠的一尺长的第一段。

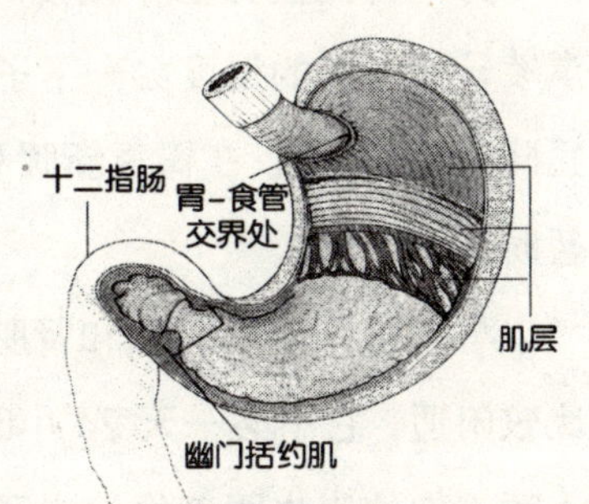

十二指肠是一处危险部位。大量消化液一旦倾入这里，就会腐蚀肠壁，这就是十二指肠容易闹溃疡的原因。对人说来，幸运的是，胃的幽门只允许食物一点一点地进入十二指肠，让碱性正常的十二指肠液，有足够的量去中和食物中的酸性。

正常情况下，胃只消用上几分钟，就能处理掉肚里的瓜果；处理肉食需要的时间较长；对付带叶的蔬菜，则需时更久——多久呢？这多半取决于人的情绪。

消化一餐带有鱼肉蔬果的美食，一般平均耗时 4 小时。可要是这餐饭里包含菠菜，那么，这种富含铁元素的营养蔬菜，在胃里逗留的时间，就可能长达 24 小时之久。

机体当天的运转能量来自于一个人前一天所进食的食物。

脂肪多的饭菜会让胃的工作效率大打折扣。超量的脂肪会激发十二指肠产生一种能减慢胃部肌肉收缩的内分泌，以便自我保

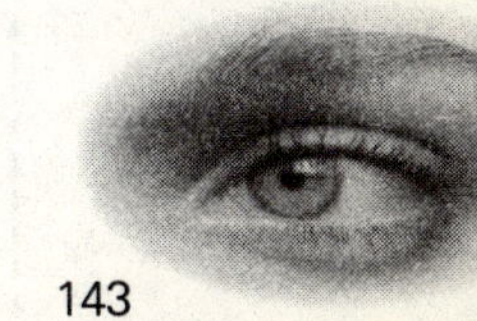

护，因为十二指肠不可能一下子处理超量的脂肪。因此，要是你的早餐是油饼、肉包等脂肪含量多的食物，其结果将是，当你再一次坐下来进午餐时，你的肠胃可能还在处理那些未来得及消化的早餐。

另一样能使胃动作减慢的东西是寒冷。你要是吃了一大盘冰淇凌，你那胃的温度会一下子下降十多度，从正常的摄氏37度，猛降至20几度。在胃重新暖和过来的那半个小时内，一切活都得暂时冻结。

与肝脏、心脏、肺和肾脏等器官相比，胃的小日子还是过得比较闲适，它不必一天24小时都要紧张活动，当你吃罢晚餐上床入睡，你的胃也跟着偷闲去了。

有人很纳闷，既然胃能分解其他蛋白质，为什么不分解自己呢？这个中的奥妙是，胃那娇嫩的内衬表面上，涂有一层保护性黏液。如果刮去这层粘液，那可就大事不好了，那富含酸性的胃液，会大张狮子口，大肆鲸吞其主人的内脏——因为人类的胃液酸性太强了。

一个健康的人，胃黏膜每天释放约1/2茶匙的血液。

胃很神奇，它能够反映主人的心情。比如，当你发怒而脸色变红时，你的胃也跟着变红；而当你因惧怕而面色发白时，你的胃也随之发白；当你看足球赛时处于高度紧张状态，你的胃就会强烈收缩（所分泌的消化液容量可能增加两倍）；当你嗅到煎牛排的香味或在小吃店里见到诱人的美食，你的胃就会频频骚动而收缩，这就是食欲或饥饿感。

科学家发现，除了大脑，人的胃还有一个独立的思考中心存在。研究者说："我们通常认为大脑将神经信息传输到胃，胃也将神经信息反馈给大脑，这条神经通路主宰着胃的一切活动。然而研究发现，脊髓的某一个专门支配胃的神经节段与胃之间存在一个完全独立于大脑的反射弧。这意味着，即使在颈项平面切断脊髓，断绝了大脑和胃之间的联系，胃仍然可以进行一部分活动。例如构成胃的'神经质发抖'的肌肉收缩运动就受控于该脊髓节段。"

胃就像一个感情动物，当其主人情绪低落时，它就会替主人分忧，这时，胃部肌肉几乎停止活动，消化液的分泌也随之冻结。此时，人要是出于习惯，继续进食，那么他咽下去的食物就呆在原处停滞不前，于是，就有了胀气和不舒服的感觉。谁要是心情极度恶劣，最好还是暂时什么都别吃。

当人处于紧张状态时，胃也会产生强烈反应——胃酸大增，其量之多，有时甚至到达能令胃部溃疡的地步。因此，当你感觉有压力时，最好改变一下饮食习惯——少食多餐，饮食清淡，是控制胃酸过多的最好方法。

与其他器官相比，胃还算较少闹重病。它可能面临的麻烦，除了溃疡，就是癌症。

不少人的胃部，都有过轻度溃疡的经历。比如，当你面临高考时，你的胃酸就会骤然猛增，这些过量的胃酸，会在黏液层中找到一块很小的薄弱之处，下手侵袭，这时，当你进食时，有时会感到几下小小的刺痛；考试结束，你回归镇定，你体内的胃酸

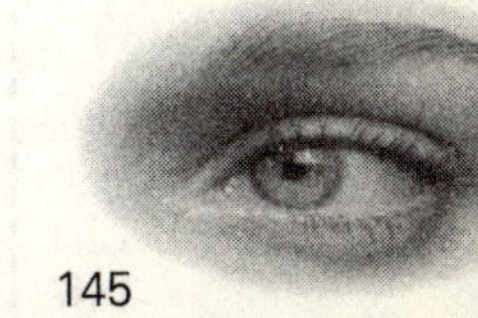

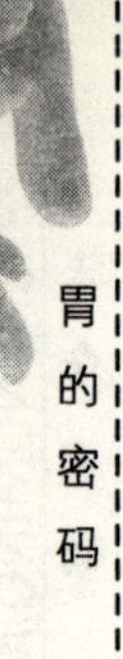

分泌就会很降低到正常的水平，于是乎，你的胃也就自然康复了。

胃具有很强的自我康复能力，比如，它能在 24 小时内治愈鱼刺造成的轻伤，而同样的伤，如果在皮肤上，可能得花好几天的时间才能愈合。

胃又有极强的自我消毒能力，比如，要是把一块脏肉放在蒸馏水中，细菌就会迅速繁衍，可是如果把这块肉放在胃液中，这些细菌就会很快一命呜呼。

胃对某些食物特敏感，尤其是胡椒、芥末和萝卜，当这些食物碰到胃的内衬，胃就会充血得厉害，变得火红。

咖啡、尼古丁和酒精，也能刺激胃，使胃酸增加。比如，仅需两杯红酒，胃酸的分泌就会增加一倍，这说明，胃溃疡病患者必须远离上述那些东西——戒酒和戒烟，能让胃的日子就好过些。

药物对胃也有刺激作用。比如，即使是健康胃，过量的阿斯匹林也会造成针尖大小的出血。

有的人为了平衡胃酸，就用碳酸氢钠（小苏打）对付。但是，这东西不能过量，因为苏打很快就能被吸收到血流中去，要是服用太频繁，就会导致胃部碱中毒，这比酸中毒更有害，会让肾脏不堪重负。

胃时常被迫充当受气包的角色，人们往往把许多不好的事情都赖在它身上，就比如，像那些腹中不时发出的、那令人尴尬的“咕咕”声。那声音往往来自小肠，因为胃不像小肠那样容易产气。你要是打嗝，那多半是因为你刚喝过汽水，或者吃饭时狼吞虎咽而吞进了气体。要是你吃饭时注意细嚼慢咽，不慌不忙，就不会发生上述情况。

不过，胃也有出声的时候。人的胃部肌肉平均每 75～115 分钟收缩一次，胃的这种节律性波样蠕动，可以引起胃部中自上而下的伸展和收缩。当胃内食物空空时，胃液、胃内产生的气体以及随吞咽动作而下咽的空气，就会随着这种节律性收缩，在胃腔内来回运动并且发出“咕咕”的声音。而当胃内存有食物，上述三样东西，在消化道内上下移动过程中，就会被食糜裹挟着，不再发出“咕咕”的声响。胃的这种“咕咕”叫声，学术术语称之为“腹鸣”，反复直叫则被称为“持续腹鸣”。据说，“腹鸣”一词最早是由古希腊人创造的，当时的人为了模仿饥饿时胃发出的“咕咕”声，于是就发明出这个谐音词。

有人以为，胃是一个不讲情面的家伙，说翻脸就翻脸，要是人吃东西不注意或喝酒太多时，它就用一种令人难受的手段来对付，这个令人难堪的手段，就是呕吐——当胃拒绝受食物伤害时，就会以这种方式去清理内部环境。不过，发出清理这些侵害物信号的，不是胃部自己，而是大脑，当大脑发出这种信号后，身体就会引起一系列剧烈变化，先是由腹部和胸部的肌肉挤压胃部，接着，食道下部那贲门的瓣膜豁然洞开，随后，那令人作呕的事情就发生了。

很多人都有过“烧心”的经历（这与胸骨附近那种烧灼般的痛感是两码事）。你要是啤酒喝多了，幽门部的瓣膜就不能很好打开，胃也就不能及时排空那些酒水，这时，你要是打一个气嗝，气泡上升时会把部分有刺激性的盐酸带到食道下部，这种情形，

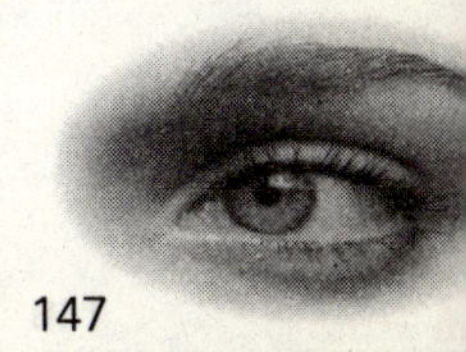

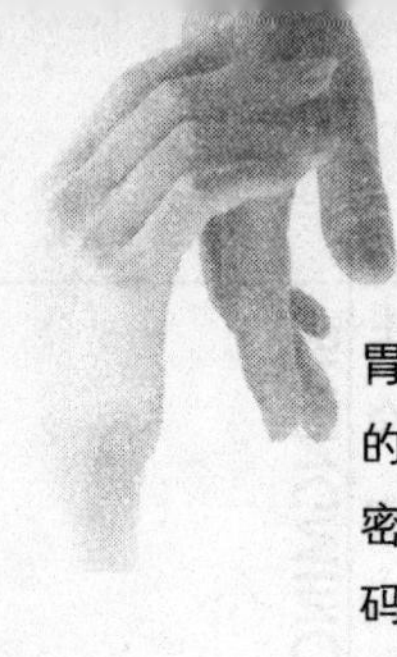

就是"烧心"。

可是，当你的胃痛持续一小时以上，那就应该赶紧找医生去!很多人会把心脏病发作误认为仅仅是胃不舒服，这种误解导致了很多人因抢救不及时而死亡。其实，也有很多疼痛的感觉都是由胃引起的，尤其是胆石症的疼痛，但你还是得小心谨慎——因为正常人的胃即使是不舒服，其疼痛感往往会很快消失。

实际上，胃是人体内最受欺凌的器官，它生来就是被人滥用的。如果你能稍微对它多关注一些，它就可以有相当把握地向你保证，终身为你服务，而不惹任何麻烦。

19. 肠的密码

CHANGDE MIMA

在人体内，肠子要算是一个超级丑八怪，这家伙面目奇丑无比，而且还举止不雅，不时地恶作剧，发出一种令人尴尬的咕咕声，让其主人感到无地自容，更可恶的是，它有时还会引发出痉挛性疼痛，来折腾它的主人，似乎是在向主人显示其重要性，以便让它的主人时时记住它这个8米长的家伙。

有人问："肠子呀，你干嘛这么有事无事地骚扰你的主人？"

肠子回应说："那就得先怪我的主人了，谁让他老是简单地把我当成他体内的一根弯来弯去的管子！"

肠子又说："人们最好把我比做是一个精细的食品加工厂。人总以为是他养活我，实际上是我养活的他。人所吃的食物如果进入他的血流，大部分会像蛇毒一样要他的命。我把食物变成主人便于接受的东西，变成他血液中的正常成分——他的几万亿细胞的食品和肌肉的能源。我把主人早餐吃的熏肉中的脆肥肉转变成脂肪酸和甘油。我把他晚餐吃的羊排里的蛋白质转变成氨基酸。我把他吃的土豆泥里的碳水化合物变成葡萄糖。要是没有我的化学性魔术，主人纵使拼命吃，也会饿死。"

肠子还说："除了硬果的外壳，芹菜筋之类的纤维素以外，主人吃的所有的东西，我实际上都能消化，并转送入他的血液或淋巴系统。最后剩下的废料，一半是数不尽的、数以百万计的死细菌，一半是我一路上分泌的有润滑作用的黏液，另外还包括我不

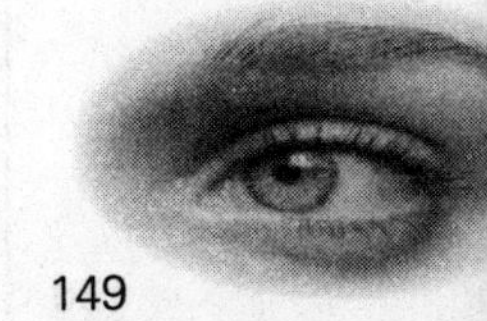

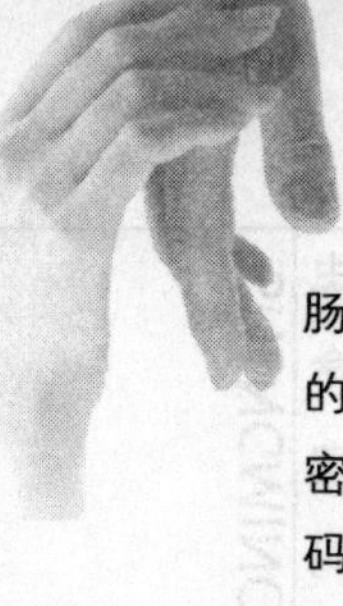

能吸收的杂七杂八的东西。”

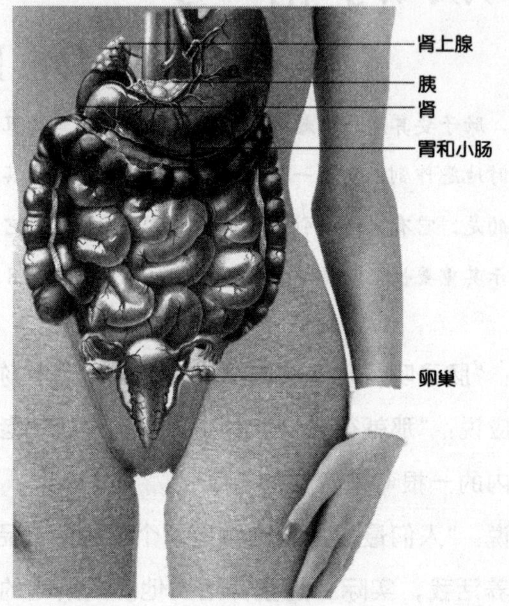

肠子虽然模样丑陋，但它却是造物主的一件杰作，其构造十分精巧，那是为了适合消化工作而精心设计的。

肠子由小肠和大肠两大部分组成。

小肠包括：

① 十二指肠。十二指肠衔接胃部，约 25 厘米长。

② 空肠。空肠长 2.5 米，直径约 4 厘米。

③ 迴肠。迴肠稍小，长约 3.7 米。

大肠长达 1.5 米，其上半部基本是处于无菌状态，那是因为强烈的胃酸把大部分细菌都杀死了。但大肠的下半部分，却没有那么洁净了，里面的细菌，多达 50 余种，细菌总数更是不计其数，只能以万亿来估计，是个名符其实的微生物大世界。

地球人都知道，消化是从人的口腔和胃开始的，当食物经口腔研磨和胃搅拌后，最终通过有门卫值岗的胃部阀门，一点一点地挤到肠子里边来。

肠子讲话："看官大人，你要是此时喝一杯水，10 分钟后，我就能收到，但猪排则可能 4 小时还到不了。"

肠子又说："我的上家儿胃，它传送给我的食物是高度酸性的。要是一下子来的酸太多，我的内膜就会遭破坏，我那非常重要的消化酶，就会因此失去活性。"

不过，在处置胃酸方面，肠子的确是一个高手，事情往往做得干净利落，它的十二指肠会生产出一种名叫分泌素的物质，并让其排入血流，这玩艺儿，会督促人的胰腺立刻分泌出碱性消化液。这种消化液（每天约分泌 1 升多）流入十二指肠后，就把那胃酸给中和了。要是这个机制失灵，人就有可能得溃疡病（实际上，近 75%的这种溃疡发生在十二指肠）。胰液内还含有三种主要的酶，这些酶能把蛋白质、脂肪和碳水化合物分解成基础建筑材料。

其他一些液体也经常不断地从各种来源流到肠子里面来，每天，都有 2.5 公升唾液、3.5 公升胃液、2.5 公升多由无数腺体分秘的肠液，以及些许从肝脏来的胆汁（胆汁可将大脂肪滴分解成胰酶能加工处理的小滴），从外面流进肠内，其总量合计起来，十分可观，那可是 9 公升左右的液体啊！

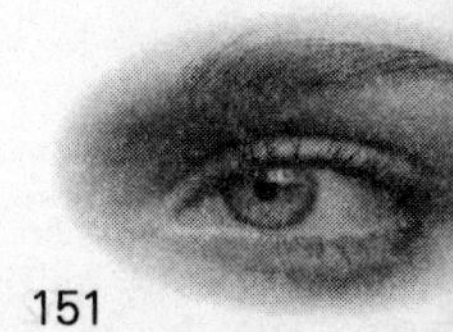

肠子这个由三层内层组成的小口径，其断面用肉眼检查，就

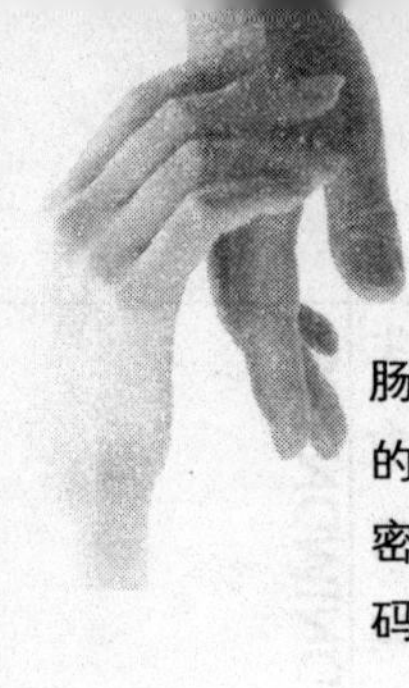

像丝绒，不过，显微镜下，显示出的却是一番错综复杂情景：凹凸不平，到处都是坑坑洼洼。肠子的这种结构不无道理，要是其内膜是光滑的，那么它身上供吸收的表面面积就只有0.17平方米左右，多亏这种不平的结构，肠子表面才有眼下高达2.5平方米左右的面积。

肠子最重要的组成部分，要算它身上那数以百万计的绒毛了，在显微镜的微观世界中，这些绒毛就像是从肠壁上突出的手指一样，它们的任务是把肠腔内加工过的食物经过循环系统送到人体全身去：蛋白质和碳水化合物，通过血流运送；脂肪，则通过淋巴系统运送。

肠子的全身，都布满纵横交错的一组组肌肉。其中一组，使肠子产生摆动动作，把食物与消化液搅拌到一起，当肠子工作时，每分钟摆动10～15次；另一组肌肉产生波浪式动作，当它们把肠内食物向前推进几厘米之后，就偃旗息鼓了。那长达8米小肠，从来就没有完全休息过。

处理一餐饭，小肠得需要3～8小时。此后，肠子就把处理后剩下的稀水糊再传往下家——大肠。取得接力棒的大肠，就从中提取水分，并将水送回血液（这一点非常重要，人不能把每天其体内所生产的9升消化液都丢掉）。水分被提取后，留下的，就是一些半固体废料，这时，肠子就把它们储存在靠近直肠的那部分结肠中。

在正常情况下，提取水分的过程是不慌不忙进行的，需要历时12～24小时。许多因素（如精神紧张、药物、入侵的细菌）都能加速食物的通过。水分提取不足，人就会闹腹泻。郁闷和不合适的食谱等因素，都有可能阻碍肠道活动，令人便秘。相比之下，腹泻更严重，因为这麻烦能引起严重脱水。要是你不幸闹起腹泻，就应当大量喝水。

虽说肠子会给主人带来不少麻烦，但是幸好，大部分都是些小问题，都不会引起严重后果。

有时，也许你会听到体内传出一种令人发窘的咕噜声，那是什么东东在瞎胡闹呢？

肠子会告诉你："那只不过是气泡在我的某个肠圈里通过的声音，这里面，大部分是主人咽下去的空气，我也制造我自己的气体，主要是甲烷和氢气。这种气体每天大约会有 1 升左右，大部分都被我排出体外。"

当肠子里面空气过胀时，其反应就是痉挛性腹痛。

和体内任何其他器官一样，肠子也受其主人情绪的摆布。主人的强烈情绪波动，会使肠子那有节奏的动作停止——人为什么在发怒时会对食物失去兴趣，这就是原因所在。你要是情绪特别激动，在没有镇静下来以前，最好暂时什么也别吃。

肠子的常见病有溃疡性结肠炎和小肠炎。

溃疡性结肠炎，是因为大肠内膜闹溃疡。此病来路不明，不知道是怎样引起的。如果发作不严重，通过医生的帮助，有可能自愈；如果病情加剧，溃疡就会蚀透结肠壁，从而引起出血，如果发生这种危情，就需要住院接受大手术。

小肠炎，是肠子的一种内膜炎症。其病因有多种，如病毒、

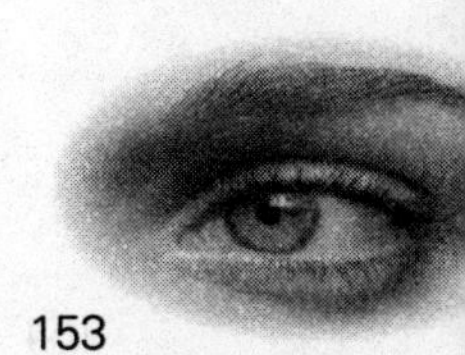

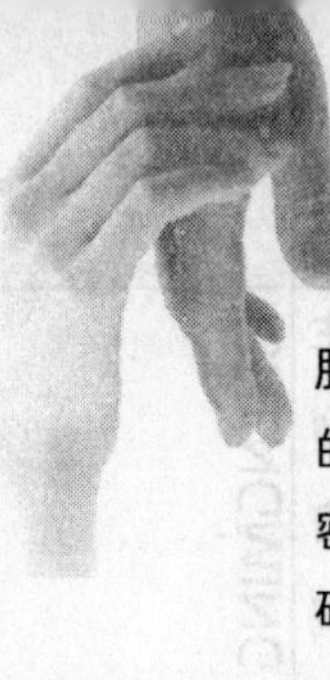

细菌、化学物质。症状有腹部痉挛痛、恶心、腹泻。小孩容易得此病，那往往是因为体弱的缘故。一般情况下，经过1~2天的休息，再吃些清淡饮食，这种炎症就能消退。

憩室炎是一种罕见的肠病。当人的肠壁逐渐薄弱，肠内就会发生葡萄干或葡萄大小的泡形扩张。这种小泡要是发生感染，其病症就叫作憩室炎。憩室炎虽然罕见，但后果往往相当严重，不过这种小泡要是不发生感染，就没有关系，不必担心。

肠子很有脾气，人要是不善待自己的身体，它就会出怪招儿加以惩罚。比如，你要是乱吃东西，它就可能让你拉肚子；如果你通宵熬夜，它就让你便秘。

所以说，人要想过得安生，最好别慢待肠子。平时要吃好的食物，你的投入肯定能影响你的小肠的产出。戒吃含脂肪多和油炸的食物，消化脂肪需要大量胆汁，胆囊会尽力分泌以浸湿肠道内部，但这会导致痉挛和其他很可能发生的并发症，如溃疡。多喝水，也许更重要，你应当摄取大量的水、纤维和水果。水保持食物柔软，能使它在消化系统中滑动。纤维是水果和蔬菜不可消化的部分，它能网结起废物使粪便成块并把你的肠道清扫干净。

择食时，应当尽可能避免那些能产气而令人不适的食物，如洋葱、洋白菜、豆类等，这些食物，应避免过量进口。平时，还要尽量少吃油腻食物。水果、带叶的蔬菜和粗粮，那都是肠子喜欢的食谱。

活动能促进肠胃蠕动，没有什么能比经常锻炼更好地促进消化。“锻炼性蠕动”，指的是肠道肌肉的起伏运动，这保持食物在你消化系统中行进。健康的消化依赖于肠胃蠕动，肠胃蠕动需要高度集中的血液流动，而锻炼能促进血液流动。说简单点，锻炼能够保持你正常地消化。

吃饭要专心，如果你匆匆去做其他事情，血液就会流向你身体的其他部分而暂时改变你消化系统的状态。因此，如果你时间充裕，请尽可能在饭桌边多逗留一会儿。我们的身体要我们这样做，那些不能有时间停下来享受美食的人们，请记住食物在你进餐后两到三小时正在通过你的小肠，因此请你尽可能地慢下来。

时常保持愉快的好心情，这是肠子对人怀有的美好愿望。

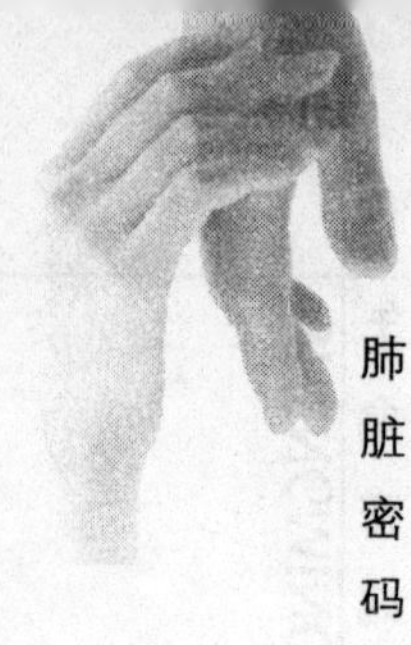

20. 肺脏密码

FEIZHANG MIMA

呼吸是生命的重要征兆，而肺，这个呼吸的制造车间，就是支撑生命的重要机构。它，要是不老实工作，时常来个上气不接下气的，那么，人就得遭殃，过着憋气的日子；这家伙要是玩狠的，若是干脆停工的话，那么，人就惨了。

一个人在一年中总共要吸入4582181公升空气。每个人平均每分钟呼吸16次，每呼吸一次约吸入500毫升空气。如果将这一数字乘上每一天的时间数，就可以计算出，每人每天大约吸入11520升空气。

一个普通人每天吸入体内的空气总重量相当于其摄入的食物及饮料总重量的7倍多。

一个普通人平均每年要向大气中呼出多少二氧化碳？以一个体重 70 公斤的人为例，当他处于休息状态时，每分钟呼出0.25升二氧化碳；当他处于日常的活动状态时，每分钟呼出约1 升二氧化碳；而当其从事较为激烈的体力活动，例如慢跑或者有氧健身运动时，每分钟呼出的二氧化碳就将多达2升。假设这个人每天的24小时中有8小时用于睡眠，还有16小时处于正常活动状态的话，他呼出的二氧化碳总量尚不足以加重地球大气的温室效应。

人体中的肺分为两部分：左肺和右肺。

右肺比左肺稍大些，有三片叶（部分），而左肺只有两片叶。正常肺的模样，就像一个粉红色足球胆，不过，它可不是中空的。要是剖开肺部，那断面就呈现出海绵样。

人的肺部，不一定一直保持红粉之本色。虽说，当一个人幼小的时候，其肺部的颜色是粉红的，可要是这人总是挎一杆大烟枪，等到他人过中年，吸过25万支香烟，又吸进5亿口肮脏的城市空气，他的肺就会呈现出那种带黑色斑点鼠灰色。

人的胸腔里有三个分隔的密封小间：一个是心脏的地盘，一个归左肺，另一个，就是右肺专用的。每一只肺，都怡然自得地挂在自己的房间里，并把它的房间装得满满的，每只肺的体重，大约都有一斤左右。

肺是被动呼吸的，因为它没有肌肉，肺的房间里略微有点负压。当其主人胸腔扩张时，它也跟着扩张；当主人呼气时，它就随之塌陷——这是一种回缩机制。谁要是不幸被刺透胸壁，那他肺部的那点负压就会被破坏，这时，他的肺就只好松松地挂着，在没有痊愈并恢复负压之前，肺是一直不工作的。

肺的结构很奇妙，就像一棵倒长的树。在人的约10厘米长的气管下端，分有两个主要的支气管，其中一个是为左肺准备的，另一个，当然是为右肺而备的。

现在，就拿右肺来说吧，这棵倒长树又从中分枝，首先是一些较大的支气管，接着是很多直径为1/400厘米的细支气管——这些，都只是空气的通道。和左肺一样，右肺的工作是在肺泡中进行的，肺泡就像一串串葡萄状的微小气囊。右肺骄傲地说：“我共

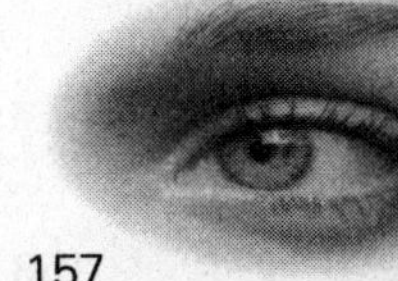

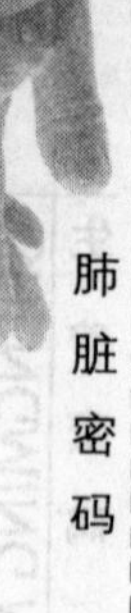

有大约2亿5千万个这样的小囊。这些小囊的组织如果平铺，大概能遮盖半个网球场。”

每个肺泡都被蜘蛛网般的毛细血管覆盖着。当心脏把血液泵入毛细血管的一端，红细胞就排成单行通过，这过程历时约需一秒钟，这时，一件惊人的事情发生了，红细胞将它们所运载的二氧化碳，通过毛细血管壁薄纱般的壁膜，扩散到肺泡内，同时背上氧气走上另一条路。肺里的毛细血管好像一个气体交换站，富含二氧化碳的血由一端流入，富含氧的新鲜的樱桃一般红的血从另一端流出。

和心脏等人体中比较重要的身体器官一样，肺基本是自动控制的，但又有所不同，肺同时也受心情的支配。发脾气时，人有时就会停止喘息，气得脸色发青。不过谁都不必为此而担心，因为，谁也不会因此横遭不测，肺会及时自动呼吸，让自己继续工作，而不管其主人是否愿意。

肺的呼吸自动控制器位于延髓，这部位就是脊髓连接脑子的膨大部分，它就像是个化学探测器，非常敏感。工作状态中的肌肉能迅速燃烧氧气，放出废料二氧化碳。当二氧化碳有蓄积时，血液就变成微酸性。这种改变立刻被呼吸控制中枢觉察到，于是，这个中枢就命令肺加快工作。当血液酸度上升到相当程度（如主人做剧烈活动时），中枢司令部就会命令呼吸加深，喘息片刻之后，肺再恢复正常呼吸。

人处在不同状态时，每分钟的空气需要量都是不同的。当你安静卧床时，每分钟大约需要9升空气；要是你坐着，就需要 18 升；如果你正在走路，那得需要 27 升；假如你奔跑，那就需要 57 升。

人在办公室工作时，对氧气的需要不很大，正常情况下，每分钟大约呼吸 16 次，每次呼吸 500 毫升空气（这样的呼吸，只能使肺部分膨胀，而当肺充分膨胀时，就能装下这个量的 8 倍）。不过，那吸入的 500 毫升空气，并不能全部到达肺部，其中的 1/3 是无目标地在大支气管和其他呼吸通道中进进出出。

温暖而潮湿的空气，是肺的最爱。泪腺、鼻和咽喉里分泌水分的腺体，每天都能产出约 500 克的液体来湿润肺部的空气，这一路径表面上的血管管理着加热工作（天冷时张开，天热时关闭）。在这几厘米长的空间里，要形成如此特殊的空气加工过程，那是一种多么奥妙的技巧啊！

肺部是个树大招风的地方，每天，总要面临各式各样的细菌或病毒的威胁，不过幸好有其他器官为之挡驾，比如，鼻腔和咽喉里的溶菌酶，是一种有威力的杀菌剂，它能消灭绝大部分的细菌和病毒，而那些溜进肺部黑暗暖湿气道中的细菌和病毒，肺部自己往往就能对付。肺的气道里有吞噬细胞在巡逻，这种杀菌能手，能有效包围入侵者，并把它们一举灭掉。

肮脏的空气，是肺的最大威胁。人体内的其他器官，都过着隐蔽的生活，并能受到保护；唯独肺，它为了生存需要，得直接与外界打交道，只好直面种种有害空气。不过很奇怪，虽说肺很娇嫩，但它却能在与二氧化硫、苯芘、铅、二氧化氮等有害物质的交往中继续生存下去，这不能不说是一种奇迹，要知道，以上

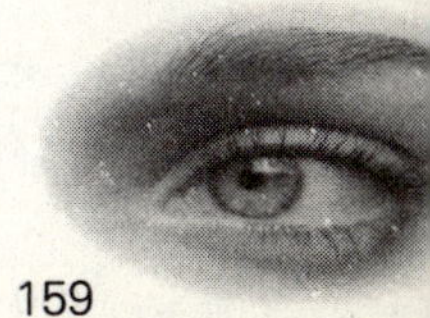

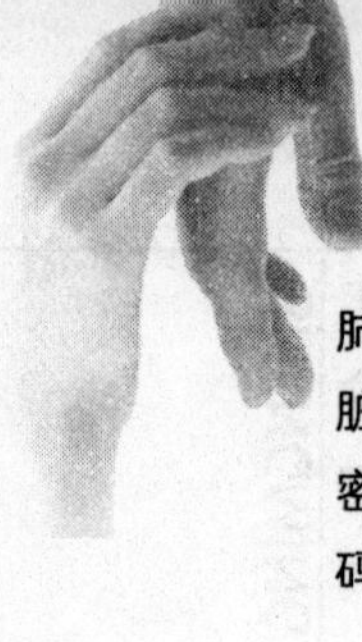

那些气体中的有害物质，有的居然能溶化尼龙长袜，它们对肺的威胁有多大，就可想而知了。

呼吸系统净化空气的工作是这样一一展开的：

——鼻腔里的毛，使大分子的灰尘落入陷阱。

——鼻腔、喉咙和大小气道里的黏液，像粘苍蝇的糖纸一样，使更细小的灰尘上了它的圈套。

——气道中的纤毛，从下气道把黏液向上推扫，到达咽喉部后，再被吞咽下去。真正的清扫工作，就落在这些纤毛身上。这些显微镜下才能看到的纤毛，沿着肺部气道分布，数量多达几千万根，它们就像微风吹拂下飘荡着的麦子，来回摆动，每秒钟约摆动 12 次。如果你能在显微镜下观察这些纤毛，你将会看到这样的情景：当香烟的烟雾或严重被污染的空气吹在纤毛上时，那风吹麦子似的来回摆动的动作，就会停止，而出现暂时的麻痹瘫痪状态；如果这种刺激持续的时间很长，纤毛就会萎缩而死亡，再也无法补充了。

吸烟会损毁气道中的纤毛，使气道里停留有更多的黏液，这些多余的黏液，就是那令人讨厌的痰水，为了排痰，那些烟民就得用咳嗽来解脱，咳嗽一多，他又得求助于止咳药，到了这份上，他还有什么好玩的?

增加一些活动是有益的，任何一般的体力活动，如上楼梯、散步、慢跑等体育锻炼，都会迫使肺加深呼吸，这些都是有益的。

深呼吸也有助于肺脏健康。深呼吸的呼吸动作较慢，因而吸入的空气较多。可以模仿婴儿或歌唱家练习腹式呼吸，不是使胸廓扩张，而是使胸腹之间的横隔膜下降，这样空气就能被吸到肺部最深处的肺泡内。

有一句古老的医学格言说道:“一旦你认识到自己有肺那就已经出问题了。”

热爱生命的人们，千万要注意啊!

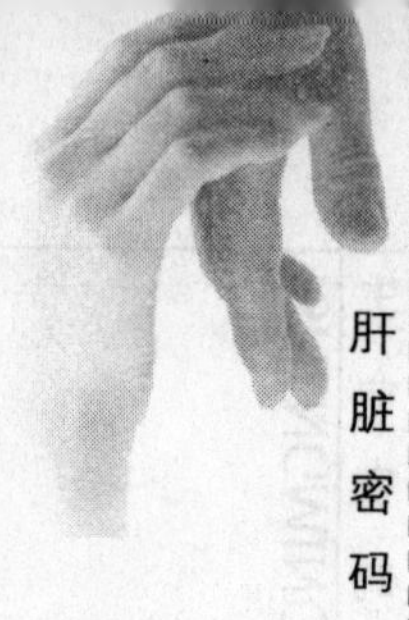

21. 肝脏密码

GANZHANG MIMA

人不可以貌取人，对肝脏而言尤其是这样，这家伙虽说其貌不扬，但它却是人体器官中的一个大牌名角，这个耍大牌的角儿，几乎把人的右上腹全占满了，而且，还处于绝对受保护的环境中（受肋骨终生保护）。

肝脏是人体内最重的器官，重到什么份儿上呢？瞧瞧它那分量便可知晓：重约1400克，这个重量可是心脏的4倍啊！那大名鼎鼎的心脏和肺脏，虽说它俩分管着两大功能：心跳和呼吸，但若是论复杂程度，它们都没法与肝脏相比！肝脏做的工作达500项以上，只要其中任何一项主要工作中出差错，那么，人就得为自己准备后事了。

在日常生活中，人的每一项活动，都离不开肝脏的参与。比如：当你走路时，肝就为你提供你的肌肉所需要的热力；当你美滋滋地享用烧烤羊肉串时，肝就忙碌着为你清除那些美食中的有害元素。这个神奇的家伙，它随便做的一样简单的工作，都是一桩了不起的大工程。打个比方吧，肝脏日常中所做的每一件小事，一家大化学药品公司就需要用占地好几十亩大的多个加工车间才能完成。至于那些比较复杂的项目，再牛的大企业，也显得无能为力。

完成各种复杂的化学反应，是肝脏的拿手好戏，为了做好这些工作，它得生产出1000多种不同的酶。要是没有肝脏制造的凝血因子，假如某一天你不小心划破了手指，那么极有可能因为流血不止而死亡；肝脏制造的抗体，能保护人免于生病。

肝脏是身体的卫士。

——如果你爱吃牛肉，当这美食进口后在小肠里被制成蛋白碎片，这名为氨基酸的东东一旦进入血流，就会像氰化物那样致人于死地——多亏有了肝脏的帮助，它能把这些氨基酸变成人体所需的蛋白，要是这些蛋白多余了，肝脏就把这多余部分转化成尿素，让肾脏去排泄。

——肾上腺所生产的节盐激素，能使人严重浮肿，但肝脏能破坏它所生产的多余部分。

——肝脏还充当心脏的安全阀。肝静脉由肝脏上面直接通往心脏。要是一股潮水般的血流冲过来，心脏可能会窒息，这时，肝脏就肿胀起来，像个血管丰富的海绵，去饱吸血液，接着再把血液慢慢地向外输送，以便心脏有条不紊地去处理。

肝脏是一个了不起的解毒器。

——肝脏能消除某些有毒物质的毒性，比如尼古丁、咖啡因等。如果把这些有毒物质注入肝脏通向心脏“出口”的血管，那么，只消几分钟，人就会死掉。要是将同样的毒品注入肝脏的“入口”血管，那么，在血液通过肝脏时所需要的几秒钟之内，肝脏就有充分时间消除上述毒品的毒性。

——肝脏能把酒里的酒精分解成无害的二氧化碳和水。要是没有肝脏的帮助，酒精会在血液里积蓄，很容易达到那可怕的致死量。

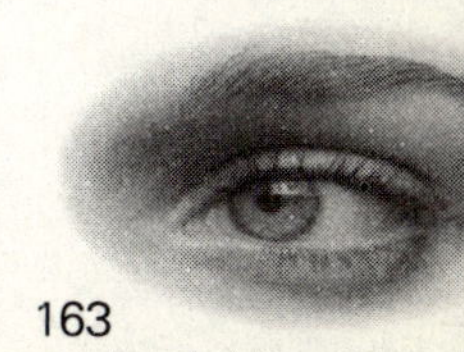

肝脏是人体体内物质元素的控制器。身体中产生的某些物质如果积蓄量太大了，就会有毒性，肝脏的工作就是控制它们的量。打羽毛球时，你的肌肉燃烧着葡萄糖并放出可能致死的乳酸，这时，肝脏不是把这些乳酸扔掉，而是把它转化为醣原储藏起来。肝脏就像一个勤俭的管家，从不浪费东西。当人吃了巧克力糖块，其中的蔗糖在小肠里被变成血糖（葡萄糖）。要是进入血流的葡萄糖太多了，人就可能像糖尿病患者缺乏胰岛素那样，进入昏迷状态。肝脏能保证这种事故不在其眼皮底下发生——如果血中葡萄糖过多，肝脏就把它转变为淀粉状醣原。通过这种方法，可储存相当于半斤糖的醣原。大家都知道，血糖太少和血糖太多一样有害。因此，在两餐饭之间血糖降低时，肝脏又把醣原重新变回葡萄糖，再供应到身体各个部位中出去。

每秒钟，人体内就有上百万个红血球死亡，这些遗骸，必须及时处理掉，这项工作，又落到了肝脏的头上，这个忙碌的工人，它对此的处理办法，与处理血糖如出一辙。它把红血球分解后的废物保存下来，并在制造新的红血球的过程中反复利用这些废物，另外一些废物则每天被用来制造1升左右胆汁——黄绿色、带苦味的消化液。

在正常情况下，这种液体从肝脏送到胆囊，再到位于胃和小肠之间的那个状如小口袋的十二指肠。在进餐时，分泌胆汁是为了把大油珠分解戒能消化的水溶性小滴。此外，胆汁还能冲洗掉可能堵塞肝脏通道的脂肪沉积物。

由肝脏缓缓滴入胆囊的胆汁还包含两种色素，它们是红血球破坏后的废料。一种是胆红质（红色胆汁），另一种是胆绿质（绿色胆汁）。有时，这种色素进入血流的量过多就会产生黄疸，把人的皮肤和眼睛染成黄色。黄疸不是病，只是一种症状，表明肝脏出毛病了。

肝脏的毛病往往出自以下四种情况。

① 某些疾病迅速破坏红血球（如疟疾、某些类型的贫血等），这些被破坏的红血球的色素，堆积的速度太快了，以致肝脏无法及时处理那些红血球遗骸而得病。

② 胆囊或胆道堵塞。这会使色素倒流，溢入血液中而产生黄疸。

③ 肝脏通道被脂肪堵塞了。这时，肝脏将无法排泄那些色素，于是就陷入困境而得病。

④ 肝炎或其他疾病。这些疾病会使肝脏的工作细胞发炎。

虽说疾病能破坏肝脏85%的工作细胞，但它仍能继续执行任务，即使肝脏因为癌症手术被切除掉80%，它仍然可以正常工作。

肝脏还能做一件大多数其他器官做不到的事，它能在几个月之内再生，使自己恢复正常大小。

肝炎能使肝脏的几百万工作细胞瘫痪，往往，这种病毒感染在几周就会消退，随后，肝脏就开始动工修复所受到的破坏。在大多数情况下，肝脏都能恢复正常。

对肝脏来说，脂肪浸润是大麻烦，因为这时，肝脏的工作细胞被脂肪取代了。脂肪要是过多，就会引起肝脏的膨胀，使其变得敏感易受伤害。脂肪还可能侵入血流，从而堵塞人体重要的器官血管。另外，脂肪浸润也容易引起另一种严重疾病：肝

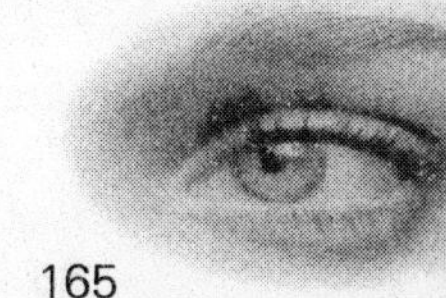

硬变——正常组织被不能工作的纤维组织所取代，导致肝脏颜色发黄，表面呈结节状，体积缩小，变硬。

肝硬变往往是由感染引起的，药物中毒或砷中毒也是常见病因。但对大多数人而言，营养不良和饮酒过度，才是肝硬化真正的罪魁祸首。进食量少、持续每天喝半斤或更多白酒的人，极易发生脂肪肝，脂肪肝会恶化成肝硬变。人要是不幸染上此疾，就得听医生的，卧床休息，多吃营养丰富的高蛋白质的饮食和大剂的维生素，不要再碰酒杯，只有这样，肝脏才能重获生机。

维生素，尤其是乙族维生素，对肝脏有帮助，但最好的办法还是饮食合理。

尽量少喝酒，如果你要彻底自我毁灭，一天喝 80 克酒，如此 15 年就能达到预期目的。

还要合理控制体重，人要是发福，肝脏也会发胖。

有人说，肝脏是“沉默的羔羊”，平时，这家伙埋头工作，显得默默无闻，但一旦遇上麻烦，就会叫苦连天，以疲劳乏力、腹胀无食欲、或者口舌发苦等方式，向人发出警讯；要是受伤害更深，它甚至会以剧痛咬人一口，让人痛苦不已。

22. 膀胱密码

PANGGUANG MIMA

在平常人的眼里，膀胱简直就是个捣蛋鬼。比如，在寒冷的夜晚，当人睡得正香的时候，那灌满尿水的膀胱，会强行把人弄醒，要他起床小便；坐车的时候，膀胱要是也来一把恶作剧，那会更加令人难堪。但是，膀胱却依然干着脏活，任劳任怨。

每每听到这样的指责，膀胱这家伙，就会窃窃私笑，得意万分："你们人啊，这下子该明白了吧，俺膀胱有多么了不起，就算是老天爷开会，俺要是发话，那分量可是比老天爷都要重的！谁敢不听咱的话！"

是啊，天大地大，不如小便大；千急万急，不如尿尿急。

再说，活人也不能让尿给憋死啊！

谁若想不被内急问题所烦，那么，解决的办法似乎只有一个，那就是，不喝水，或者少喝水。可谁要是敢这么干，他不是在玩他的小命吗？因为，按照专家的建议，人每天最好喝水8杯，如此一算，一个人一年下来就得喝掉2920杯水。这么多的水，经过参与细胞的生命活动过程以后，变成了带着毒素和废物的废水，这么多废水的排泄工作绝大部分就是通过膀胱来完成的。

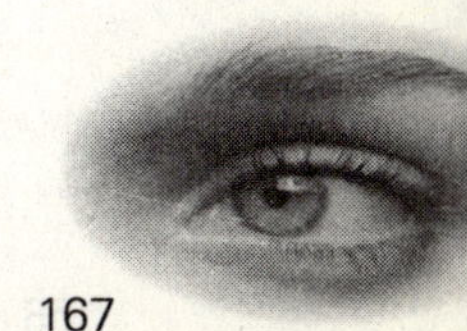

膀胱装满的时候，形状略似练习拳击用的吊球，其容量大小因人而异（170～680毫升）。正常成年人的膀胱容量约为570毫

升。肾脏昼夜不停地过滤血中的废料，同时让尿通过两支铅笔芯大小、约30厘米长的小输尿管，一滴一滴流进膀胱里面。

膀胱通向外界的出口是一个铅笔粗细的尿道。每天，膀胱通过尿道排空的液体量变化很大，从500毫升到4500毫升不等。正常成年人的日排尿量约为1.7升，但是这是可变的。量的大小在很大程度上取决于从汗腺和肺脏排出的液体量。人出汗时，膀胱的产量就下降；睡眠时，尿的产量也降到白天水平的四分之一，要不然，人就得不到足够的休息。膀胱排空时，顶部的肌肉首先收缩，然后下面的肌肉再紧挤——那是膀胱把自己挤干了。

膀胱多长时间挤一次，由很多因素决定。忧虑、焦急或恐惧能抬高血压，从而也提高肾脏的活动和尿的产量。精神压力、观看球赛时的紧张情绪或忿怒，也会使膀胱肌肉壁收缩。有时，尽管膀胱中的尿液未满，但膀胱仍有排尿的欲望。

孕妇妊娠时，她的小胎儿就坐在她的膀胱上。因为时常受到这种压力，她的泌尿次数就会增多。

大冷天里，人会经常收到膀胱发出求救信号。事情是这样的：为了保存热量，人的血流会更地绕过皮肤血管，因此，更多的血就被运往内部器官。肾脏过滤的血越多，它生产的尿液就越多。

某些特殊的调味品也能刺激膀胱，尤其是芥末、辣椒和姜，甚至茶和咖啡。

烈性酒也同样有刺激性，特别是北欧那种带香料味儿的烈酒。

尿样可显示人体其他部位的健康实况：

——要是人注意到他的尿持续混浊、有臭味或变色，最好及时找医生。

——尿液要是呈深琥珀色，那可能意味着人的肾脏浓缩工作做得太好了，或者只是由于运动量太大出汗过多，以致没有剩下足够的液体让肾脏处理。

——尿要是混浊，可能表明肾脏有病，也可能什么都不是。在剧烈运动后，尿容易变混。

——尿里要是有血，那就很不妙了，有可能严重得要命。谁要是发现这种情况，应该马上去医院。

尿液比重要是太低，肾脏浓缩废料的功能就差；

尿液比重如果太高，可能意味着病人脱水了。

尿酸要是太高，可能表示有结石或痛风，或者其他疾病，如：心脏病、肾病、牛皮癣，以及内分泌失调等等。

谁要是认为他的肠子是他主要的废料处理系统，那他就错了，那个系统要是停工一周甚至数周，其主人不一定会面临危险。但如果人的泌尿系统连续停工超过几天，那他可真有大麻烦了。

所有器官都不同程度地将废料或过剩产品随尿液排出体外，腺体尤其如此，例如，妊娠时剩余的雌激素就由尿排出体外（从而验尿可以测定是否妊娠了）。

排尿比简单地倒空一口袋水要复杂得多。膀胱有两个被称做括约肌的阀门。一个位于膀胱底部，当膀胱膨胀时，它会自动打开；第二个阀门的位置稍靠下，是自动控制的。第一个阀门被打

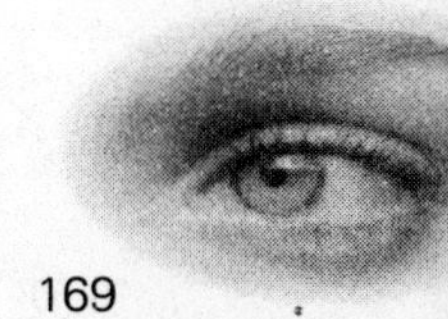

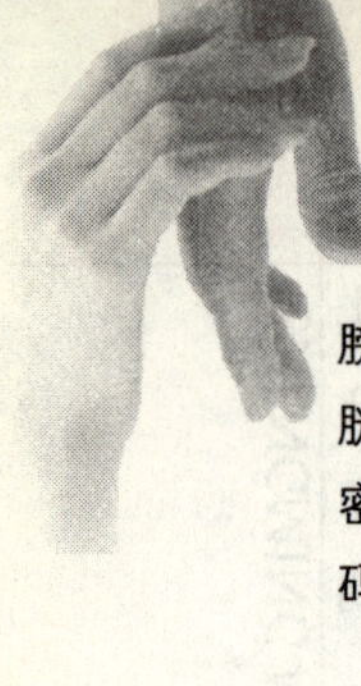

开后，人就有了尿意。当第二个阀门也被打开，就开始向体外排尿了。

据说，尿流的强劲程度，可以看出一个人性能力。

尿流的冲力大小，也可以审定一个人健康状况。膀胱的出口管道经过男主人的前列腺。一个肿大的或患病的前列腺能减少或切断尿流。狭窄——来源于性病或其他疾病——也能发生同样的问题。肿瘤也可能产生同样症状。

说来很奇怪，人要是没有膀胱，他照样也会活得好好的。谁要是因为患癌而切除掉膀胱，外科医生就会简单地把他的输尿管接在大肠上，这样，那人就会像鸟类一样过着没有膀胱的日子。

膀胱虽然能反映人体中其他部分的烦恼，但自身也有不少麻烦。首先要说的是尿床，尿床令人尴尬，尿床的原因有多种：

——婴儿容易尿床，那是因为其膀胱太小，但长到2~4岁之间，其膀胱容量就会加倍。

——焦急、不安全感以及各种心理失调，都是造成尿床的常见原因。

——陌生的环境，也可能让人尿床，当一个小孩迁到一个陌生的新地区时，他往往会感觉不安全而重新开始尿床。一旦他适应了新情况，问题自然就消失了。这种情况男孩子比女孩子多见。

——瘫痪会导致尿失禁。

——衰老也是尿床的原因。

不过，与结石相比，上述的尿床问题就是小巫见大巫了。膀胱中容易形成结石，那些令人讨厌的结石会堵住膀胱的进口和出口管道，结果，就会引起剧烈的疼痛。要是尿液倒流入肾脏的情况时间太长，就能导致尿中毒甚至死亡。

尿太浓就会沉淀出矿物质而构成结石。结石在气候温暖的地方比起较冷的地区更多见。缺乏运动似乎也能引起结石。结石的大小不同，有些可能是很小的“砂砾”，很容易排出体外，但是在个别情况下，结石竟长到6公斤多！

奇怪的是，像橘子般大的结石，患者可能会忍受多年而不引起任何严重症状。只要结石的边不是锯齿状，损害膀胱组织，并且只要它不堵住膀胱的重要通道，膀胱就能和它们共处。当结石确实造成麻烦时，手术切除只是一种选择，医生也可能会用另一种方法来对付，即经尿道插入一个带特殊装置的膀胱镜，这个小管装有观察镜片和核桃夹子样的牙钳，把结石夹碎，使之能通过尿道而排出体外。

膀胱炎才是膀胱的最大问题。细菌会偷偷溜进膀胱，造成可怕的感染。所有的女人都有这种经历（或早或晚）。女人较男人更容易得这种感染，原因是很简单，女性的尿道只有2～5厘米长，男性的尿道通过阴茎则长多了，有20～30厘米。因而，外界细菌在女性体内只需要走很短的路程就能抵达膀胱内部。

虽说膀胱炎并不是什么致命的重病，但它却十分让人头疼，因为，它可能会引起尿频、烧灼感和周身性不适。不过还好，这些麻烦，一般用抗菌素药就能解决。

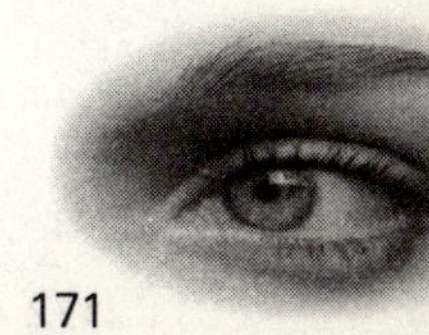

从上述情况看，似乎可以得出这个结论，膀胱是人体中占有重要地位的器官。其实，它只不过是一个蓄水池，定时装满，又定时排空。好了，亲爱的看官，是否你该去方便一下了。

23. 肾脏密码

SHENZANG MIMA

小样儿！有人总这么轻视肾脏，他说得好像有点儿理由，因为这个脸色棕红的家伙，样子的确是小了，小得像土豆（准确地说，其大小近似其主人的拳头）。很多人对肾的评价都很低，总认为肾脏只是那令人不屑一顾之废液（尿）的生产商，是一个用来装脏东西的垃圾箱。

“我不是垃圾箱！”——肾脏抗议说：“实际上，我是人体中的化学大师。人体内的主要废料处理系统并不是肠道，而是我。血液不停地从我那里流过，我把血过滤干净，清除其中有潜在毒性的废料。我协助督促红血球的生产，并看管血液里的钾、氯化钠以及其他物质——这些物质多一点或少一点都能致命。我控制着性命攸关的水平衡——水过多了，主人的细胞会被淹死；水太少了，细胞就会完全枯萎。我负责保持他的血液不过酸也不过碱。我为人做的事多得不得了，以至罄竹难书，哦，不！说错了，应当是不胜枚举，至今，医学专家们还没能把我的活动一一罗列出来，编成完整的书目。”

人有两个肾脏，虽说每个肾脏约重 140 克，但其中都有 100 多万个小小滤过单位（肾小管）。在高倍显微镜下，肾小管看起来很像一条卷尾巴的大头虫。要是将肾脏中所有肾小管解开拉直，其总长，可达 110 公里之长！

肾脏是一个伟大的过滤器。每小时，人的两个肾脏都要把人体里的全部血液过滤两遍。如果你的两个肾脏大小正常，那么它们每分钟要过滤约 95 毫升的血液。这种过滤对人体十分必要，要是红细胞或人体必需的大颗粒血浆蛋白通过这个精细的过滤器，而随尿液流丢掉，那么，人就会迅速完蛋。

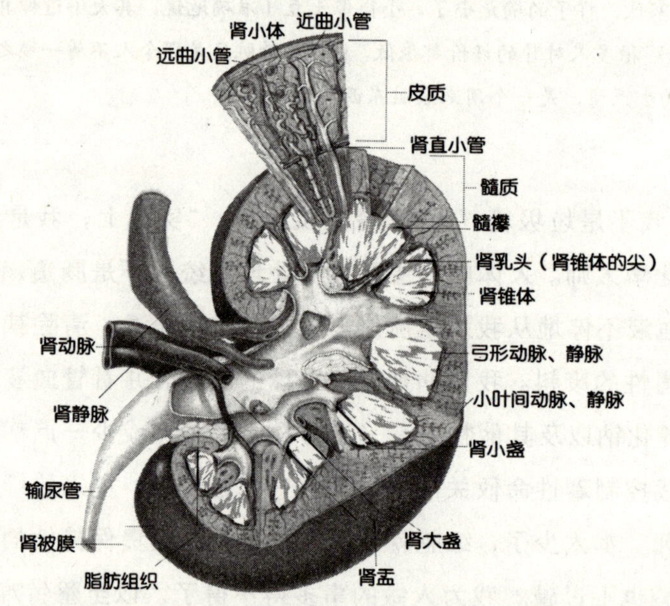

那些被过滤的水分，有 99%重新被吸收到肾小管里，同时返回到血流中去的，还有人体必需的维生素、氨基酸、葡萄糖、激素等等，而其他多余的东西（比如过量糖分、盐分），就从尿中排掉了。

要是人体中没有这个过滤装置，人如果吃了一大块咸鱼干，那将会非常危险，因为盐能保留水分，如果允许盐留在血中，过多的水就会开始在血里和细胞间隙中蓄积，这样，人的脸、腿和腹部就会浮肿，到最后，他的心脏就会因为承受不了那些不断蓄积的、多达几公升的水分，造成搏动困难，导致心律衰竭，以至最终停止心跳。

肾脏是一个神奇的控制器。

大家都知道，钾是人体中不可缺少的元素。血液中钾要是太少了，人的肌肉（尤其是呼吸肌）就会衰弱；如果血里的钾稍微多了一点点，就好比给心脏加上一个制动器，心脏就会完全停止活动。因此，对钾的控制，是一件关乎性命的大事，而这个职责，就责无旁贷地落到了肾脏的头上。

人们也知道，钾主要来源于肉类和果汁，因此，对食物的钾元素精心把关，就成了肾脏的日常重要工作。平时，肾脏的任务就是抛弃人体内多余的钾，或者，当人体中钾元素不足时，肾脏就像贪官似的，从食物中把现有的钾贮藏起来。

肾脏又是一个极其了不起的废料处理器。

每时每刻，人体中都有大量的废料需要肾脏去处理，而其中最大量的废料，就是尿素。尿素是蛋白消化后的最终产物，和其他各种东西一样，尿素量也必须保持精确平衡。尿素太少了，说明肾脏楼上的邻居肝脏情况不妙，受损了；尿素如果太多了，就会引起尿毒症（那是最让医生伤脑筋的疾病之一）。尿毒症的意思就是血里有尿，这种病如果得不到控制，就可导致休克、昏迷、甚至死亡。当尿素在血中堆积起来时，身体为了除掉这个能置人于死地的敌人，就与之进行生死搏斗。

皮肤上甚至有时可以见到白色结晶状的“尿素霜”，这是汗腺

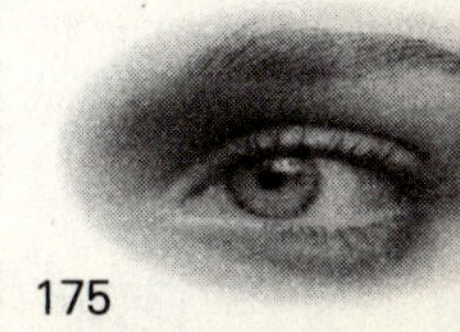

在帮助身体清除这种东西，这没什么，于人无碍。

谁要是想吃东西，请便，他爱吃多少就吃多少，不管产生多少多余的尿素，肾脏都会替他处理掉。

每天，肾脏那双胞胎，都要各生产大约 1 升的尿液。在显微镜下，可以看见那些微小的含有大量废料的液体，一滴一滴地分别通过那 100 万个肾小管，汇集到在肾脏中心的小蓄水库里。这个水库与膀胱相连，膀胱则与外界相通。那波浪式的肌肉运动，以每 10～30 秒钟速率，推动液体流向出口管道。

影响肾脏尿液产出量的因素有很多。

① 当夜间上床之后，肾脏的活动速度就减慢了，减至白天活动量的 1/3 左右。要不然，人在夜里就得频频起床小解，大约每小时左右就得起床一次。

② 当人遇冷时，血液对皮肤的供应就减少，以便保持身体内部的热量。这就意味着内部器官（包括肾脏）的血流增加了，血多了，肾脏生产的尿也就水涨船高，自然也增多。

③ 人发怒时，也会产生相似的结果，这时，人的血压会升高，送往肾脏处理的血量也随之增加，结果就是：尿排出量也增加了。

——喝酒通过另一种相当复杂的途径也产生相同结果。人脑底部的脑下垂体是肾脏的主要上司之一，它生产一种抗利尿激素。倘若这个上司只是根据其下属的设备能力，任其盲目生产，那么，肾脏就会生产出过多的尿液，这样的结果，将使人脱水到危险地步。抗利尿激素能防止这种情况发生。当人喝啤酒后，酒中的酒精不会直接影响肾脏，但能减慢脑下垂体生产有抑制作用的激素的速度，因而，导致肾脏产尿的速度加快。如果人喝酒过多，就会轻度脱水。这就是喝酒的人第二天一早起床后口干舌燥的原因。

④ 咖啡里的咖啡因有相似作用。

⑤ 香烟里的尼古丁，则有相反作用，它使抗利尿激素的产量增加。吸烟要是太多，人需要排尿的次数就会明显减少。

能者多劳，多劳者易受损。肾脏也容易招病。

肾结石是最让人头疼的。当尿液太浓，就可能导致肾结石，这时，尿里的钙盐、尿酸之类的物质都要结晶化。有的结石可能像砂粒一样大小，被排出体外时，往往难以觉察。要是结石越长越大，长到豌豆大小，情况就不同了，当结石想通过肾脏中那非常敏感的输尿管（由肾通向膀胱的管道）时，就会产生剧烈疼痛。

保持足够的液体摄入量，人就能避免形成肾结石。要是每天所进的水分相当 9 杯（其中大部分来源于食物），就比较合适。不同食物，含水量也是不同的，比如，肉类的含水量一般为 50%；香蕉约为 90%；西瓜则多达 93%。

肾小管发炎，那是最麻烦的。细菌感染就是这个毛病的罪魁祸首，它往往偷偷摸摸地由泌尿道下半部向肾脏袭来。不过，抗菌素一般能迅速控制住这种感染。

大面积烧伤也会严重损伤肾小管，因为，那些来自被破坏组织的废料，会堆积得太快，令肾脏招架为住，来不及及时清除，而且，创面中血液里的重要成分又渗出得太快，这也让肾脏猝不及防，来不及及时补充。另外，外伤也像许多药物和毒

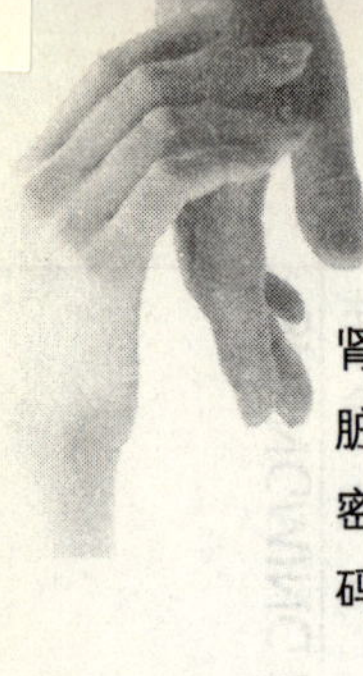

物一样，也会对肾小管造成不小的麻烦，比如，肾部遭受的打击伤、车祸等等。

游走肾是胖子的常见病，在正常情况下，肾脏安静地躺在脂肪垫上。当过胖的人节食减肥时，脂肪垫的大部分会消失，起固定作用的组织拉长，肾脏开始漂动。

上述这些毛病，一般只造成暂时性损伤，因为肾脏有惊人的再生能力，损伤后，往往会自行修复。

只有动脉硬化，才令人束手无策，因为，这是衰老的迹象。肾脏的动脉就像人体内其他部位一样，会逐渐变硬、变窄并失去弹性，从而造成肾脏的供血量的减少（总有一天，人的心脏会失去一部分原有的泵送能力，这也会削减肾脏的血液供应）。当这种情况发生，肾小管就再也不能圆满完成清洗血液的任务了，这时，它就只好眼睁睁地看着那些有毒废料堆积起来，并无可奈何地默许钾、钠和氯化物和其他物质失去应有的平衡。

不过，即使 90%的肾小管无法工作，肾脏的双胞胎只要同心协力，仍有可能较出色地完成任务。如果能做到这一点，那么，适当的药物和饮食疗法就能延长人的寿命，这就要求人们要密切注意食物中盐、钾和其他各种元素的量，以保持它们在体内的准确平衡。必须准确地使液体的摄入量与通过肺、排汗和排尿丢失的量保持平衡。

每天多喝一两杯水对人有益，大多数人喝水都太少。人要是发现自己的尿液不清亮、混浊，或者变成洗肉水或红木色的，就应该赶快找医生。如果他发现面部浮肿，感到恶心，视力模糊和疲乏无力，很可能，是肾脏出问题了，这时，应当立刻采取措施。

适当活动身子有好处，但不要做剧烈运动，因为肌肉工作量过大，会产生过多的乳酸，这对肾脏是个负担。

有一个福音，那就是原来被认为无望的肾脏动脉硬化，现在也有药可治了。

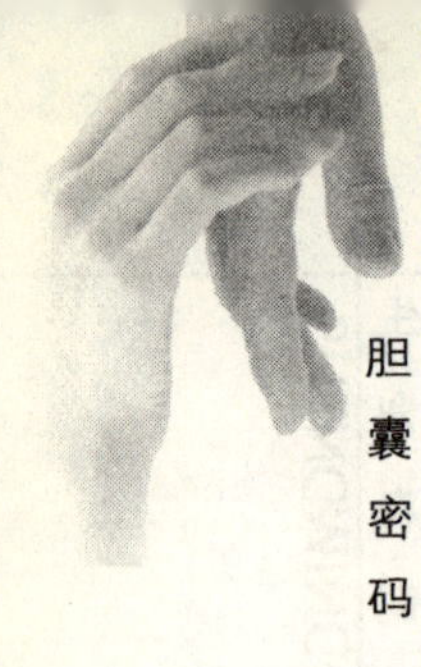

24. 胆囊密码

DANNANG MIMA

胆囊是一个特别有趣的话题，据医生说："大多数的人如果没有胆囊也能过得比较舒服。"的确，把胆囊割除掉，并不会令人的生活失色。

美国第 36 届总统约翰逊，特别好大喜功，对大的东西，有着特殊的爱好，比如：超大的轿车、庞大的人群、巨大的胜利。就连他身上的那个大伤疤，也能让他津津乐道。这个大伤疤，是在 1965 年的一次胆囊手术后遗留下来的纪念标记，他曾经掀起衬衣向全世界展示过这个大伤疤，这有趣的情景，已经被摄影师拍了下来。

胆囊的模样就像珍珠，其长不过 15 厘米，里面装有 1 升左右面糊状的胆汁，这种绿中略带浅黄的苦汁，能帮助身体消化肥腻食品、吸收维生素和矿物质。

胆囊与肝脏和小肠相连，后二者分别是分泌胆汁和使用胆汁的人体器官。肝脏分泌出的胆汁，在进入胆囊后逐渐变浓。当你吃进食物之后。胆汁就从胆囊体内涌出来，经由胆囊与小肠之间的专用通道（胆汁输送管）进入小肠，参与消化过程。

胆汁包含的主要成分是水、胆固醇、电解质以及其他一些化学物质。胆汁进入胆囊后，就会出现一种令人担忧的态势：就像咖啡杯底部的糖块，胆汁会慢慢沉积，并结晶，这些沉积并结晶的胆汁，一旦结合在一起，就会形成小石块，也就是胆结石。

胆结石与大多数病症不一样。人在青少年时期，不易患胆结石，只是人过中年之后，这个毛病的发生率才逐步提高。在 60 岁左右的人群里，每 10 人中至少会有 1 人的胆囊里已经落下了一颗胆结石。

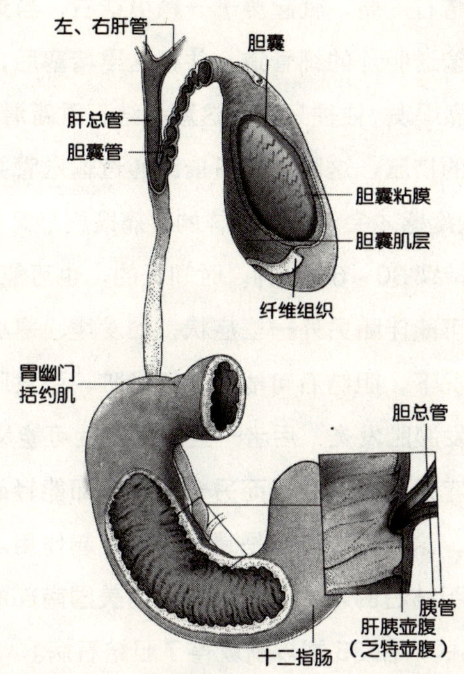

有趣的是，每 5 个患有胆囊结石的人，有 4 个对自己的病情浑然不知。

胆结石的体积会不断增大，从细小的颗粒逐渐变成小块状。不过，大多数的胆结石都小于 2 厘米，因此，一般也不会给人带来什么麻烦。大约 80% 的胆结石都处于沉默状态，未曾显露任何症状。但它们只要一发作，就会以剧痛的方式让人留下深刻的记忆。

胆结石引发的疼痛比心肌梗死所引起的还要厉害。它与肾结

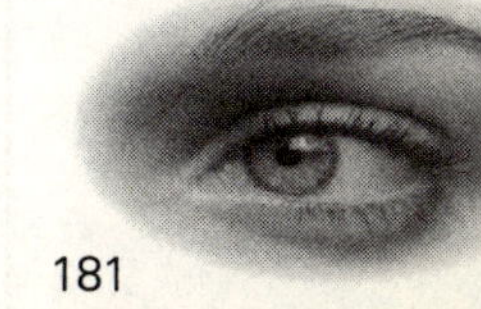

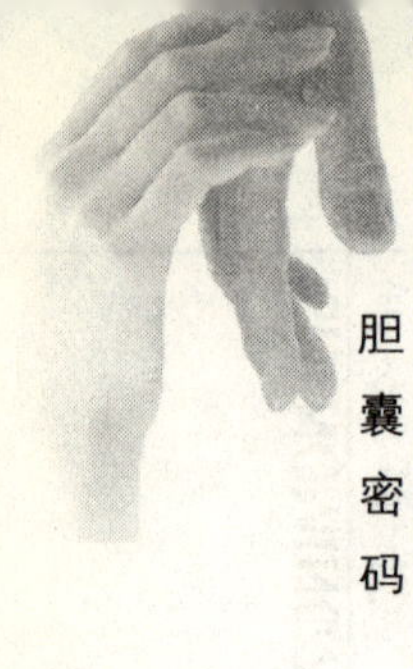

石引发的疼痛相似，是任何人所遇到的最厉害的疼痛。在治疗中，胆结石时常被误诊为心肌梗死。因为其疼痛感往往会扩散到背部、胸部和肩膀，其症状与心肌梗死极为相似。

典型的胆结石疼痛，就起源于一颗小结石，当这个惹事生非的小东东滑入输送胆汁的细管道，并把这里堵塞后，极度的痛感就会在这里强烈爆发。往往只有在这颗小结石重新滑回胆囊后(或者受管道组织的挤压，这颗小结石最终通过输送管并进入小肠之后)，这种剧烈疼感才会消失。这样的疼痛既剧烈又具有间隙性，时间短的，可持续 30~60 分钟，时间长的，也可能超过 3 小时。

胆结石还可能伴随另外一些症状，如发烧、寒战、呕吐、黄疸等。有些情况下，胆结石可能会损坏肝脏，引发胰腺炎，或者刺破胆囊，引发腹腔发炎，后者一旦发生，就可能是致命的。

有些男人容易得胆结石，而另一些男人却能轻而易举地把胆结石拒之门外，这里面有可能是遗传因素在起作用。在非洲和亚洲的人群中，胆结石的发生率就很少，而美国南部的印第安人群中，大均 80%的人在 35 岁以前就得了胆结石病。

60 岁以上的男人以及那体重超标的人更容易得胆结石病。

近期失重很快，或小肠出毛病的人，患结石的危险性也更高一些。

从前的胆囊割除手术，得在腹腔切开一个长约 15 厘米的口子，并且需要数星期才能愈合。

后来，这一手术只要用一个小型仪器就能搞定了，而且只需在腹腔底部切开一个小小的口子。这种手术名为腹腔镜胆囊切除术，耗时只需 1 小时左右，而且，留下的伤疤也不显眼。一般情况下，术后第二天，患者就可以出院，一周之后，他（她）就完全自由了，该干嘛就干嘛。

而现在，医生们可以用非手术的方式对付胆结石了，除了药物疗法，还有碎石术，这种手术不需开刀，而是用冲击波击碎结石。不过，要想阻止新结石的产生、彻底制止结石病，只有割掉胆囊才是一劳永逸的办法。

有一个问题要切切记住，那就是千万不要成为大腹便便、发福的人，如果你的体重超标，那么，与那些身材标准的人相比，你得胆结石的可能性要高上6倍。

饮食结构要平衡。每天要吃8到10分水果或蔬菜。

要少吃多餐。每次你吃饭时，胆汁都会从胆囊往外排出，所以，你吃的次数增加，那么，胆汁就更不容易沉积下来并形成结石。起床后到晚上睡觉之前，包括早餐和正餐之间的小餐，每天可以吃四到五餐，缩短每一顿饭之间的间隔。

应当把每天食物中的胆固醇含量控制在300毫克以下（一只鸡蛋黄含有213毫克胆固醇，100克一份的烤鸡肉只有73毫克胆固醇）。所以，每天最好吃一至两份100克的鱼，家禽、家畜肉，如果喝奶的话，最好把奶油都去掉，这样做有助于减少食物中油脂含量，而油脂含量高能提高血液中胆固醇含量。

富含纤维的食品能使胆汁更多地排出，并参与消化过程，从而减少得胆结石的机会。如果要让每日食物中的纤维含量达到较高水平，至少应吃五份以上水果或蔬菜，六份谷物食品，如面包、食用面糊等。

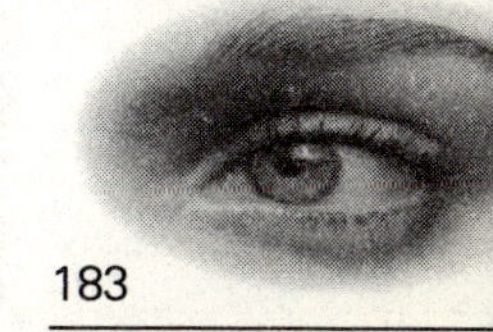

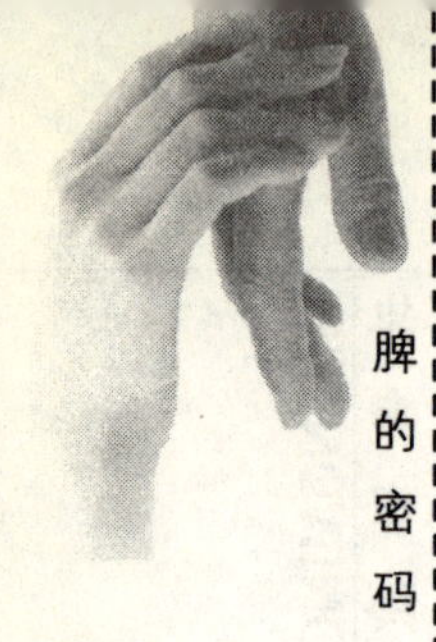

25. 脾的密码

PIDE MIMA

脾有拳头大小，重约170克，它是淋巴系统中最大的器官，四周被海绵似的纤维包囊所包围，能剔除血液中已损坏的血红细胞，寄生物和其他侵入的微生物以便毁灭它们。在某种情况下，当骨髓生病而不能制造健康的血红细胞，脾能很好地代替其工作。

在典型的一天之中，脾，这个身兼多职的器官，能杀死并分解衰老的血红细胞，从细胞体中过滤出铁质，以备再用来制造血红蛋白，贮存 1 升左右的血液以备在紧急时刻释放到血液中去，并且制造抵抗疾病的抗体和被称为淋巴细胞的白细胞。

有人将脾生动地比喻成身体的行刑者、殡葬工、拾荒者、血库经理和哨兵。

实际上，脾也是脆弱的，许多疾病都能导致它的膨胀，破坏其正常工作的能力，比如疟疾、贫血和白细胞减少。

另外，脾位于肋骨架下很容易在跌倒、车祸或腹部受到严重打击时受到损伤。受损伤的脾是不可修复的。必须手术摘除。否则，它会破裂，导致严重的出血和死亡。

脾的脾气相当好，平时总是任劳任怨，毫无怨言。脾在正常情况下是忙于清除每隔 4 个月就会衰老的红血细胞，并回收可以再次利用的物质。

脾在筛选那些衰老的细胞方面干得非常出色。脾一旦吞噬了衰老的红血细胞，它也会回收红血细胞中的铁。它将抽提出来的铁再转运到骨髓中，铁在这里又被装配到携带氧气的血红蛋白。

尽管脾有许多重大职责，但它并不是一个不可缺少的器官，一旦它被摘除，其功能将由淋巴系统的其他部分来承担，然而因有被感染的危险，在成长过程中没有脾是非常危险的，这对孩子们来说更是一个问题。不管如何，任何被摘除了脾的人应该接种疫苗来抵抗可能导致肺炎和脑膜炎的病毒。

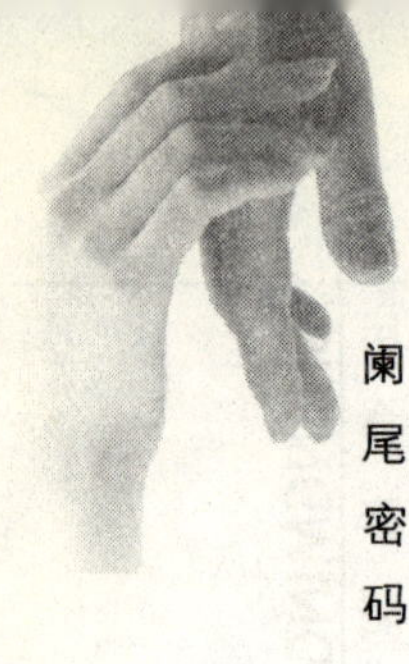

26. 阑尾密码

LANWEI MIMA

有人老是抱怨阑尾，说它是一个毫无功用的器官，在那些人的眼里，阑尾简直就像是只会添乱的大饭桶般的废物，因此，许多父母会在他们的小宝宝年幼的时候，用一种小手术来除掉阑尾。

阑尾是一条长约 7～15 厘米的小管道，外观颇像一只酒足饭饱的贪食虫。从大肠的末端探出一段不讨人喜欢的躯体——说起来很尴尬，它的身躯很容易被粪便等杂物充斥填塞（这都得怪那什么东西都敢吃、都能吸纳的大肠）。一旦阑尾的躯壳被那些脏东西塞满，原先积在它体内的流体，就不能再顺畅地倒流出来。唉！这下子它就该倒霉了，一旦那些流体滞留不动，慢慢地，阑尾所受到的压力就会增大，细菌就会乘机而入，这样，患者的周身就开始发热，要是那人不能得到及时的诊治，阑尾就可能渐渐肿胀，浑身疼痛，那种痛可难受了，那很可能会从隐约之痛恶化成为钻心的绞痛。

有人老是抱怨阑尾，说它是一个毫无功用的器官，在那些人的眼里，阑尾简直就像是只会添乱的大饭桶般的废物，因此，许多父母会在他们的小宝宝年幼的时候，用一种小手术来除掉阑尾。

可仍有许多有识之者，比如那些很有爱心的医生，他们坚决反对那种手术，他们认为，上天造物，必有道理，他们说，阑尾的存在，可能对小孩的免疫力有帮助，只是随着小孩成长，随着孩子们自身免疫力的成熟，阑尾才慢慢失去作用的，这话说的有理，天生我才必有用嘛！

不过，还是得承认，在孩子青春期过后，阑尾真的就成了一条无用的懒虫——一根纯粹的盲管，无所事事地挂靠在消化道这个大单位底下。可能是由于功能蜕化引起某种职业道德的沦落，它成天不干好事，尽是给主人添加隐忧；有时闹起坏毛病，免不了让主人痛苦一回，这时，阑尾就真的变得讨人嫌了。

但是有时，阑尾炎发作的原因也不能全赖阑尾，因为，这往往是因为某些人把关不严，或者生活太随便，误吞了硬币钮扣之类的硬物，这些生活垃圾，到头来全推到了阑尾的头上来，挤兑充斥得它浑身堵塞，苦不堪言，痛苦极了。唉，它这一痛苦，患者就觉得又是阑尾在作怪，他就向医生投诉，说阑尾炎发作了，于是受伤害的就将是阑尾本身！

有经验的专家会告诉你：在一般情况下，阑尾炎的发作很难找到确切的原因，因而也无法采取特别的预防措施。医生说：“似乎没有什么措施能够预防阑尾炎，它在你倒霉的时候悄悄来临。”

所以，当你发现自己的阑尾有问题的时候，最好的办法是让医生为你做个外科手术，把它切除，以免它再次发作。

阑尾炎发作不仅仅会让你感到疼痛，如果它不幸破裂，那么它给你带来的麻烦可就多了。它可能引起腹膜炎——一种腹腔隔膜的炎症。

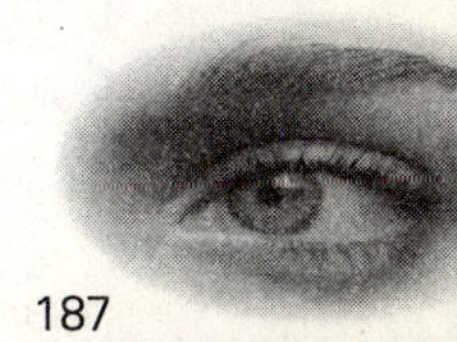

通常情况下，急性阑尾炎发作或者阑尾破裂的间隔时间大约有12～48小时。所以，你应该在它重新发作之前去看医生，因为

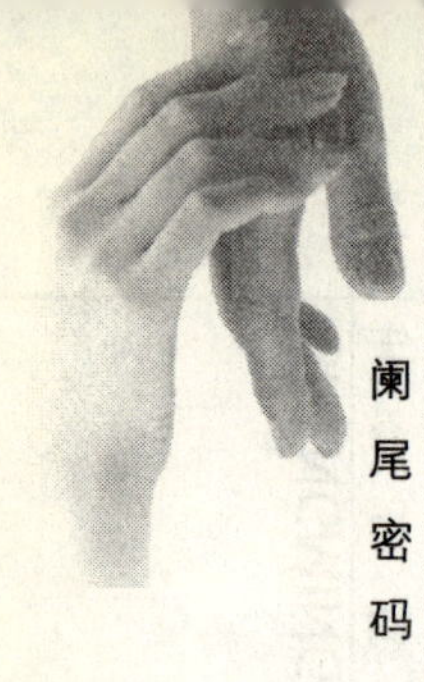

下一次的发作可能会更加厉害。

阑尾炎发作最主要的感觉是疼痛，刚开始，可能是隐隐地疼，疼的部位比较模糊，渐渐地扩展到腹部，最后就局限在阑尾部位——它的位置大概在你的肚脐和髋骨之间。除了疼痛之外，还伴有发热、恶心、呕吐或者腹泻等症状。

当疼痛感局限在阑尾区后，你就该去看医生了，如果疼痛突然减轻，你更应该迅速去看医生，因为它可能是阑尾破裂的一个信号。在严重情况发生之前，你仍然有几个小时的时间去看医生。

在大多数病例中，处置阑尾炎的方法很简单。医生通过外科手术把这个经常带来麻烦的小东西割掉。你除了失去一段十来厘米长的小管子外，一切都与从前一样。一般的阑尾切除手术需要你待在医院 1～2 天，10 天之内便能恢复正常的工作。

27. 肚脐密码

DUQI MIMA

在娘胎的时候，肚脐的地位无比显尊，俨然如进食的嘴巴，主管着一个生命的成长，因为，肚脐的小主人就是通过它，从其母亲身上吸取必需的营养。

肚脐讲话："说起来不好意思，其实我同时也是替小主人排出体内废物的那个难以启口的小东西。"

呱呱落地之后，肚脐的地位一落千丈，一下子沦为废弃的枯井，因为，它的小主人再也无需通过它与外界沟通了，更糟糕的是，人们还把肚脐看成是一处麻烦之源或者藏污纳垢之地，因为，小儿容易因肚脐而得疝气；老人的肚脐则易产生细菌感染。要是它的主人不及时帮它清理卫生，脏物就会在这里积聚，异味就会由此产生。

如果母子都正常的话，脐带约长60厘米；如果脐带远短于这个尺寸，那么胎儿在子宫中的活动就将受限；如果脐带远长于这个尺寸，就有脐带绕颈的危险，有时，这种情况会导致胎儿的死亡。

脐带当中，含有许多血管，脐带越粗，其内的血管就越壮实。因此，较粗的脐带所留下的伤疤，往往要比较细的脐带所遗留的伤疤来得小一些。

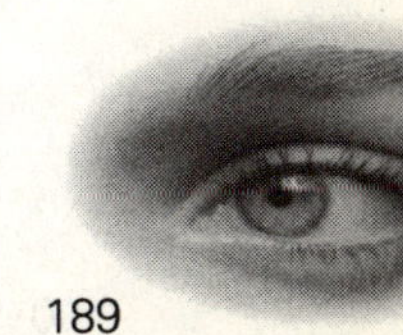

任何在子宫中孕育的生物一定有肚脐，尽管它不一定总是很容易被看见。这个疤痕在某些生物身上也许比其他的更隐蔽一些，

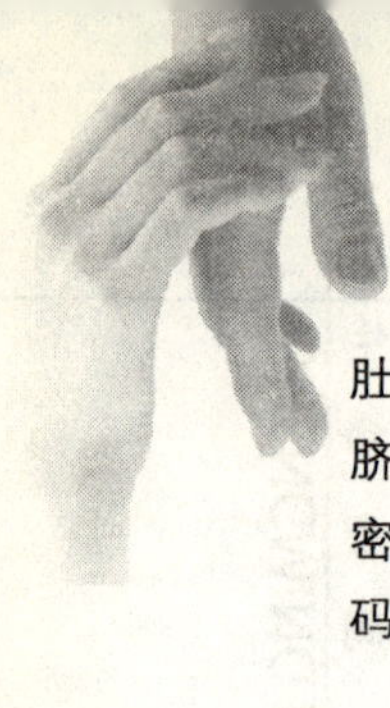

尤其是如果它被软毛覆盖。肚脐不会闭合，因为它和你的胃之间除了一些皮肤表层之外什么联系也没有。

肚脐和指纹一样是每个人独有的，没有哪两个人的肚脐是一样的。肚脐是胎儿脐带残端组织愈合后形成的一种身体构造。事实上，肚脐是“损伤”后修复形成的一个“疤痕”。根据专家说法：既然每一个“伤口”都不尽相同，那么愈合的“疤痕”所形成的肚脐相应也就不会相同，即形成所谓的“内凹型”或“外凸型”。

肚脐是新生儿出生两三周之后留下的一个疤痕，当肚脐随同那新生儿钻出娘胎的当儿，接生大夫就操起消毒剪刀，咔嚓一声，从此了断了肚脐的小主人与其生母的连带关系。

从前，肚脐总被当成是羞于见人的隐私部位，在中世纪或者封建时代，一个女人的肚脐眼是绝对不能向外人显露的，哪一个女生要是随便裸露肚脐，她就会被视为淫荡的坏女人。在中国东南沿海地区福建省惠安崇武一带，生活着一群着装奇异的女性，她们戴斗笠，披头巾，身着露肚脐的短款衣衫，终年头巾裹脸，四季裸露肚脐，被戏称为封建头，解放肚——这种传说，恰好表明了一种保守的态度。而现在，肚脐又让人重新认识，而且还重现风光，许多年轻女孩都喜欢身穿低腰裤子，把肚脐的娇容呈现给众人，更有甚者，有的女孩还在肚脐四周打洞，并装上金属环美饰一番，让它更加美丽了。

28. 肛门密码

GANGMEN MIMA

自古以来，肛门总有诉不完的委屈，它抱怨说："人比人，气死人。我和嘴巴相比，真是有苦难言。瞧那嘴巴模样，无论是四方大口，还是樱桃小嘴，天生就是享福的命，吃香的，喝辣的，所有的好处和快活，它几乎全都占满。而我，别说那残羹剩菜我都甭想沾光，连哀声叹气也不敢大口出声，否则，会惹人嫌弃，说我乱放屁。都什么世道？为什么我表现再好，都会招惹人们的鄙视？你想过没有，要是哪一天我实在想不通，一不作、二不休地关门闭户堵上出口的道，谁将会吃不了——兜着走！"

在许多俏皮话里，身体的这一部位往往成为人们的笑柄。但是，不管怎么说，它还算能笑到最后。

如果你的肛门感到痒、肿胀或者疼痛、流血，那么它可能会影响你的睡眠，把你的生活搞得一团糟。

好好对待你的肛门吧！否则，它会给你带来很多麻烦。它会痒，时不时地排放难闻的气体，还会带来疼痛，所以应该善待你的肛门。

当你排便的时候，你的腹腔收缩把粪便挤到结肠末端用以暂时储存粪便的直肠里，然后粪便进入一个大约18厘米的管道，它就是肛门。肛门括约肌——一种环状肌肉——放松，把粪便排出体外。然后括约肌收紧，直到下一次排便时再放松。多长时间排便一次也是因人而异，有人几小时就一次，有些人三四天才一次。

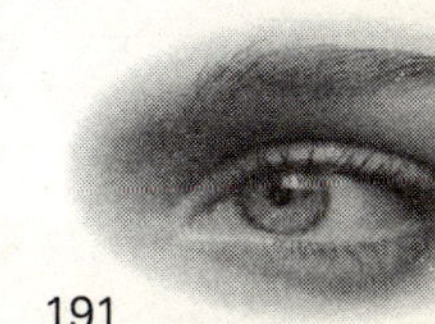

肛门的结构非常简单，所以，如果保持肛门清洁干燥的话，

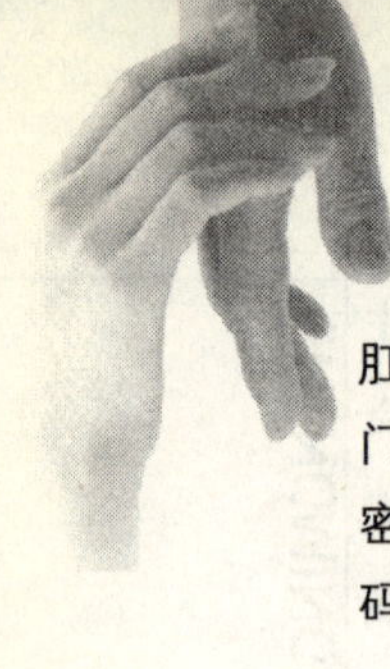

它很少出毛病。肛门一般不会有什么问题，除非它过度劳累、拉得太紧或者擦拭过于用力。

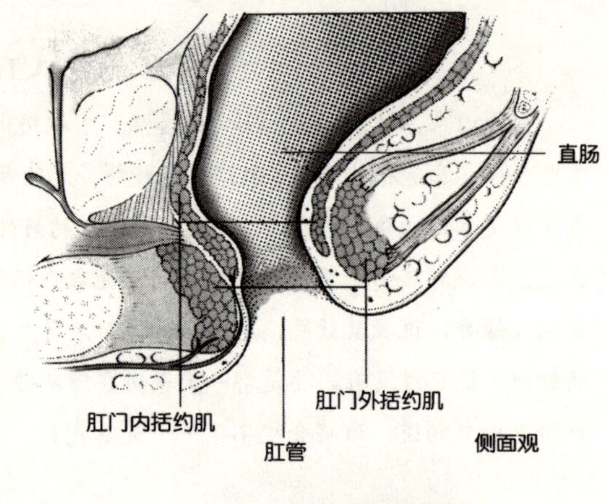

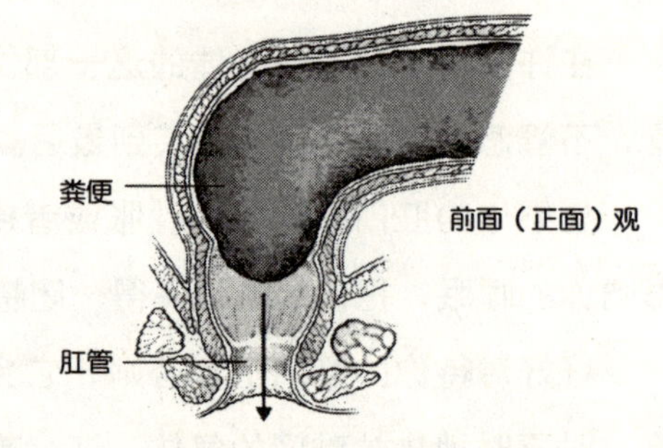

但是，很多男人的肛门都有点毛病。饮食习惯是最主要的原因。人们大都喜欢吃精制的低纤维的食物，这种食物往往产生硬而干燥的粪便。这种粪便排泄起来很困难，肛门括约肌可能因用力过度而被拉伤或者撕裂。另外。这种粪便的残渣更容易粘在屁股上，所以擦起来也更费力，这就更加刺激了肛门。

“理想的粪便应该是蓬松而柔软的，它很容易被排泄出来，便后也不必费力擦拭”，有位专家说，“关键是调节饮食。饮食得当，排便也就更容易了，这个道理很简单。”

如果发现你的粪便呈沥青色、黑色或者赫色，或者粪便带血，或者感觉正门附近有一个肿块，那么尽快去看医生。

一般情况下，肛门疾病有两种，痔疮和肛痒。

痔疮是个痛苦和麻烦的根源。它不仅痒，而且痛。有时还肿胀得厉害。许多病人为痔疮所困扰，好像痔疮已经成了肛门的头号敌人。虽然肛门还可能出现许多轻微的小疾病，比如肛裂（肛门周围的皮肤破裂）囊肿、脱肛、息肉或者传染性疾病等等，它们也会带来很多麻烦，但是，痔疮仍然是最常见的肛门疾病。

痔是肛门内的一组粘糊状的血管，通常会阻止粪便、气体和黏液从直肠排出体外。如果其中的一根血管肿胀或者从原来的地方脱落下来，就可能造排便困难。它会使你感到痒、疼，甚至流血。

肛痒最令人烦恼和尴尬了。但是，对于许多人来说，肛痒确实是一个难以对付的敌人。男人得肛痒的可能性较女人高 4 倍。肛痒的原因通常是难以确定的。可能是由于痔疮、蛲虫、肛裂、肛疣或者细菌引起的感染。

平时要尽可能多喝水。水和果汁能使粪便更加柔软，使它在排泄的过程中减少对肛门括约肌内壁的摩擦力。医生说，每天应当喝 6～8 杯水，每杯大约 250 毫升。

还要多吃富含纤维的食物。多吃瓜果蔬菜，因为这些食物富含植物纤维容易被消化，产生的粪便柔软蓬松，不会给肛门带来麻烦。每天要吃 25 克左右的植物纤维。医生说，每天至少吃 6 份饭，比如馒头、米饭或者面包，至少 5 份蔬菜、水果或者豆类食物。

吃东西要精心咀嚼。大而硬的纤维食物，比如坚果或硬豆，如果没有充分咀嚼就咽下去，很有可能消化不了，在排泄的过程中，它们很可能对肛门造成损伤。所以医生总是叮嘱说：要精心咀嚼你所吃下的食物！

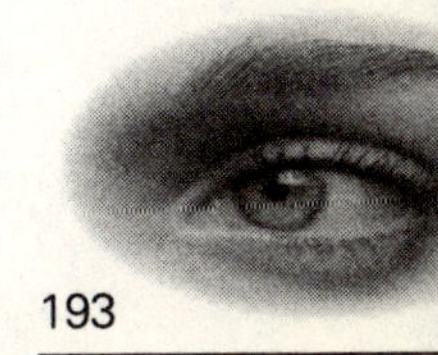

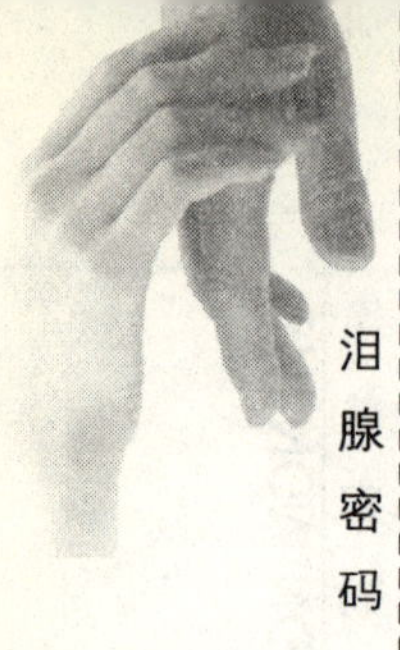

29. 泪腺密码

LEIXIAN MIMA

哭泣是生理和情感上的需要，对保持身体和心理健康都很重要。

痛苦和高兴，都可能让人流泪。

眼泪中的物质，诸如内啡肽、促肾上腺皮质激素、催乳激素与生长激素，这些都可以缓解压力。

一般每次哭泣持续约6分钟。一个典型的1岁婴儿每个月哭65次。

在12岁以前，男孩子和女孩子哭得一样多。

泪腺呈杏仁状，位于每只眼睛上方偏后的地方，也就是前额骨的下方。

眼泪是盐和水的混和物，眼泪中约有0.9%的盐分。自从法国化学家安托万在1791年进行了第一次泪的科学研究后，人们知道了泪水中含有氯化钠（食盐）。但是泪水中还含有其他盐类，比如氯化钾以及其他帮助盐分解的要素。这其中包括钙、碳酸氢盐和锰。30多年前进行的实验显示了泪水中钠离子的浓度等同于血液中的离子的浓度。

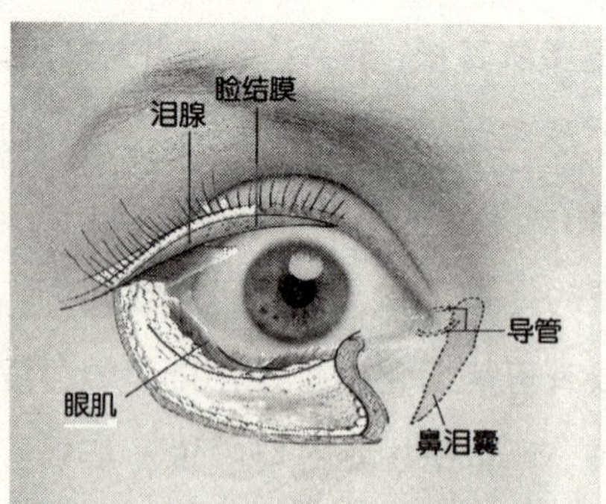

约有一打左右的管道（输泪管）从泪腺通向眼睛和眼睑。当我们眨眼时，泪腺受到刺激，眼泪可以使眼睛保持湿润。它们流过角膜，润滑结膜。

除了清洁功能外，眼泪还能“冲刷”掉灰尘和沙粒，并且它们含有抗菌的深溶菌酶而能防止细菌的感染。泪水是无菌的，并且包含了溶菌酶，以防止感染。

哭泣是生理和情感上的需要，对保持身体和心理健康都很重要。

每个人都知道哭是一次情绪的释放，并且缓解郁积的压力。其实，哭所流出的泪水，也是身体净化自身有毒物质的方式之一。比如，盐分正如它们通过汗水和尿液一样也通过泪水排泄。泪水包含着一系列来自食物并经过血液的不同类型的盐分。食物中的盐分被肠吸收并进入了血流。当血液流经产生泪水的泪腺时，盐分就进入了泪水。

眼泪中的物质，诸如内啡肽、促肾上腺皮质激素、催乳激素与生长激素，这些都可以缓解压力。

一般每次哭泣持续约 6 分钟。一个典型的 1 岁婴儿每个月哭 65 次。

在 12 岁以前，男孩子和女孩子哭得一样多。

痛苦和高兴，都可能让人流泪。

当人们情绪低落、精神上有压力时，机体就会分泌各种化学物质以更好地适应这种情绪。而当这种分泌超出机体的负荷时，化学物质就会从泪管中随着泪水方便地排出体外。

人们之所以会流下欢喜的眼泪，并非出于眼前的愉快经历，而是因为此情此景唤起了某些悲伤回忆，某种巨大的紧张心理得到了释放，或者对未来的一些担忧获得了解脱。因此，对我们通常所说的“喜极而泣”，更精确的表述应该是“释怀而泣”。

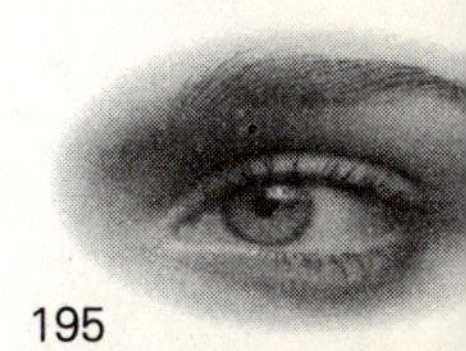

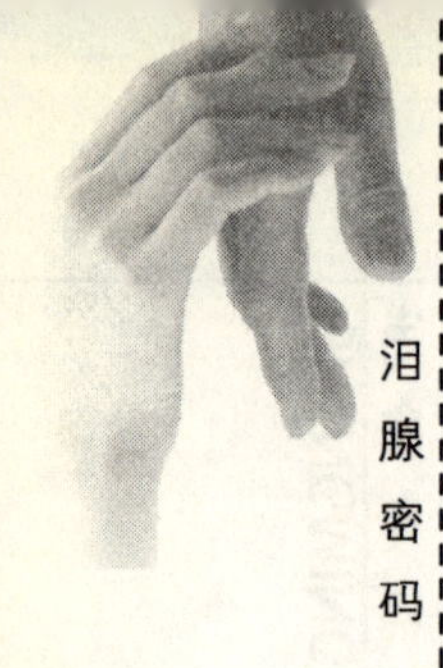

“大哭一场会让你好受一点”的说法是有道理的。古希腊哲学家亚里士多德建立了这样的理论，观看戏剧表演而哭的人通过一种被称为“宣泄”的过程而得益（通过情感释放而缓解压力）。“宣泄”这个词语在现代心理学词汇中占有举足轻重的地位。

一位美国生物化学家发现“情感泪水”比“刺激泪水”包含更多的蛋白质。

心理学家发现，最容易在快乐时或者悲伤时流泪的人，同时也是最富于想象力的人。

哭泣能够避免头痛和荨麻疹的发生，甚至可能预防心脏病发作。

专家在一项实验中发现，在 137 位男性和女性中，与那些患有溃疡病和肠炎的人相比，健康人更有可能哭，并且对眼泪有积极的态度。

尽管每滴眼泪都很有益，但是它们可能来自不同的源头。用于保持眼睛持久性湿润的眼泪是由位于角膜上和眼睑内的泪器产生的；而你因为失恋悲痛时流出的眼泪，那都是由上眼睑外侧的眼角上的泪腺产生的，当有异物进入眼中时，也是由这些泪腺产生眼泪。

除了产生眼泪外，泪腺也充当排泄道，通过它们，眼泪会进入鼻道。因此，大哭一场后，当你擤鼻子时，将有眼泪渗入你的体内。

你不可能在意眼睛的每日的排泪活动，除非你的眼睛变得干涩。眼睛发干时，你将感到眼睛发痒刺痛。大约有 90%的干眼病由角结膜干燥病导致的，角结膜干燥病实际上是眼睛的产泪障碍。

尽管研究人员还不知晓这原因，但是怀孕或者月经周朝中激素的平衡的改变能影响女性的眼泪的形成。经绝期或者经绝后的女性最易患角结膜干燥病。

许多女性患者发现在怀孕期间她们无法戴隐形眼镜或者需要更多的润滑液才能感觉舒适。实际上，许多女性说她们的眼睛在一个月经周期的某个特定时间会变得干涩。

如果你的眼睛发干，而且与体内激素的变化无关，你可能需要考虑药物因素。少数药物如抗组胺类、三环抗抑郁类药物有使眼睛发干的副作用，这需要医生或者药剂师核对一下。

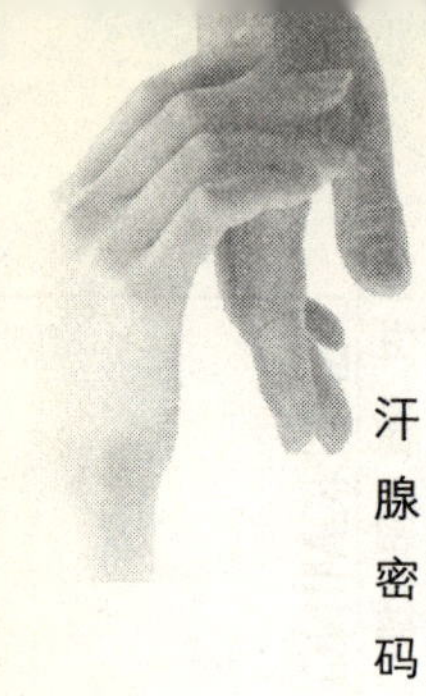

30. 汗腺密码

HANXIAN MIMA

汗腺是个令人尴尬的家伙，只要它一受刺激而兴奋起来，管你是否乐意，这家伙就会在你身上大肆表现一番，以不断冒汗的方式，让你漂亮的衣服湿透，让你浑身散发臭哄哄的汗味，这样的时刻，你将束手无策，你将无法一一与之单挑，因为，这家伙在人体皮肤表层上分布点，竟多达三百余万处！

人体表面每平方厘米面积中汗腺最丰富的部位是脚底、手心、腋窝和前额。

人类比任何其他生物出汗都多。

汗液中有99%的成分是水，另外还含有一些氯化钠。

提到汗的产量，男性明显占有优势，女性通常的排汗量比男性低。女性的排汗量会随着月经周期变化出现明显的不同，排卵后和月经前女性的排汗量增多；经绝时，随着体内激素环境的变化，许多女性常会经历盗汗和潮热。

专家说：普通男人每人约有 300 万汗腺分布全身。在前额、腋窝、手掌和脚底尤其密集。一个习惯久坐的人一天约产生不到 2 升的汗液，但热和体力运动能刺激汗液分泌多达 10 升。你会出多少汗也决定于你的年龄、种族、性别、身体状况和对汗腺的敏感度。绝大多数汗液是 99%水分加上一些盐和其他可溶性物质。每个汗腺由一个卷曲的管子（汗液由此分泌）和一条狭窄的通道（能将汗液排出皮肤表面）组成。

虽说，适量出汗是一件好事，但气味糟糕却是不行的，以下是防止身体异味的方法：

1. 保持清洁。请记住，这是汗腺和以汗液为食的细菌导致臭味的，而不是汗液本身。因此需用除臭香皂清洗干净你腋窝和胯部的细菌。

2. 戒食大蒜。调味食物，特别是用大蒜制造的食物能增加身体的异味。如果你觉得某种食物或调料是导致问题的原因，那么从你的食物中尽量删去它们。

3. 选择适当的药剂。抗汗剂能减少多达 50%的汗液，但不能遮住异味。除臭剂能有助于减少异味，但对出汗没有任何作用。如果你出汗厉害，你最好选用含有氯化铝的抗汗剂而不是除臭剂，因为减少汗液量比力图遮盖异味更有效。

4. 洗净衣服。怎样分辨一件衬衫是否已洗净？方法很简单：闻一下腋窝处。脏衣服有汗臭味，即使腋窝是用力搓洗过的。

5. 注意休息。如果是因为工作的压力让你过多地出汗，你不妨尝试一些放松的方式：比如，沉思、瑜伽功或及时抽空休息 10～20 分钟。

汗腺的类型有两种：普通型汗腺和有味型汗腺。

普通型汗腺是最普通的，分布在身体的每一寸皮肤中。这些汗腺被视为身体温区控制系统的一个重要部分，因为普通汗液排出后，将降低皮肤的温度。有味型汗腺则集中在你的腋窝、肚脐、肛门和阴部，它们没有明确知晓的身体作用，有医生认为，在史

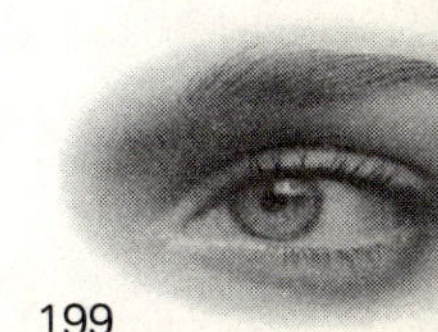

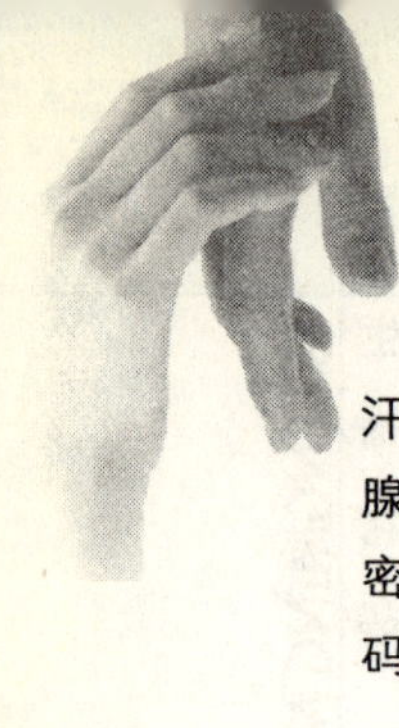

前时代，有味型汗腺可能开放激起性欲的气味。

有味型汗腺在青春期形成，因与细菌相互作用而产生身体异味。

汗液分泌由神经系统控制，一定的状况触发身体一定部位的汗液分泌。例如，锻炼通常导致你的额、上嘴唇、脖子和胸部出汗，而恐惧或激动会导致你的腋窝、手掌和脚底猛烈出汗，有时会汗如雨下。

多汗症是一种令人尴尬的疾病，人得这种病的概率是1/100。

多汗症可以用含有氯化铝的药物治疗，另外磁疗对多汗症也很有效，它通过对皮肤施加一个微弱的电流来达到目的。目前已经发展出家用型多汗症磁疗器，多汗症患者只需用它连续10天，每天一至两次处理腋窝、手掌或足底就能治愈。

痱子是汗腺的常见病，它是由于汗腺道被堵而形成的皮疹。当汗液无法被排出时，将导致疼痛。以下是对付痱子的方法：

1. 降温。潮热的天气常诱发痱子，所以，最好回避太阳，到阴凉的地方去。洗个温水澡，或者用比体温低10～20度的水擦身。这样就可以减轻瘙痒。

2. 找个带空调的房子。身体长痱子后，你若还呆在温度高的地方，情况将更严重。尽一切可能呆在有空调的房子里，至少等到痱子消退后再呆一天。

3. 穿宽松的衣服。紧身衣裤会将汗封闭在皮肤上，使它无法被蒸发掉，因而容易引发痱子。要预防痱子，最好穿宽松的棉织或者聚丙烯织的衣服，不要穿闭汗的尼龙或聚乙酯织的衣物。

4. 在澡盆加点醋。要想止住由痱子引起的痛痒，可以将一杯白醋倒入澡盆中，在该含醋的水中浸泡到全身舒畅为止。

5. 厚涂润肤露。含有二甲聚硅氧的润肤露能止痒。

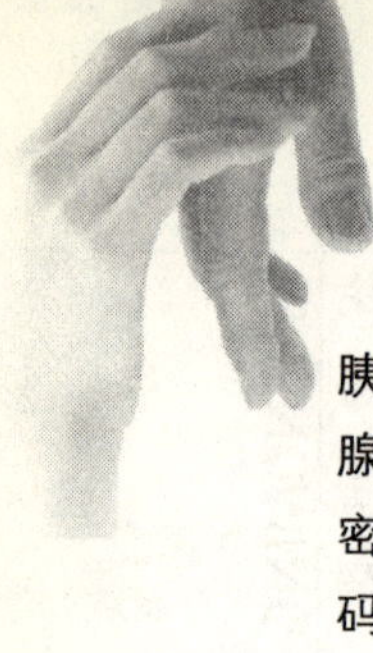

31. 胰腺密码

YIXIAN MIMA

胰腺平时十分忙碌，要是没有它生产的酶，你即使把堆成山的食物吃光，仍然会营养不良。当你每眨一下眼睛，当你的心脏每搏动一次，细胞都需要提供能量。胰腺协助供应细胞燃烧所需要的燃料。

胰腺呈粉灰色，重约 85 克，长度在 15 厘米左右，其体积和形状，跟一条大狗的舌头差不多。这家伙住在腹部深处（在人的胃后面，脊柱前面），那是一套过分拥挤的房子，那里还住着各种器官，包括肝脏、肾脏和大肠。

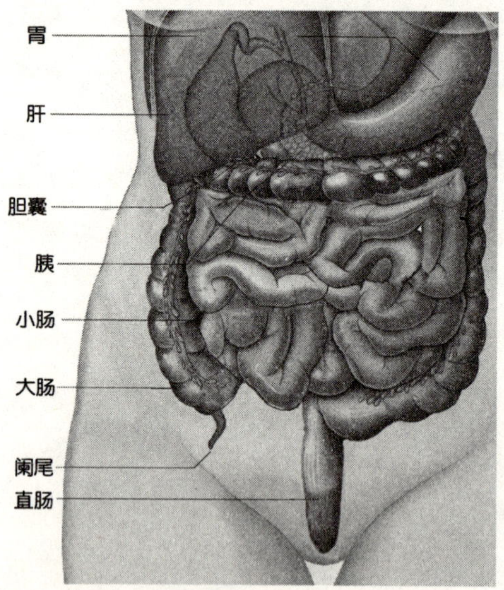

胰腺是包在一个包裹里的两个腺体，胰腺生产两种重要激素，倾入人的血流中。人体的葡萄糖（或血糖），是细胞的燃料，是能量的主要供给者；胰腺的胰岛素使血糖保持在合适的水平，并保证它的充分燃烧——这是一件至关紧要而又细致的任务。

为了在消化中扮演主角，胰腺每天生产约一升消化液。一个

85 克的腺体能生产 900 克的液体！当人的食物离开胃时，那是一种酸性高的稠糊或食糜。（人有时会因为“酸胃”而烦恼，但是酸有分解蛋白的任务。）这种酸如果存在人的下消化道（不断蚕食小肠娇嫩的内衬），就意味着灾难，因此胰腺必须生产足够的碱性液来中和它。

吃饭时，当你坐在饭桌前，从神经系统那里得到信号后，你的胰腺中那千万个小囊状的腺泡，就开始制造碱性液体，但是只能在食糜真正开始通过幽门，即通过由胃通往十二指肠的门户时，胰腺才高速度生产。为了自卫，十二指肠开始生产肠促胰腺素，肠促胰腺素的化学信息又通过血液刺激胰腺，使胰腺的碱性液量达到高峰。

中和酸并不是特殊的化学技艺。胰腺所做的，往往要比这艰难得多。比如，当你吃下的大部分食物在到达血流时，要是其形态还是与你入口时的一样，那么你会很快就发生危险，但这种悲剧不会出现，因为胰腺在起作用，它会使这些食物变得能够被接受。

为了完成这个任务，胰腺生产三种了不起的酶。其中一种，叫做胰蛋白酶，这种酶能把蛋白分解成氨基酸，让后者由血流转送到身体各部分去建造组织；另一种酶，叫做淀粉酶，这种酶把淀粉变成糖；第三种酶，就是脂肪酸，这种酶专攻脂肪滴，把它们分解成脂肪酸和甘油。无论你吃的是鱼肉大餐，还是面包香肠之类的速食食品，其结果都一样：最终产物总是与入口的食物完全两样。

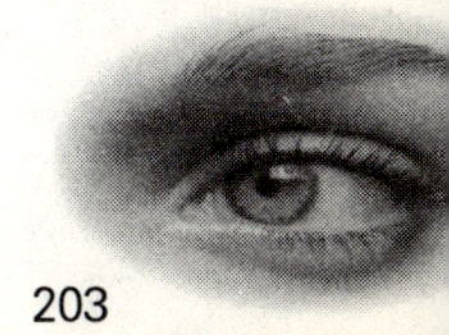

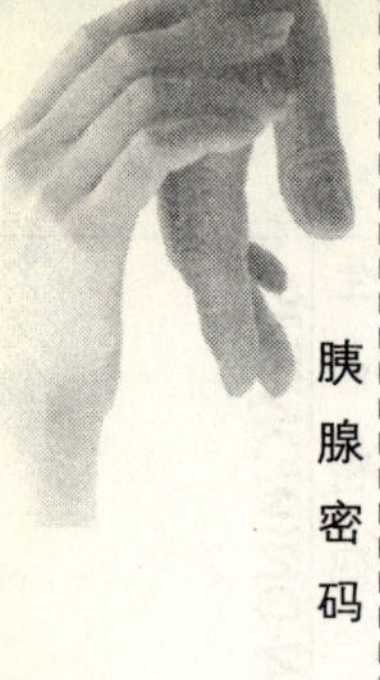

胰腺能够很轻松地生产出消化液，其腺泡只需开一半工，就足以完成任务，

虽说，即使胰腺的生产全部被破坏，人也还能生存（因为，唾液、胃和肠的分泌液也从事着这种工作），但是，那时的消化，将成为一件令人痛苦的事。

生产胰岛素是胰腺最紧要的任务。要是胰腺在这项工作中出了差错，人就会得糖尿病（在人类学会从动物中提取胰岛素之前，谁要是自身的胰腺不能产出足够胰岛素，那他不仅会得糖尿病，而且还将会面临死亡）。

为了生产胰岛素，胰腺整个体内估计散布着约百万个“胰岛”细胞，它们每个都是一个独立的小工厂。尽管它们数目巨大，却只占胰腺那85克重量的15%，尽管轻，但它们可重要啦！

人体里的亿万个细胞都是效率很高的小熔炉，燃烧葡萄糖，以产生能量。胰腺的胰岛素保证细胞能得到它们所需要的确切数量的燃料。换句话说，胰岛素决定着在血液中循环着的葡萄糖量，这个量总共约为5克。

胰岛素在帮助细胞燃烧这部分葡萄糖的工作中起着重要作用。倘若胰腺的胰岛突然罢起工来，人体的细胞就会试图燃烧其他燃料。脂肪就会被燃烧，肌肉里的蛋白质也会被抽出，给细胞当柴烧。这时，人就会变得面色苍白，骨瘦如柴，胃口像饿狼，经常口渴。要是人体无法燃烧糖，糖就以甜尿的方式排出体外，这个量，每天会高达4.5升。上述情况，就是糖尿病的症状了。

胰腺的胰岛素有一个重要目标，是针对主人的肝脏的。

肝脏好比一个储藏柜，能把血液循环中任何多余的葡萄糖储存起来。当血液通过肝脏时，肝脏对胰岛素的刺激做出反应，把这部分多余的葡萄糖转化成一种叫做醣原的淀粉状物质，放在架子上备用。以后，当机体需要糖时，醣原又重新转化成葡萄糖灌入血中。

胰岛素与人体内血液糖分含量的关系极为密切。

低血糖是指体内血液中糖分含量低。如果你少吃一餐饭或者吃饭时间推迟了，你体内的胰岛素就会过量分泌。

低血糖的最初症状是颤抖、紧张、出汗、眩晕、虚弱、烦躁、饥饿和心跳加快。严重一点的话，你可能会走路踉踉跄跄，喊叫或者生气，昏昏欲睡或者恍惚不清醒，你可能视线模糊，也很可能头疼。这样一来当然不愿意继续坚持工作了。另外一些原因是：吃过多含糖量高或者碳水化合物食品。例如方糖、果汁软糖、硬奶糖或者抹上糖浆的薄煎饼。此外，短时间剧烈运动使血糖迅速降低也是一个原因。通常情况下，低血糖的症状与疼痛或者焦虑不安的症状极为相似：心跳加快、多汗、视线模糊。

有证据表明腰臀比（特别是腰围）对确定糖尿病很重要。那些腰围特别粗的女性是该病攻击的主要目标。腰臀比在 0.86 以上的女性是非常危险的。如果你的腰围是 71 厘米，而臀围是 86 厘米，那么你的腰臀比为 0.82，此时你是安全的。但是如果你的腰围增至 76 厘米，那么你的腰臀比就是 0.87，患糖尿病的危险性就很大，因此要适当注意保持匀称身材。

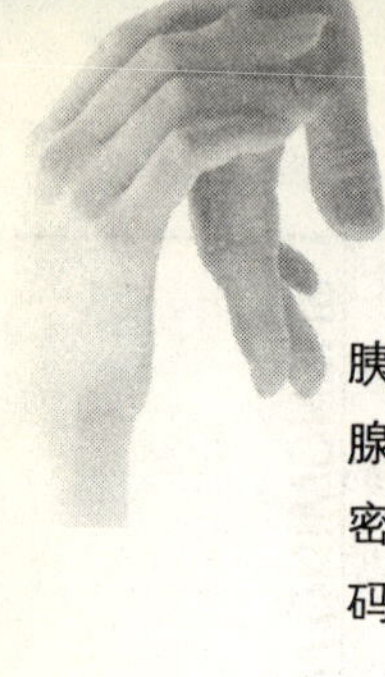

过量的吃糖果会对胰腺微妙的工作不利。在那种情况下，胰腺就增加胰岛素的生产，这样就给细胞的燃烧过程煽火。这就是为什么糖块是又快又好的能量来源。相反，当血糖下降过低时，胰腺就降低胰岛素的生产——实际上，就是把火封住。

虽然糖尿病是与胰腺有关的第一号疾病，但使医生发愁的还有其它几个难题。由于胰腺被埋在体内深处，外科医生为了不损伤邻近器官，要费九牛二虎之力才能找到胰腺，（摘除胰腺，曾一度意味着死亡，现在已不再如此。如果离开了胰腺，主人感到很不舒服，胰岛素和酶的代替品会让主人活下去。）不论胰腺发生什么困难，上腹部剧痛，往往放射到背部，这是常有的事。使人作难的是：有几种其他疾病——溃疡穿孔、心脏病发作、胆囊疾患、肠梗阻——也可能表现为类似疼痛。其他症候有可能包括腹泻、体重减轻、疲乏和黄疸。

另外一个常见问题是急性胰腺炎。产生这种发炎的原因很多，比如：腮腺炎、邻近器官的手术中的误伤、动脉疾患、持续地喝酒。最常见的原因之一是胰腺的管道质量较差。胰腺与肝脏和胆囊合用一个管道出口，通往十二指肠。从肝脏来的胆汁可以倒流进胰腺的管道系统，使它受伤或被破坏。或者，胆石可能堵塞胰腺的管道出口，使胰腺的酶倒流而开始消化胰腺自己。这样持续的时间长了，人就危险了。急性胰腺炎是一种很严重的急病。资料显示，在美国，每年有 2500 多人死于急性胰腺炎。

多种肿瘤也袭击胰腺。最恶劣的肿瘤之一，是使胰腺开始生产过多胰岛素的腺瘤。年近五十岁的人群中，胰腺癌得病率仅次于肺癌和直肠癌。胆囊疾患和胰腺囊性纤维性病变，也常常纠缠胰腺。

保持胰腺健康的最好方法是平衡饮食，坚持体育锻炼。如果你想饮酒的话，那就适可而止，不要喝得过量。

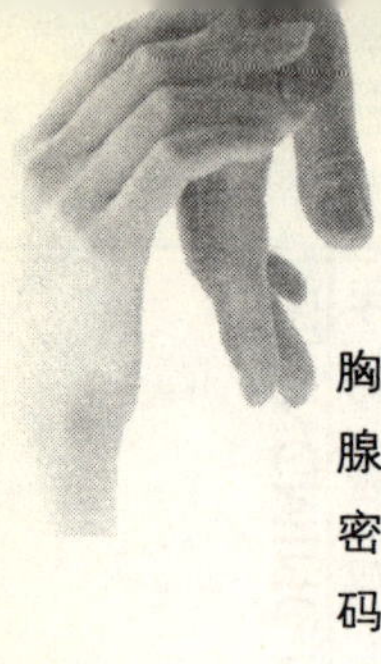

32. 胸腺密码

XIONGXIAN MIMA

“偏见一旦消除，事主就将显尊”，这话，落在胸腺身上，那是恰如其分，因为，很久以来，胸腺被认为是人的腺体家族中的一个可怜虫，就像阑尾一样，胸腺过去一直被视为是进化过程中的残余物，既没有用处，也不能作奉献，不仅起不了好作用，还可能惹麻烦。不过，幸好上天有眼，偏见不会持久，有眼力的医生终于发现：胸腺可能是解决从过敏、关节炎直到癌症和衰老等问题的关键。

胸腺看上去其貌不扬，其大小如同火柴盒，其色为灰黄，它紧贴在人胸骨上部的两肺之间。胸腺的大小决定于年龄。一个年近五十岁的人，其胸腺重约 8.5 克。但是当他出生时，胸腺却比现在重一倍，而他的青春期，其重则是现在的 6 倍。

胸腺被称为“免疫之王”。

什么是免疫呢？免疫是机体的一种识别和消灭任何可能成为祸害根源的入侵者的功能。入侵者几乎什么都包括：细菌、病毒、不同血型、手指上扎的刺、霉菌、癌细胞、毒物以及移殖皮肤等等。从某种意义上说，人的躯体就像是驻有许多军队的堡垒，而其中的胸腺，则是人的防御外侵的主要力量。从这方面说，胸腺比任何国家的防御系统都更复杂。胸腺还要支持其他兄弟部队，包括脾脏、淋巴结、骨髓、扁桃腺、腺样体，甚至阑尾和部分肠道。

当人在母亲子宫里时，胸腺比他的心脏还要大，甚至比一个肺还大，这个情况表明，人的胸腺有多么重要。当人出生时，他除了血液中有来自其母体血液循环的免疫因子以外，他在很大程度上对疾病没有防御能力，而这些源于母体的免疫因子在很短时间内就将消失。要是人在出生时没有胸腺（婴儿常常有这样的情况），最轻微的感染也可能要走他的小命儿，或者让他日后发育不良、而且多病。

幸亏有了胸腺，婴儿出生不久就能依靠自己来抵御感染。他的骨髓里有一大堆用显微镜才能看到的白细胞，这是一种名叫肥细胞的不成熟的“籽苗”。这些初出茅庐的有战斗力的细胞是通过人的血液循环输送给胸腺的。胸腺的责任是促使它们迅速成熟，然后把它们送到脾脏、淋巴系统以及其他器官，最终使之完全成熟。为了刺激这些器官，促使它们活动，胸腺还供给它们激素。几天内，胸腺使其小主人的免疫功能逐渐完善。从那时起，胸腺就一直指挥着这个免疫系统。

胸腺生产的淋巴（肠道某处也能生产这种物质），就像神奇的特种兵，既能侦察敌情，又能杀伤入侵者。它们约占人体白血球的1/4，能立即认出任何潜伏敌人，例如流行性感冒病毒，引起化脓的葡萄球菌以及扎入手指的刺，并能马上敲响全面警钟。

对胸腺的淋巴细胞来说，任何一个入侵者都是头号大敌，要是你不慎划破手指而引起轻度感染，你的胸腺淋巴细胞就会迅速放出抗体，同时号召其他细胞也一起行动。每一种抗体都是专业士兵，专门用来对付某个入侵者，比如：有的是用来对抗腮腺炎；有的，则用来对抗百日咳。人体中的不同抗体多达上百万种，抗

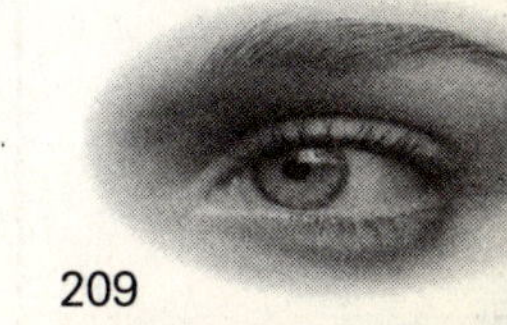

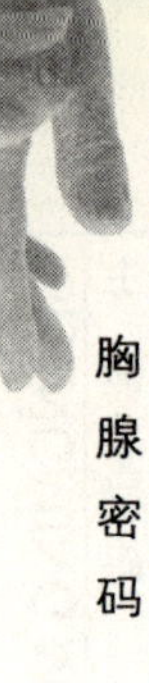

体能攻击和杀伤侵入伤口的微生物，同时，淋巴细胞与血液中的吞噬细胞（这是一种能吃掉细菌残片的白细胞）联合作战。这样，你那被划破的手指就能顺利愈合了。像划破皮肤这类小伤，当事人往往觉得那只是小事一桩，可实际上，身体里面却经历了一场惊心动魄的鏖战。

有时，胸腺的淋巴细胞对危险的估计过多了，反应过猛，造成一大堆不适症状。这种对入侵者（如豚草花粉）的过度反应称做过敏反应。有的人会对某些东西有轻度过敏，这种情况虽然令人厌烦，但这种现象至少可以让人知道，他的免疫系统在工作着。

人体有两大免疫系统。一个免疫系统的司令部可能设在肠道内，它主要对付细菌和病毒的入侵。虽然胸腺的淋巴细胞能对某些细菌及病毒进行主动对抗，但他们的主要敌人是过敏源（各种霉菌感染和异己组织）。谁要是做肝移植手术，如果在手术过程中不抑制胸腺的淋巴细胞，这些敏感的家伙就会认出新移植的肝脏不是主人的，因而开始产生抗体，新移植的肝脏就会受到排斥。正因为这样，在进行移殖手术之前，医生得对胸腺和胸腺所支持的器官进行药物和放射线治疗，以便抑制胸腺的活动。不过，这种处置是有风险的，因为，哪怕胸腺只暂时停工一下，接受移植的病人也有可能因严重感染而死亡。

人到晚年，免疫反应也同一切事物一样，会逐渐迟钝。所以，老年人比年轻人更容易得癌症。与之相反，在自然痊愈的癌症患者中，年轻人的比重要更大。这说明，胸腺的活力，对人有多重要。

在与癌症的搏斗中，免疫系统往往后发制人，起先，它会令人不解地处于暂时失灵状态，所以，癌症一开始，往往发展很快，但随后，免疫系统会自行恢复、苏醒，并开始猛烈进攻，让癌症败下阵。

像胸腺这样复杂的免疫系统，也会有出差错的时候，有时，胸腺的淋巴细胞会粗心地把正常躯体组织误认为是异体组织，而加以攻击。比如关节炎疼痛，就是胸腺的淋巴细胞盲目地对关节内衬发起攻击，造成疼痛发炎之类的风湿性关节炎。如果能找到一种办法来约束胸腺淋巴细胞出格行为，使它们变得规矩些，那么，时下最常见的关节炎，有朝一日将会变得十分罕见。

胸腺特别容易受到压力的打击。任何压力，不论是持续的噪音、恐惧、疲劳或疾病，对内脏都有致命的破坏性。而胸腺就是主要的受害者之一。如果压力相当严重，几天内胸腺的体积就会缩小到正常的1/3。看来，胸腺在对抗压力方面扮演着某种重要的角色。不过，这其中的奥秘，似乎连胸腺也不知道。

人过中年以后，胸腺就不再像以往那么重要了。由于早年由胸腺分散到其他器官去的淋巴细胞已在那里牢固扎根并全面开工生产，胸腺生产淋巴细胞的任务就不再那么重要了。尽管如此，要是胸腺被肿瘤破坏，那么，人就会为此吃下无数苦头：霉菌吃掉指甲，口腔中发生疼痛的霉菌感染，肌肉发炎、无力，以及其他种种苦恼，这些，都足以让人对生活失去信心。

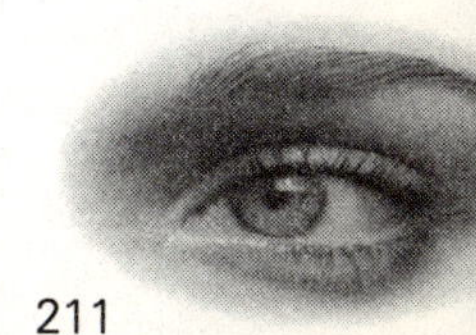

胸腺充满了奥秘，就比如胸腺本身的激素（胸腺素）：胸腺把

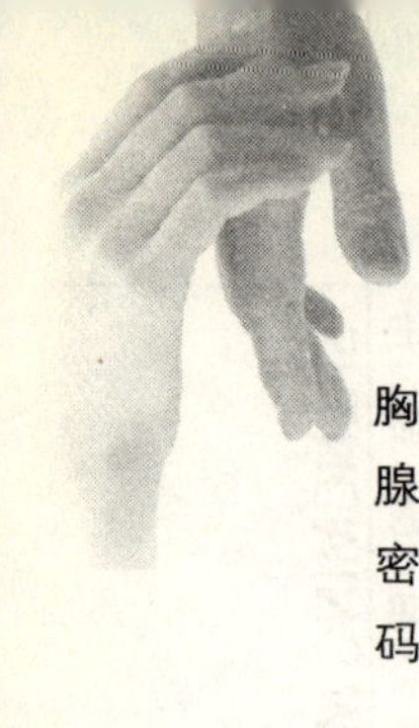

胸腺素注入人体血流后，它就对整个免疫系统产生刺激作用，使脾脏活跃起来，并促使淋巴系统生产适量的淋巴细胞。一旦人接受了足以使免疫系统瘫痪的大量放射线，那时胸腺的激素就可能成为救命恩人，刺激脾脏和已经停工的其他器官，使它们恢复生产。令人不解的是，随着人的年龄增长，胸腺逐渐减产。当人活到 50 岁时，胸腺就要完全停产。这是不是衰老过程的一个重要部分呢？注射胸腺激素能延迟这个进程吗？胸腺不知道。

尽管胸腺像是人体中的一个大问号，但胸腺的重要性，不容置疑。

33. 唾液腺密码

TUOYEXIAN MIMA

造化神奇无比，唾液腺就是一个有力证据，由唾液腺口中分泌的唾液，是一种含水分 90%的碱性液，它既能软化进口的食物，又能在人说话、吞咽时帮助润滑喉咙，唾液中包含的强力酶，具有一种奇妙的功能：能将无味的淀粉转换成甜味十足的糖，让人饱尝一种幸福的滋味——这是因为这种酶能够将淀粉分解成葡萄糖和其它碳水化合物。当你在咀嚼一种苦味食物过程中惊喜地回味到甘甜滋味时，那你就得由衷地感谢唾液中的酶。

唾液是人体的第一道防线，它能抵御口腔内的 300 多种细菌，防止口腔感染及牙齿损伤。唾液还能防止牙龈炎，它是通过中和血小板中的腐蚀性酸，来显示这个本领的。唾液要是太少，溃疡细菌就会趁虚而入，在口腔内大肆施虐，导致牙床溃烂、感染。

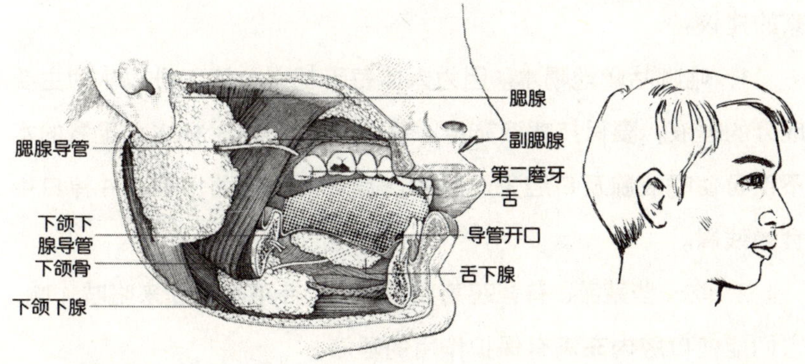

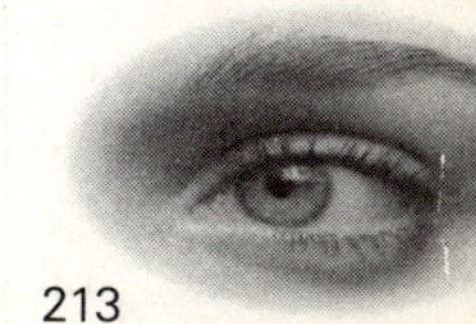

唾液腺有三大源头：嘴的两侧、口腔底部和腭下，它们每天能产生一升左右的唾液。按照平均寿命 75 岁来计算，一个人一生

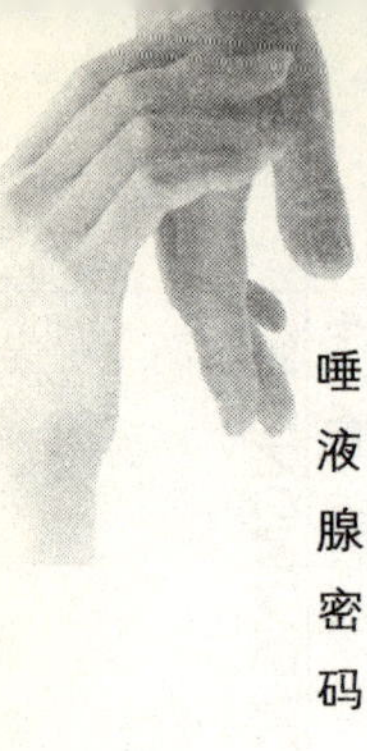

中将产生约2.8万升的唾液。

唾液腺随时处于待命状态，因为谁也不知道自己会何时开口说话或张嘴进食、从而面临外界细菌的侵袭。只要你讲话或开吃，唾液腺就会分泌唾液，抵御外敌的入侵。

要是你哪一天发现自己突然间分泌不出唾液，这种症状就叫做“棉状口腔”，棉状口腔是对口腔干燥的一种称谓，它会令人不适，不仅影响进食、说话，而且使得口腔易受细菌侵袭。不过，幸好这种症状较为少见。如果感到两三天来口干舌燥，不要急躁，很可能是暂时性的，暂时的口干并不是什么大问题，但是如果你连续三天都是口腔干燥，就应找医生检查了，因为，它可能是某种重病的征兆。

有时，口腔干燥因为服药的副作用而引起的，包括抗组胺剂、减充血剂在内的400多种药物，都能引起口腔干燥。

保持唾液腺健康，就意味着使它们功能正常。以下几点是专家的建议:

1. 咕嘟咕嘟地喝水。因为人体每天都得分泌1升以水为主要成分的唾液，要保持唾液充足，每天要喝至少8杯水，足量的水不仅可使唾液腺及口腔免于脱水，且可防止细菌侵袭，冲掉口中食物残屑。

2. 吃一些蔬菜。有些蔬菜如胡萝卜、芹菜咀嚼起来咯吱作响，它们能使口腔内充满有保护作用的唾液。

3. 多进食纤维以增进腺体健康。吃富含纤维的食物来保持唾液腺的健康。对唾液腺最有效的刺激是在进食时细细咀嚼并品味食物。高纤维的食物能极大地刺激唾液的产生。

4. 嚼口香糖。咀嚼口香糖有助于唾液的分泌。但要避免那些含有糖分的口香糖，因为糖分给细菌提供了生长环境。

5. 服用维生素。某些重要维生素的缺乏会使口腔失去水分，变得干燥。维生素A及维生素C的不足可使唾液腺功能降低以至于完全无用。要保证每天服维生素A剂量为5000国际标准单位，维生素C60毫克。每天的维生素进补量应满足唾液腺的正常需要。

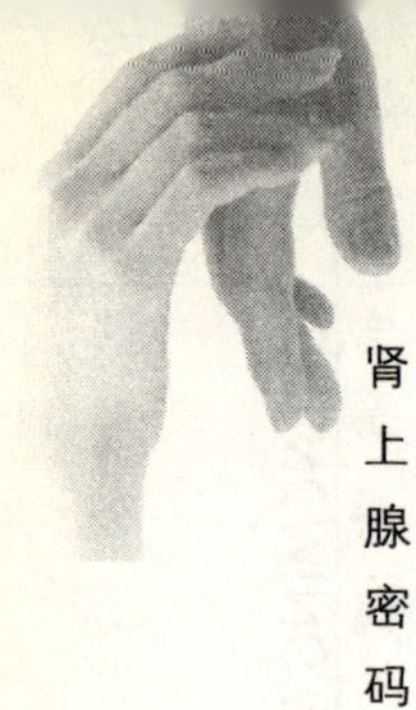

34. 肾上腺密码

SHENSHANGXIAN MIMA

肾上腺的形状略似一顶三角帽，比手指尖大不了多少，每一个的重量都与一枚镍币相仿。

别看它小模小样，这家伙可厉害了，不仅能让其主人生病，还能把他弄进精神病院，要是这家伙被惹火了，它能把人给废了，谁要是把它给逼急了，兴许，它就会把人送上绝路。

肾上腺是个毁誉参半的家伙，它既是创造奇迹的建设高手，也是制造灾难的恐怖专家。你可能对暗藏在你身上的这位隐士毫不了解，但它却无时不刻地在影响你的所作所为。

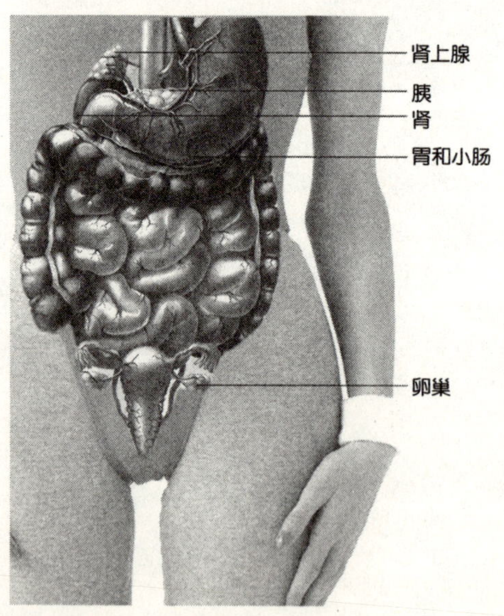

肾上腺是也是成双的人体器官，这一对双胞胎分别栖居在人的左右肾上方。肾上腺的形状略似一顶三角帽，比手指尖大不了多少，每一个的重量都与一枚镍币相仿。

别看它小模小样，这家伙可厉害了，不仅能让其主人生病，还能把他弄进精神病院，要是这家伙被惹火了，它能把人给废了，谁要是把它给逼急了，兴许，它就会把人送上绝路。

幸好，肾上腺好像并没有那么暴力，平时，它总是安分守己，温驯听话，以致人们往往没有意识到它的存在。

不过，肾上腺的这种低调，并不表明它没有足以引为自豪的正当本领，对生命来说，肾上腺是绝对必要的。如果你把你的肾上腺都切除掉，要是医生没有及时给你补充人造激素，你将会很危险。

肾上腺的工作节律，攸关人命身心。肾上腺要是磨洋工，人就会觉得活得很没劲，日子一长，他就会觉得全身乏力，身体一天比一天衰弱，最终变成一具行尸走肉。

可是，这家伙要是发起飚来，疯狂活动，其后果也同样吓人，尤其对一个未发育的小男孩而言。小男孩的肾上腺要是活动过速，他就会很快变成一个小大人：嗓音会变粗，胡须会乱长，性器官也会早熟，更可怕的是，这小孩的长骨的两端，会过早融合（本来，在发育完成之前，小孩的长骨的两端应当保持柔软并处于分离状态），这就太不妙了，因为这孩子将不再长高，他将以矮人一截的侏儒模样，去面对未来的压力。

肾上腺充满了奥秘，它能生产 50 多种激素和类激素物质，虽然每天的产量还不到 0.3 毫克，但它们却左右着人的一切活动。如果想合成这些物质，就得需要一个占地数十亩的化学工厂。

肾上腺充满了神奇，比如，肾上腺生产的类可的松激素，能够治 100 多种疾病，从痛风到溃疡性结肠炎，直至哮喘，全都能搞定。

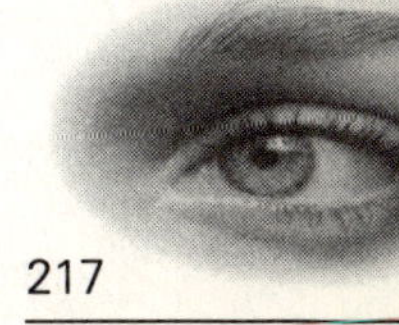

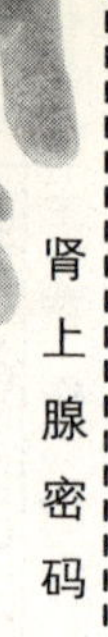

肾上腺拥有人体内一张最丰富的血管网，每分钟从肾上腺体内流过的血液是肾上腺体重的6倍。

肾上腺的储备能力也很大。肾上腺只需拨出10%的产量，就足以满足人在正常情况下对激素的需要，但如果肾上腺缩小了10%，人就将面临危机，譬如说，要是他得了重病，或做大手术，他就很可能死去，因为，他那缩水的肾上腺，将无法再提供足够的保护性激素来挽救他的生命。

肾上腺生产两种基本类型的激素。这两种激素分别由肾上腺的髓质（核心）和肾上腺的皮质（壳）制造。

肾上腺的核心有一个特点，它与人的脑有热线相通，只要人的情绪产生了强烈冲动，例如突然发怒或受惊，肾上腺的髓质就会立即得到信息（虽然肾上腺并不知道紧急情况的性质），在这种突遇变故的情况下，肾上腺就会为其主人做好两手准备，不是迎战，就是逃跑。此时，肾上腺的髓质就把两种激素（肾上腺素和正肾上腺素），分别倾入人的血液中。

人体对此产生的反应是很特殊的：

——首先，肝脏立刻释放所储藏的糖。这是一种快速的能量，一旦进入人的血流。肾上腺的激素就会即刻关闭皮肤的血管。

——接着，人的面色就马上变得苍白。

——同时，这部分多余的血改道输进肌肉和内脏。

——人的心脏因而加速活动，动脉紧缩，使血压提高。

——消化也停顿了。人现在无暇顾及这个问题。

（在发生外伤的情况下，人的凝血时间也会加快。）

这一切，都是在几秒钟内完成的。瞬间，当事人会变成一个名副其实的大力士。如果为了保全生命，需要他跑得更快，跳得更远，搏击得更猛，或提举的重量比以往都大，那么，这人现在都能做到。你或许听说过这样的奇事：有人为了解救压在车轮下面的人，能抬动翻倒的汽车。这是完全可能的，那是肾上腺素显示神威的结果。

奇迹不可能持久，肾上腺的这种刺激也不可能无止境地继续下去，要不然，人会被折腾到累死为止。因此，当人处于亢奋状态的时候，肾上腺又施展开一种细小而巧妙的保护工作，刺激生产肾上腺素的同一种应激力，也刺激下丘脑传信号给脑下垂体，让它释放一种叫做促肾上腺皮质激素的物质。促肾上腺皮质激素又催促肾上腺的皮质（壳）提高其激素的产量。在受到应激力的情况下，这些皮质激素的责任是维持血压和重要器官的血流，协助把脂肪和蛋白质转化为糖（这是一种立刻能被利用的能量），于是，一切很快又重新回归常态。

肾上腺的皮质生产的激素可分为三大类：

第一类属可的松族，管辖脂肪、碳水化合物和蛋白质的新陈代谢；

第二类管理主人体内水和矿物质的平衡；

第三类是性激素——用以补充性腺分泌的激素。

由于这些激素不能储藏，肾上腺必须不停地生产，而肝也必须注意要把生产过剩的部分破坏掉。这样，肾上腺的皮质在 2 小时以前生产的激素现在已经大部分被新的一批取而代之了。

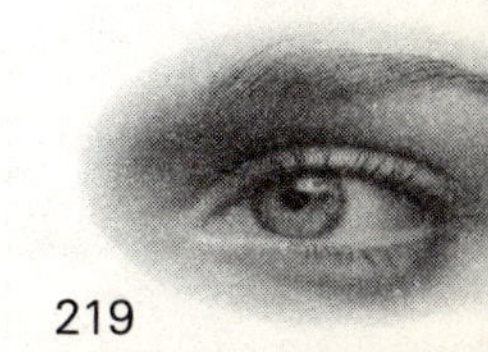

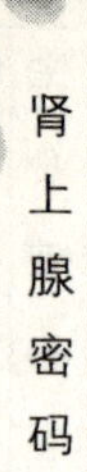

使一切保持准确的平衡是非常重要的。在人类未能制造肾上腺的主要激素之前，谁要是出了什么事：受伤或得病，使肾上腺的皮质的工作细胞瘫痪，这就等于被判处了死刑。受害者会一下子同时得了十几种病：皮肤略带青铜色，出现贫血，肌肉萎缩，体重和血压下降，食欲减退，并有恶心、呕吐、腹泻。受害者的身体会愈变愈弱，最终走向死亡。不过，现在的人们，不必为此忧心忡忡，谁要是万一肾上腺的皮质出了麻烦，人工合成的激素能帮他继续过上正常的生活。

当然，肾上腺的皮质激素要是过多，那也是有害的。假如氢氧基皮质酮（肾上腺的可的松族激素）过多，他就会招致以下麻烦：

胳臂和腿就会萎缩，因为过剩的激素使肌肉的蛋白转变成糖。

骨骼会因为矿物质被抽掉而变脆。

脂肪在人的后背和腹褶里堆积起来，使他本来已经细长的腿负担过重。

他的血压会猛长，并经常出现神经错乱。

肾上腺皮质的另一主要激素是醛固酮，它的作用是维持人体内水和矿物质的平衡。如果这种激素过多，哪怕只多了大头针头那么一点，人都会遭殃。

人体不可缺少的钾会从尿中流失，而多余的钠（盐）会被存留下来。

肌肉会变得软弱无力，还有可能瘫痪。

心脏将飞奔。

血压猛增。

手指会发麻，并有几乎难忍的持续性头痛。

醛固酮生产过剩往往由肿瘤引起。

摘除掉肿瘤，肯定能使人恢复健康。

看官，也许你的肾上腺迄今为止还没有出现任何问题，但这并不意味着它一直都会安然无恙，你得记住，过分的紧张，过多的烦恼、愤怒、怨恨，对你、对肾上腺都不利。因此，你平时应当尽量心平气和，让自己保持镇定。你还要记住这样的忠告："保持放松，充足睡眠，正确地对待事物，你就不会有肾上腺增大问题了。"——这是大夫的意见。

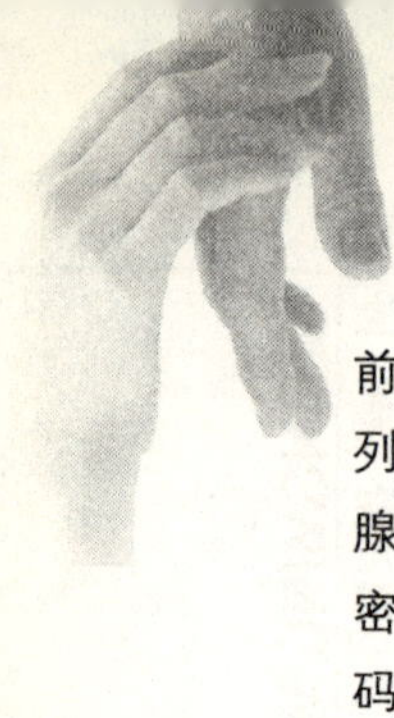

35. 前列腺密码

QIANLIEXIAN MIMA

前列腺就像是一个不引人注目的小物件儿，它一直隐居在男人的下腹部，紧靠膀胱的颈部。这家伙面呈棕红，形似核桃，看上去一副吉相，其实却是一个极具危险的恐怖分子，有人给它罗列了许多罪状，说这厮一生中老是制造各种麻烦，让人饱尝辛酸痛楚，的确，正如人们所言，前列腺爱半夜扰民，让人好梦难圆，让他每天起夜下床上洗手间，为他的膀胱放水去，更可怕的是，这家伙还能逼迫人命，让人得尿毒症死去。谁要是执意活得太老，那么这家伙就会闹点儿事让他无法安享晚年，因为前列腺极容易招引癌症。

尽管前列腺有许多恶名，但前列腺也不缺乏长处，它讲话："我可以理直气壮地告诉大家，论本事，我真的很了不起，因为，大男人要想过上愉快的性生活，哼！要是没有俺在暗中助他一臂之力，他可是真的没戏！"

的确，在很大程度上，人类的存在要归功于前列腺。前列腺是男人精液的主要仓库，要是没有前列腺，其主人的老婆休想怀上宝宝。

男人每次射精的时候，他的睾丸会供应大约 2 亿精子细胞。但这些精子非常微小，其总数只能勉强覆盖住一个大头针帽。每当这时，前列腺就登场显示本领，前列腺能生产一种能把精子稀释到千分之一的液体。这种液体非常特殊，它含有供营养给予脆弱精子用的蛋白、酶、脂肪、糖类，并带有可以克服女性阴道里的强酸性的碱性，还携有使精子能游向女性卵子的水样介质。

男性长到青春期以前，其前列腺和杏仁差不多大小。以后，前列腺和其它器官一起得到激素信号，把其主人由一个男孩子变成男子汉，这时，前列腺那一串串葡萄状分泌腺就开始生产精液，储藏在前列腺那个肌肉丰满的小口袋里。

有人会问："当男人处于性欲兴奋状态时，前列腺怎么知道什么时候把口袋排空呢？"这问话，前列腺无法作答，因为，这家伙对此的了解并不比你多多少。

其实，前列腺只不过听从来自其主人脊髓下端的命令罢了，收到信号时，前列腺这里就会发生许多复杂情况，比如。

1. 膀胱颈部的括约肌闭紧，使尿一点也不外漏。

2. 一阵阵肌肉收缩波传遍前列腺的全身。

3. 两个精囊也发生同样情况。它们也是储藏精子的仓库，就躺在前列腺的身旁，看上去像两粒连在一起的花生米。

4. 精液通过主人的尿道或尿管发射出去。精液的总量约一茶匙，20%是由精囊提供的，其余由前列腺负责。精液射出后，不管等待着它的是什么样的命运，总算是完成了任务。

前列腺的构造也是很令人讨厌的。这家伙有并排的三个叶（或者叫三部分），外面围着一个包膜。排空膀胱的那个小尿道通过中间的一叶，在那里发生的任何能引起前列腺肿胀的事情，比如感染、炎症、癌症，都能使这几个小叶增大，阻在膀胱内，使之变成死水池，细菌往往侵入水池，并繁殖起来，造成严重感染。更严重的是完全堵塞，那时，尿液会一直倒流到肾脏并溢入血流，造成尿中毒，这是一种能使人慢慢死去的疾病。

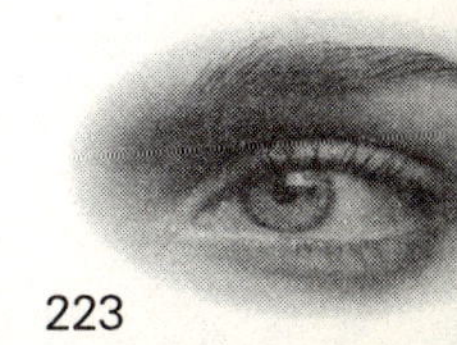

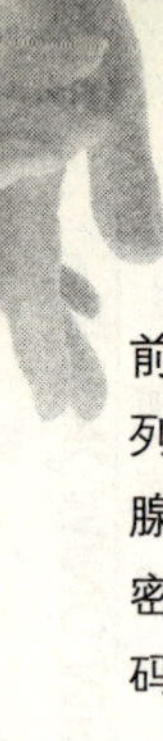

男人随着年龄的增长，其前列腺所生产的睾丸激素会愈来愈少，从逻辑上来讲，老年人的前列腺应该缩回到童年时那般大小。但奇怪的是，恰恰相反，人的前列腺却愈长愈大，有的甚至能长到葡萄柚那么大。这种肿大，可能是癌，或者是良性肿瘤（不过，这种情况很少）。

人到 50 岁时，前列腺肿大的机会是 20%，70 岁时是 50%，80 岁时可达 80%。

单纯的前列腺肿大，不一定意味着存在严重问题，但是，如果前列腺肿大到能挤压尿道的程度，人的尿流大小和冲力都会减小。如果开始发生感染，就会有烧灼感。其他症状有尿频、排尿不爽快的感觉，就是尿袋没有排净。

如果发生这种情况，前列腺就会催促主人马上去看医生。但需要手术把前列腺切除的可能性很小，大约二十个人中有一人。这时医生会确定是否感染了炎症。这时，医生总会劝人不要饮用酒、胡椒、咖啡和茶。所有这些东西，都会把刺激性物质传到尿中，这种刺激能关闭已经变得狭窄的尿道。

如果发生尿道闭塞，就需要紧急处理了。首先是打通尿道，做导引流，作法是，从尿道通一根橡皮管到膀胱。其后，医生有几种选择，如果前列腺太大，用手术把前列腺摘除。医生也可能决定用简单一些的操作来解决问题，遇到这种情况，他就把一个粗细和铅笔差不多的器械经尿道插入体内，这根带灯的管子有一个观察装置和一个很小的电动切割环，用这个切割环就可以清理堵塞着的组织（另一个可供选择的方法，是用液氮冷冻阻塞尿道的组织）。不久，冷冻的组织会死亡、脱落并随尿排出。谁都会害怕这个办法，他认为这样做意味着他雄风不再，他的男子汉的日子一去不复返。但事实并非如此，做过前列腺手术的男人，5 个人中有 4 个性功能还是正常的。

前列腺最危险的问题是癌症。这个核桃大小的腺体，使男人们能够体会性交的每一点快乐，但随时间推移，如使用不当，也会慢慢滋生癌症。前列腺癌表现得特别恶劣，早期不发出任何警告信号。因此，患前列腺癌的病人，20 个男人中有 19 个去找医生看病时已经为时太晚，无法接受外科可以提供的根治手术了。

前列腺癌并不罕见。人到 50 岁时患前列腺癌的可能性是 1/5；70 岁时的机会将是一半对一半；到 100 岁时，每个人几乎都中弹。总之，前列腺癌是癌症家族中的第二号杀手。

不过，上述数字并不像想象的那样可怕。

首先，前列腺的癌症一般生长缓慢，只有偶尔才发生那种暴发性的癌症，使人在几星期或几个月死亡。

另外，即使手术对癌症已经无能为力，某些非手术疗法往往也有一些疗效。为了生长，前列腺的癌症需要男性激素的刺激，一旦消除了这种刺激（切除睾丸或用女性激素治疗），往往会使疼痛消失，体力得到恢复，可以重新开始正常工作。放射线照射也能使前列腺的癌症缩小。与激素结合治疗，效果会更好。

如何才能免遭前列腺癌的攻击呢？其实大老爷们儿在这方面有很多事情可做，比如，定期检查身体，检查时，他可以要求做血清酸性磷的酶测定。在正常情况下，用这个试验测定的酶大部

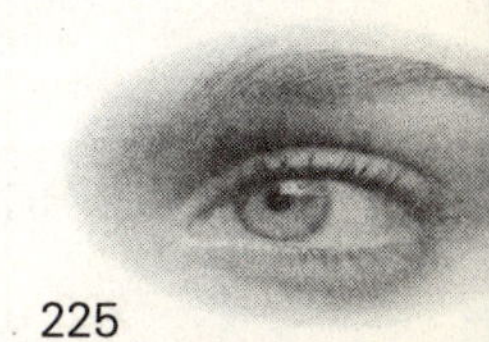

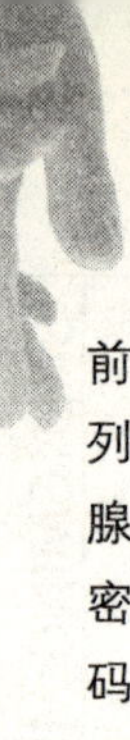

分只存在于前列腺中。如果从血里找到相当量的这种酶，可以推测包着前列腺那 3 个叶的包囊已经破了，酶漏入人的血流里了，这说明，他得了前列腺癌。

还有一种检查更重要：每年做 1～2 次肛门检查。这在体格检查时仅需花一分钟时间，这几乎是及早发现前列腺癌进行手术根治的唯一方法。医生用手指检查时，如果在前列腺本来柔软而有橡皮感的组织中发现一个钮扣大小的硬结，他会考虑这是癌症，除非他能证明不是（查出的这些钮扣，5 个人中有 3 个是癌症）。为了确诊，医生用手术或空心针取出一小块钮扣状的组织标本，如果发现是癌性的，就必须全部摘除。

因此，当前列腺以尿频、烧灼感、尿流缓慢等典型症状告病时，人就得上医院去找医生，最好是找专科医生。

最后，请记住以下前列腺保养的六点诀窍：

1. 步行、跑步、骑车。身体状况良好的人前列腺没有什么问题，一切都会平静如常，只须坚持锻炼即可。

2. 常小便。当你年幼时，老爹老妈也许认为你能忍住小便是个优点，其实，这是一个误解。相对来说，充满尿的膀胱易将小便排入前列腺中。但是，当发生这种情况时，你排尿时会带血的，因此，要时常解小便，尤其每逢锻炼之前，都要把尿排尽，锻炼时前列腺易受尿液的刺激。

3. 起来四处转转。要多四处走走，别在椅子上坐得太久了，因为你是坐在前列腺上，压迫着它，它已经被压迫得够呛了。

4. 享受正常的性快乐。正常有规律的射精可使前列腺避免因充血而发炎。如果你暂时没有合适的性伙伴，就可以自己解决一下，这是医生的忠告。卡车司机、汽车迷、骑自行车者等的生殖器经常不断地受到振动，其前列腺充血。这种振动很明显刺激前列腺分泌黏液。如果黏液难以释放，腺体就要充血。

5. 减肥。富含脂肪的饮食似乎对前列腺有刺激并增加患癌症的危险，纯脂肪似乎尤其不利。对前列腺健康有助的饮食是低脂肪、低胆固醇，多吃蔬菜、谷物、多叶菜及纤维。含维生素 A、C、E 的食物对前列腺尤其有益。维生素 A 主要在胡萝卜、南瓜、杏、甜瓜以及菠菜、花椰菜等品种中；维生素 C 在柑桔果肉及汁、草莓、辣椒（红的或绿的）、瓜、菜花、花椰菜等中较多。麦芽、花生仁、杏仁、葵花籽、小虾、植物油及绿色多叶蔬菜是不错的食谱。

6. 多吃富锌食品。前列腺迫切需要它们。锌补剂对人是有益还是有害尚未有定论，但富锌食物却肯定对前列腺有助益。含锌多的食品有大豆、坚果、南瓜籽、麦芽、牛奶、鸡蛋、鸡肉、扁豆、豌豆及牛肝。

36. 甲状腺密码

JIAZHUANGXIAN MIMA

如果人出生时没有甲状腺这种激素，那么，他将长成一个厚嘴唇、塌鼻梁的弱智侏儒。

如果甲状腺产生的激素只要略微少那么一点点，人就可能变得颜面浮肿、身体发胖、懒惰、低能，在个别情况下，还能变成半个呆子。

要是甲状腺生产过剩，情况会变得更糟……

甲状腺是骑在喉结下面的气管上的那个浅粉红色蝴蝶状腺体，其体重约20克，它每天产生的激素量不足万分之三毫克。

要是根据甲状腺的体积和产量来下判断，好像这东西并不重要，但实际上，它的作用就像一座发电站。

如果人出生时没有甲状腺这种激素，那么，他将长成一个厚嘴唇、塌鼻梁的弱智侏儒。

甲状腺决定一个人的生长速度，或像蜗牛爬行那样缓慢，或像野兔奔跑那么快速。

有人把甲状腺比做铁匠的风箱：它扇动生命之火，控制着人体内亿万细胞把食物燃烧成能量的速度。它可以把火封住，也能把火扇得非常旺。

如果甲状腺产生的激素只要略微少那么一点点，人就可能变得颜面浮肿、身体发胖、懒惰、低能，在个别情况下，还能变成半个呆子。

要是甲状腺生产过剩，情况会变得更糟，人虽然食欲如狼似虎，但却有可能变得骨瘦如柴，因为他把所吃的食物都迅速燃烧光了；他的眼球会突出，突得厉害时也许连眼皮都盖不严实了；他会感到极度紧张不安，容易激动——也许还需要住精神病院；他的心脏像在奔跑，可能因跑得筋疲力尽而丧命。

在人体中，甲状腺似乎很受血液的宠爱，全身的血液，平均每 17 分钟就在人体甲状腺中流经一遍。

像人的其他内分泌腺一样，甲状腺也是一个小型化工厂，它从人的血流中采集材料，配成复杂的激素。

甲状腺的两种主要激素的成分约含三分之二是碘。甲状腺每天所需要的碘只有 1/5000 克左右。有没有这样极微量的碘，意味着在幼年时代是白痴，还是发育正常；成年时代是身强力壮，还是无精打采、体弱多病。

大家都知道，碘是以碘化物形成从主人的消化道里得来的。甲状腺的酶（它有几种能执行不同任务的酶）将其转化成碘，然后挂在人体内一个叫酪氨酸的氨基酸上。经这种化学结合后，甲状腺就能制作它的两种主要激素了。然后，甲状腺的酶再次参与进来，把一个个分子的激素挂到人血里的蛋白质上，这样，它们就能搭便车到达体内最边远的角落。

甲状腺的激素能力惊人。要是没有甲状腺素，蝌蚪就不会变成青蛙。甲状腺的激素激励着人体内所有的大群细胞。

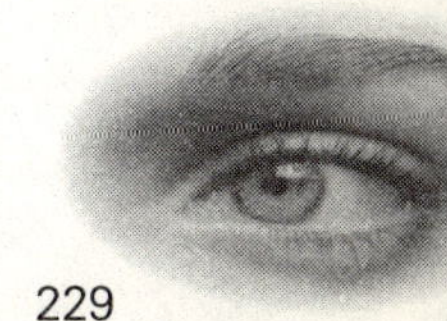

甲状腺的激素由于能量大，所以必须加以准确控制，仅仅供应某个特定时刻所需要的能量。当一个女人怀孕时，为了满足其

身体的特殊需要，她的甲状腺提供了比平时稍多一些的激素。

睡觉时，人的能量需要最小。

但哪怕最轻微的活动，也会使需要量增加。只要从床上坐起，也会使人的能量需要大幅度增加；站立时，就得增加更多；剧烈的体力活动能使能量需求提高好几倍。

另外两个腺体帮助甲状腺维持对激素生产的必要控制。

下丘脑是主人的脑子里的一个小块组织，刺激人脑底部的脑下垂体，脑下垂体又产生促甲状腺素。促甲状腺素以甲状腺为目标，催促其赶快工作，以满足当时的能量需要。当甲状腺生产激素过多时，多余的激素就会阻断脑下垂体的刺激。这个反馈作用使生产保持平衡。

正如大多数人所知道的那样，甲状腺不但受化学的控制，还受神经的控制。这就可以解释紧张或烦恼能促使甲状腺产生过多的激素，多得使人紧张得不成样子，甚至足以把他送进精神病院。家中的丧事、事业的失败、严重的车祸、大手术以及婚姻的苦恼，这些不幸如果在几个月或几年内接踵而来，就会使人不堪重负。精神上的焦虑可能使下丘脑过分刺激脑下垂体，脑下垂体也就会过分刺激甲状腺，甲状腺就开始迫使人以其所无法忍受的速度去工作。

顺便说一下甲状旁腺。这位小弟是甲状腺的邻居和同事，它所产生的激素能从骨骼中取出钙质来提高人的血钙。众所周知，钙是人体内的重要矿物质之一，是骨骼和牙齿的主要成分。钙排出过多，骨骼就不结实。甲状腺的钙质素有助于抵消这种作用，使一切保持平衡。

甲状腺是人体中最薄弱的地方，它能出很多毛病。甲状腺的控制系统是非常精确的，甲状腺的激素生产又依赖那么多其他因素，以致任何一环出故障都会带来麻烦。

缺碘是造成麻烦的常见原因。

在发达国家里，人们在这方面很少发生问题。海水中或海边土壤里生长的蔬菜，往往含有丰富的碘。要是得不到这些食品，用加碘的食盐就能满足人的要求。

穷乡僻壤的人可没有这样幸运。山区的土壤和水里几乎很少有碘。以前曾经受冰川影响的地方也是如此，因为当冰川融化时，将土壤里的碘冲走了。这类地方往往不容易得到加碘的食盐。

甲状腺对缺碘的反应是体积增大，为了努力抓住任何可以得到的碘，甲状腺就增添数以百万计的新细胞。其体重可能由不到30克猛增到100克左右。这就是缺碘性甲状腺肿——单纯性的甲状腺肿——虽然它的外貌令人不安，但是除非腺体增大到足以压迫气管时，很少危害健康。

多种情况能使甲状腺的分泌减缓到不活跃的地步。比如：因为某种遗传缺陷，某些药物或疾病的作用使甲状腺的任何一个关键性的酶瘫痪了，甲状腺生产激素的速度就会减慢或停顿；或许因为某种不明原因，甲状腺可能干脆停止工作，萎缩或被无功能的甲状腺组织取而代之；也可能因为人的脑下垂体出毛病，生产的刺激素太少，不够甲状腺的需要。

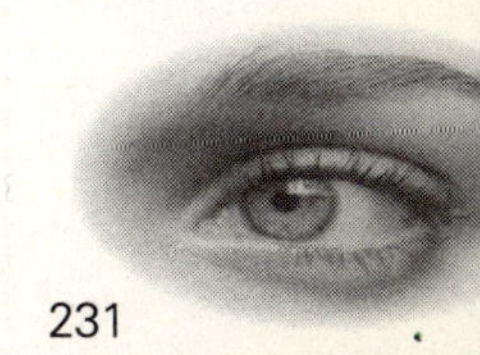

很多情况能放纵甲状腺的无节制的过剩生产——在这种情况下，甲状腺可能像缺碘那样弥漫性地增大，这样的毛病被称为“毒性”甲状腺肿。碘过多，也会引起这种病。这也可能是由于人的脑下垂体里长了肿瘤，使脑下垂体产生过多的促甲状腺素，甲状腺受刺激后，使激素在人的身体里泛滥成灾。

癌症是甲状腺的许多病中的另一种，但由甲状腺导致的癌症属于举止较文雅的一种，它倾向于保持局部而不蔓延。

对付甲状腺癌并不是件难事，可以用口服甲状腺片进行治疗，以使肿瘤休眠、体积缩小；放射性疗法也是一种选择，含有效放射性的碘的胶囊能破坏部分甲状腺，该疗法基本是有效的、安全的，并且只需一次性治疗，放射性的碘已被使用了 50 年，它的安全性一次一次地被证实。放射性的碘虽然在怀孕前使用是安全的，但是切勿在孕期使用。外科切除手术也许是不干净利落的方案，并且治愈的希望很大，不过，只有在患者对甲状腺药物敏感时，手术才能成为唯一的选择。

目前，医生们是用甲状腺激素来治疗甲状腺机能低下的，一旦你罹患甲状腺机能低下，在有生之年，你每天就必须服用一次含甲状腺激素的药片。虽然有天然的甲状腺激素，大多数医生还是钟爱人工合成的。通常需要一段时间才能调节好合适的用药剂量，所以你要有耐心，不要期望一夜之间就有奇效。另外，不同的药物还会影响甲状腺激素药物的效果，所以一定要告知医生你正在服用的其他药物。

女性患甲状腺疾病（甲状腺机能亢进或者低下）的危险性是

男性的10倍。尽管医生们认为甲状腺疾病无法预防，但是识别它并获得正确的治疗。

如果甲状腺的行动懒散、动作迟钝，医生可用口服激素片剂来补足，以激励主人；要是甲状腺产生激素太积极了，那就得给人开一些能干扰甲状腺的酶的药物，以使甲状腺激素减产。大夫也可能让人喝一杯含有放射性碘的鸡尾酒。这种酒像普通的碘一样，会直接找到甲状腺那里去，而放射线会开始打击甲状腺那生产过剩的细胞，使他们归顺。由于放射性碘能迅速破坏，因而实际上几星期内放射性就全部结束了。

大部分过度活动的甲状腺是用以上方法治疗的。尽管如此，有些病人还需要手术。动手术时，医生必须决定需要切除的确切量。如果切除得太少，甲状腺会继续产生过多的激素；如果切除得太多，就需要采用服用甲状腺激素片支持疗法了。

医生怎么知道甲状腺在惹祸呢？如果你伸手时指头颤抖，情绪紧张，失眠；如果你胃口虽大，但体重却不断减轻，这时，任何医生都会怀疑你的甲状腺功能亢进了。如果你颜面浮肿，不爱动，这就说明你的甲状腺活动太少，功能低下了。

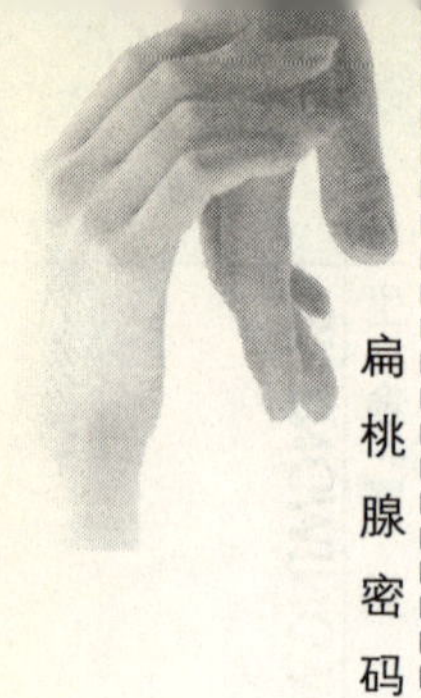

37. 扁桃腺密码

BIANTAOXIAN MIMA

扁桃腺隐藏在人的鼻子和嘴的后面，个子虽说不大，占据的却是一处战略要地，因为它把守的地方，是给所有进入喉咙的黏性物质做安检的最佳位置。当扁桃腺发现一种东西是不被身体某一部分所欢迎的异己分子，它就会抓住这种东西迅速出击，缉拿住这些家伙，然后交给主人的免疫系统，让它们去杀死对方。

说到这里，你就应该明白，其实扁桃腺也是淋巴系统的一部分，扁桃腺与其它一些分散在呼吸道，泌尿道和生殖道的较小的淋巴系统一起来保护人的身体免受细菌侵袭。

扁桃腺向内弯曲像纤细的半月形，正好在喉咙后部的两边。扁桃腺的形状导致了它的麻烦，它的结构让细菌容易藏在其表面的皱褶里，使它极有可能被感染，或者有时某些刺激性物质一下子涌进来，导致扁桃腺完全被淹没在其中，它会因此而肿胀，有时是如此大而妨碍了正常的进餐和呼吸——这就叫扁桃腺炎。

和脓毒性喉炎一样，扁桃腺炎的患者主要也是青年人，孩童患扁桃腺炎的危险性是成年人的 20 倍，孩子年龄增长时，扁桃腺也逐渐萎缩，到青春期时扁桃腺即缩到极限。不到 10%的扁桃腺切除手术是为成年人做的。甚至医生们切除扁桃腺的有效性也莫衷一是。是否需要做切除扁桃腺的手术取决于病人患的是何种类型的咽喉痛。如果扁桃腺是细菌感染中心，那么切除扁桃腺会显著地降低咽喉痛的发生率。但是，如果你每次在患感冒或流感后即患咽喉痛，那么切不切扁桃腺都无差别。那是因为，感冒和流感都是由病毒引起的，而这些病毒会侵染咽喉的其他组织，而不仅仅是扁桃腺。

扁桃腺摘除并不是什么值得十分忧虑的事情，在没有抗生素的年代，受感染发炎的扁桃腺经常被摘除，但是现在，如果药物治疗能去除感染的话，扁桃腺很少被摘除。

药物治疗是防止扁桃腺发炎的唯一方法。如果有人周期性地扁桃腺发炎，医生们会坚持对其使用低剂量的抗生素来打破这种不良循环。或者如果有人认为感冒会引起扁桃腺发炎，他可以来医院要求医生开一些抗生素用以治疗，这是明智的选择。

医生只有在肿胀的扁桃腺破坏了病人的正常生活能力时才会将其摘除。例如，肿胀发生的扁桃腺严重影响了呼吸，或者周期性反复发炎可能会使你丧失工作能力。

如果你一年之内发生 6 次链球菌感染扁桃腺发炎，或每两年发生 4 次，或者连着三年每年发生 3 次，那么你的确应该入选扁桃腺切除术接受者的行列。

如果你从未受到周期性感染，你可能现在不想摘除。成年人摘除扁桃腺通常因为他们生活中受到经常的周期性感染扁桃腺发炎的侵扰。但在一次严重的链球菌脓毒性咽喉炎或另一种导致扁桃腺的肿胀的咽喉感染之后，有可能会发展成疑难性的扁桃腺炎。

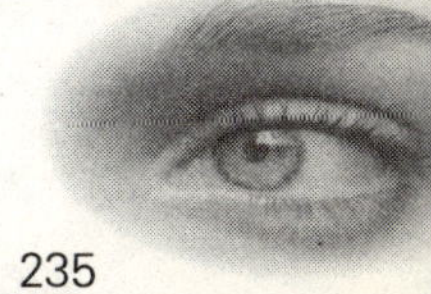

尽管你的扁桃腺帮助你保持健康，但摘除它并不会对你有什么影响，你的扁桃腺在你幼年时充分发挥其作用，到你 3 岁时，

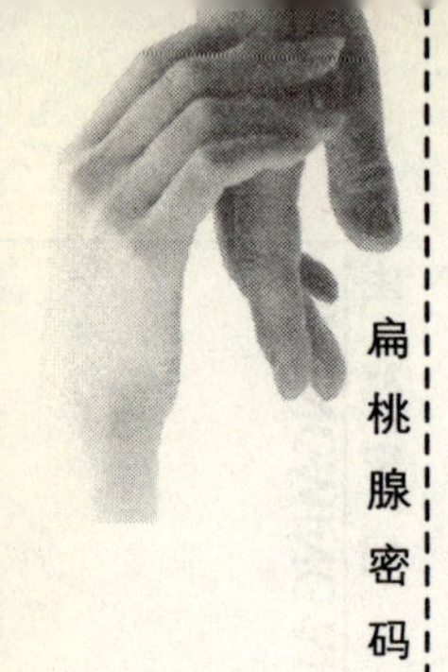

它们变成不太重要的细菌抵抗器官。随着你年龄的增长它们逐渐缩小，最后形成杏仁大小。

没有人能证明摘除扁桃腺会影响免疫系统。人们知道，扁桃腺的作用是困住抗原和细菌，从而给身体一个产生抗体的机会，但没有人曾经证明摘除扁桃腺会损伤这种功能。

不过，的确有一小部分人得益于扁桃腺切除手术。

38. 乳房密码

RUFANG MIMA

乳房是上帝之手捏出的一件最伟大的杰作，虽然外貌漂亮迷人，但你可千万别以为它仅仅只是一件用来衬托女性美的装饰品。其实，乳房还是哺育生命的主要角色，它能把血液转化为乳汁，能用乳汁养育最初的生命，人类完全是仰仗它的无私奉献，才得以幸存而延续着生命。

每一个女人，都会用她的乳房来创造一种生命的奇迹。每一个女人，在她的生育年龄期间，只要她怀孕接近临产，无论她的乳房多么小，都会随即鼓胀起来，积蓄起乳汁之泉，准备在新生儿呱呱落地的时刻，尽早地哺以甘美的乳。有一件更为奇妙的神迹，要是一位婴儿不幸一出生就失去母亲，他的老奶奶原本早已干瘪的乳房，也完全有可能在婴儿啼叫求乳的哭声中神奇地鼓胀起来，为她可爱的孙子重新奉献出枯竭已久的乳汁——有人说，这是母爱的神力。

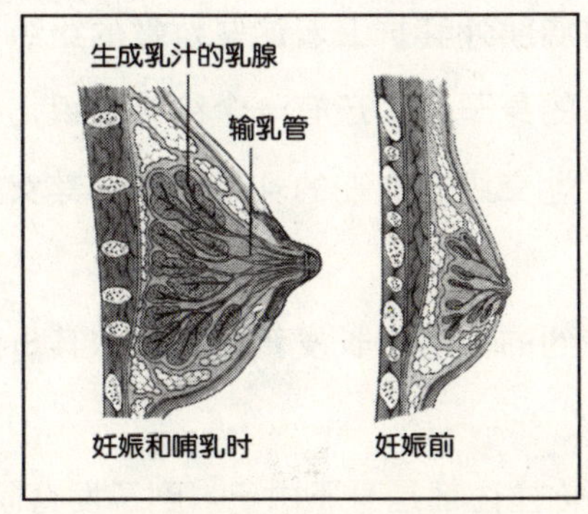

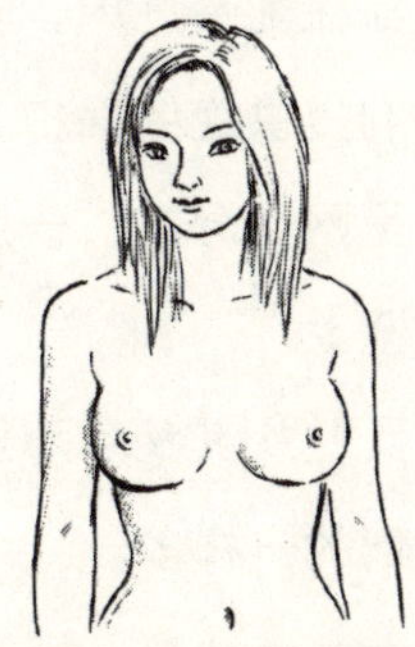

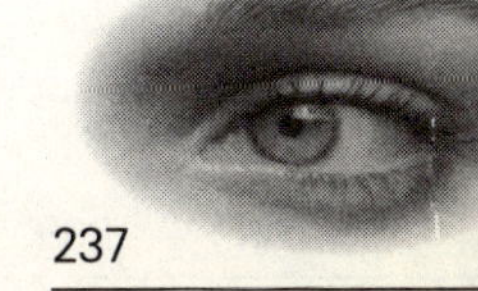

实际上，乳房是一个极复杂的汗腺，有的女婴初降人世的头几天，乳房就开始显露她那天生本领——那小女婴从她母亲体内继承而来的激素刺激了乳房，使其初生不久就产生出几滴液体（有的男孩也都有类似经历）。

之后，由于激素作用日渐式微，那未成形的小乳房就得以休息，一直处在冬眠状态。直到女孩 12 岁左右，当她初潮来临的时候，这时，她的卵巢已经发育成熟，在卵巢激素的魔杖舞动之中，那小乳房开始了发育的进程，朝着女人国一步一步迈进。随着脂肪沉积物的不断堆积，小乳房开始胀大醒目，乳头慢慢增大，乳晕也逐渐加深颜色，当然，其外型也开始抑制不住地变得一天比一天丰满。女孩开始朝着母亲的角色进发，从女儿国走向女人国。

乳房的腺体结构很有趣，一般乳房的腺体结构由几个单独的产乳单位组成，有的女人多一些，有的则少一点。每个单位的开头就像结满浆果的灌木——在显微镜下，你能看见数以万计的果子状的小泡。这些小泡生出许多许多肉眼无法看到的乳滴，它们聚积而发，流经不同分支管道，最后汇入主干。这几个主干的末端，都在乳头之内，乳房用脂肪外套护卫着这些娇嫩的组织，并为它们提供绝缘保护。乳房的身子中，还有一个结缔组织，这个组织呈网络分布，一股一股地交织成内在的乳罩，附在其女主人的胸壁上。

女性从其父亲那里遗传到的乳房生长发育特征和从其母亲处遗传到的一样多。

女大十八变，每一次变化往往都是身不由己。到了发育阶段，乳房已经完全受那激素魔杖的支配，每个月的经潮来临之前，由于激素的作用，乳房就要肿胀起来，变得异常敏感，任何轻微的触碰，都会让它产生莫名的紧张。它遇到的第一件大事是女主人的头一回怀孕，这时，连接着婴儿和子宫的胎盘，产生出雌激素，唤醒了乳房，那个富有魔力的雌激素，刺激着乳房的产乳管道系统，促使它生长成熟，而那些黄体酮，则督促乳房那浆果一般的乳腺体结构组织的小泡泡们，个个发育繁殖，乳房身上的血管网状结构也随之扩大，表面外观上的蓝色静脉也清晰可见。它变得楚楚动人、日益丰满，重量也增加了一倍。但在女主人临产之际，乳房还会对其内部组织进行一次大清洗——为了让内部装满足够的乳汁，乳房得溶化掉原先填满小泡泡中的那些坚硬的细胞组织，给那些生命之泉腾出足够的空间。

激素的魔杖一根接着一根，女主人的头胎婴儿出生后，她的脑下垂体就会制造出一种名叫催乳激素的新兵器，这种不同寻常的东西刺激乳房分泌乳汁。

婴儿钻出娘胎的头 4 天，娘的乳房分泌出的是初乳，这初乳乃水状液体，略黄色，它的营养成分很少，无法满足新生宝宝的身体需求，很快，婴儿的体重就降低了下来，这时，那缺乏生育经验的妈妈心里干着急，她虽然六神无主不知所措，可乳房却是胸有成竹满有计划，它知道它的初乳可不是什么没用的废水，其作用实在不可小觑，它不但是一种清洁洗涤剂，能够清除婴儿消化道中的黏液和其它碎屑杂物，而且，它还是一剂神奇的药水，它里面包含有丰富的抗体，能保护新生儿远离危险，使他免于可

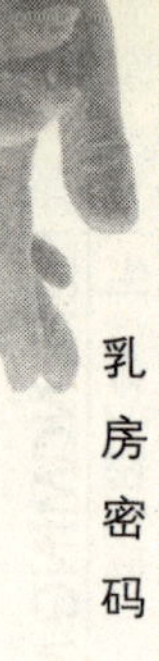

能致命的疾病，比如麻疹、百日咳、猩红热等。

婴儿出生的第 5 天，小家伙的身体内部已经被初乳清理得干干净净了，他准备好了，渴望接受真正的营养。这时，乳房也正准备好了最佳的补品。

一般来说，开始的时候，乳房一天大约能提供将近 600 毫升的乳汁，别看这数量不多，可为了达到这个指标，乳房每天至少要引来 4500 毫升的血液流过其内部，以便生产足够的乳汁让那如饥似渴整天哭闹要吃奶的小婴儿一饱口福——这事儿看起来很神奇，就像前面说到的，化血液为乳汁。其实，这是个十分奇妙的化学反应过程，其中的奥妙，就是那乳腺组织中的小泡泡，它从血液中提取葡萄糖（血糖），然后，由乳房中的化学博士——酶先生——将采得的葡萄糖奇妙地魔化成乳糖和其他能被婴儿接受的糖类。各种氨其酸，婴儿生长和修补组织所需要的酪蛋的以及乳内其他复杂的蛋白质的基本材料，也这样转变而来。（脂肪的转化过程另有途径。）

那些聪慧而精明的小泡泡还从流过的血液中，雁过拔毛似的采集矿物质，尤其是选取骨骼必需的钙质和健康所必需的各种维生素。

瞧瞧上面那个数据吧，600 毫升乳汁与 4500 毫升血液，也就是说，乳房每生产 1 毫升乳汁，就得需女主人给提供将近 8 毫升的血液——1：8，这个数据比例就能说明女主人慷慨的母爱，可实际上，那只是出于一种本能，而不是主观意愿，其实，她内心里一直暗藏有这样的隐忧：她生怕给婴儿喂奶会有损她的体形。

她这个顾虑啊，大可不必担心，因为那是毫无根据的，那是小女人的浅薄之见，其实，哺乳行为不会拉长乳房的内乳罩韧带，女主人尽可放心地让她的孩子尽情地吸吮她乳房中的乳汁。

因为哺乳，乳晕不但颜色变深了，而且肉层也变厚了，在乳房内部，具有润滑作用的脂肪腺新长了出来，它是应运而生，为了防止乳头裂口导致疼痛的。

乳头是由能竖起的组织构成的，当婴儿吸奶时，这种组织就会变硬，以便让饥肠辘辘的婴儿宝贝更好地吸紧乳头——吸吮会立刻引起上述反应，这也是乳房的奇妙之处。此时，在紧靠乳头下面的地方，那挂有许许多多浆果般小泡泡的奶树，其主干马上增宽，形成了许多小小蓄水池，当那饿得发慌的小仔仔贪婪地用足吃奶的力气使劲吸吮时，乳房马上就会给予充分的满足。但是那胃口奇佳的宝贝，很快就会吸干这一点点的奶水，不过，别担心，乳房自有应急措施。因为乳头内部拥有网络十分发达的感觉神经系统，通过它们，即使是十万火急的事情，乳房都能快速地向女主人的脑下垂体顺利地传递信息，30 秒钟之内，脑下垂体就会及时作出反应，将那神奇的激素——后叶催产素，迅速地，在第一时间内释放入血液，一旦这种物质抵达乳房的小泡泡，泡壁上的薄层肌肉就随即紧缩，将乳汁释放出来。从此，那小家伙也许就大可不必紧张地吸吮，他完全可以放心放松地大喝一通。

泌乳初期，乳房每天生产的乳汁虽然不到 600 毫升，但也足以对付一个 6 斤重婴儿的小嘴巴。随着婴儿的生长，乳房的产奶量也会提高，有的小母亲，一天能够提供出 3400 毫升的乳汁。据报载，

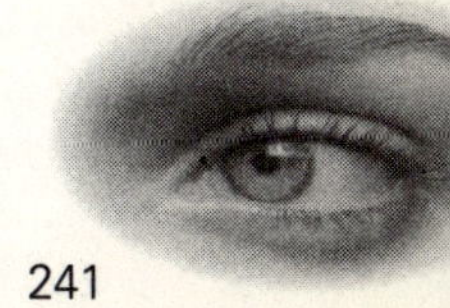

在盛产乳牛的丹麦，有一位妇女居然一天能挤兑出将近 7400 毫升的奶水，也就是说，她那丰乳盛产出的乳汁，足以哺育 13 个 6 斤重的小婴儿！

每一个母亲都应该尽可能地用自己的乳汁去喂养自己婴儿，而不是用牛奶等替代品来解决婴儿的营养需求，因为再好的牛奶，永远都抵不上婴儿最为需要的母乳。

母乳喂养有许多的优点。比如，母乳有杀菌作用，婴儿出生后的头 6 个月中，母亲可以通过乳汁将自身对许多疾病的免疫力传给宝宝。研究人员对 10 岁儿童进行智商（IQ）测试发现，幼时母乳喂养的孩子的 IQ 值比非母乳喂养的孩子平均高出 8 分。

其实哺乳还有其他的好处，比如，它可以刺激女人的子宫有节奏的收缩，这能帮助产妇的子宫恢复正常，从临产前能容纳一个婴儿的大包模样，回缩到怀孕前苹果一般大的样子，哺乳还能减少出血的危险，并能够让女人得到轻微温柔的性快感。

一般情况下，也就是如果其女主人乐意正常哺乳，乳房大约可以持续工作 6 个月。要是女主人决定提前断奶，由于失去婴儿馋嘴巴的刺激，乳腺体就会渐渐又开始冬眠，重新进入一个遥遥无期的长假，而乳房的重量，就会很快恢复如初。

当女主人临近绝经期，乳房就会失去一部分脂肪沉积物，而它的腺体结构，也将会枯萎，并且消失殆尽，那时，乳房就萎缩变小，变得很小很小，而且皮松肉软，松弛疲软，落魄如同一只泄气的皮球，不过，那时，只要闭上眼睛，回忆起从前丰满又风光的日子，乳房就会由衷地感到欣慰，因为，这一对尤物，不管结局有多么凄凉，她都曾经骄傲自豪过，而且永远都是女性身上最具像征意义的纪念碑，对，乳房就是女人的丰碑!

能够真正毁坏这座丰碑的，往往并非岁月带来的衰老，而是一种名叫乳腺癌的疾病。

乳房可能遇到的麻烦主要是两种肿块：纤维炎和纤维瘤。

纤维炎多发生在绝经前后，这种肿块外表光滑，内部则充满流体，触摸起来有疼痛感。医生告诉女主人，治疗的时候，只需将患处麻醉，然后用针管把内部液体吸出，症状就会消失。

纤维瘤肿块外表也同样光滑，但却韧如橡胶，有的小如橡皮擦，有的大若黄瓜。为了确定其危险性程度，往往需要从中切下一块，作活组织学分析，也就是通常所说的活检，如果确诊结果为良性肿瘤，就可在局部麻醉下将其切除。

纤维瘤中，恶性肿癌的概率大约为8%，这个可怕的8%是必须提防的潜在大敌。这个敌人，也就是乳腺癌。

医生建议：选择合适的乳罩，不要长时间不戴乳罩。休息时尽量不戴，给乳房自由，可以使乳房自然放松，如乳房疼痛，乳头有分泌物及肿块，必须及时检查。

听起来很搞笑，据说，男人也会得乳腺癌。这可不是瞎说，千真万确，据资料统计，在乳腺癌患者当中，大约有8%是男性病人。

虽说绝大多数的男性会因为睾丸激素的作用而导致乳腺萎缩，使得男性相对不易患上乳腺癌，但是一旦发现有不明肿块，就应该及时上医院检查。因为据调查，在那些未扩散到淋巴结之

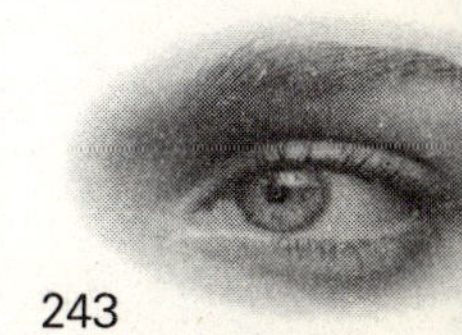

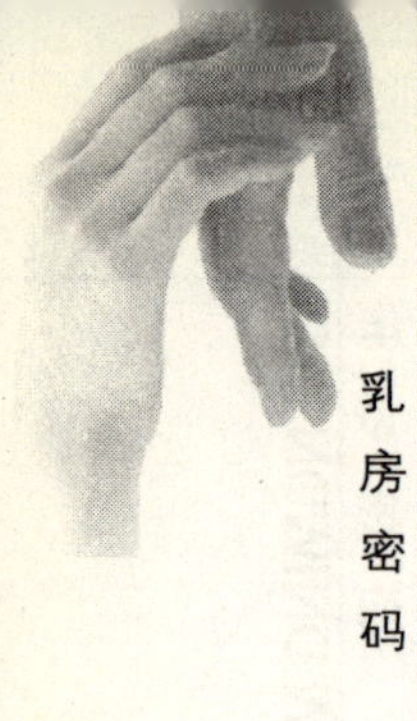

前的确诊为乳腺癌的男性患者当中，有84%的病人能存活10年；而已经散到4个以上淋巴结的病人，其中只有14%的患者能够再活10年。所以说，男人也应该和女人一样，应该对乳房健康抱有足够的警惕。

除了乳腺癌，男性巨乳症则较为常见，这种病是由于雌激素刺激而导致男性胸腺膨胀增大，大多数患者是青春期前后的男孩和50岁以上的男性。据调查，大约30%～40%的男人有可能在其一生中的某个阶段里遇上此病的威胁，此病的药物治疗有效率是18%。肝病也可能导致乳房膨胀，因为肝炎会抑制睾丸激素的分泌。

有一种乳房增大的情形叫做假性巨乳症，这种症状容易发生在极肥胖的男人身上，那是因为这种胖男人的胸部积有太多的脂肪，所以看上去像巨乳，解决的办法比较简单，那就是减肥或者吸脂。瞧，胖男人有多累！

如果男性长时期饮用过量的酒精，也会有乳房患病的危险。男性的乳房组织除可以保护心脏和肺以免受伤外，没有功能上的意义。不过，乳头对于男人而言，也与女人一样，是性敏感部位。

闲话绕远了，还是再回到女人的身上，乳房是一个肤白肉嫩的小娇娃，需要疼爱与呵护，它需要抚爱，更需要营养，抚爱的滋润能让乳房容光焕发，而营养的充实，则令它健康挺拔、楚楚动人。

39. 子宫密码

ZIGONG MIMA

子宫说："我是每个人最初的家。"——这话说得没错，的确，每个人，都曾在这里度过一段美好的时光，虽然，人们都想不起那时的光景。

子宫的模样就像一个用粉红色肌肉做的口袋，由韧带悬挂在下腹部里面。形象地说，它的外观更像一个小梨，长七八厘米，宽四五厘米，厚两三厘米，重约三四十克。虽然子宫看上去很不起眼，但它却能完成宇宙间最大的奇迹，它孕育着肉眼几乎看不见的那几个细胞，一直到这堆细胞衍变成为包含数万亿细胞的复合体——一个新人。

为新生命准备一个托儿所，这件事看来很简单，实际上，它太复杂了。从青春期到绝经期，每个月，它都要举行复杂的仪式，为妊娠做好准备。在一个女人的一生中，这样的事要发生 400 多次。对于一位生育期已过，却只生有一个孩子的女人来说，这有些像为很少光临的客人精心准备的宴会似的——发了 400 多份请柬，只有一位接受了邀请。

子宫每个月进行的这种准备工作包含着复杂的内容：建造错综复杂的新血管网、新腺体和新组织。在来自女主人卵巢的雌激素的督促下，子宫的内层（血红色的和丝绒般平滑的子宫内膜）增厚起来，它的腺体也增大了，这是为了给新生命准备必需的营养。在月经中期发生着另一个事关重大的化学事件。

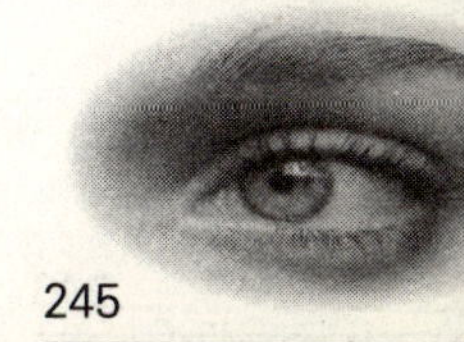

平常，子宫是一个空心的肌肉器官——里面的空间能容纳一满茶匙的液体。它的肌肉有规则地收缩，但是，这种收缩对一个受精卵来说是致命的，所以为了使子宫的肌肉松弛，女主人的卵巢在排卵期就开始生产称为黄体酮的激素。

子宫有三个开口。两个输卵管通入它的上部，以便将卵巢每月释放出的单个卵子输送进子宫。子宫的第三个开口是通向体外的，也是婴儿的出生口。正当女主人的卵巢释放卵子的时候，子宫颈提高了其黏液腺的产量——提供一条供精子游向卵子的小溪。

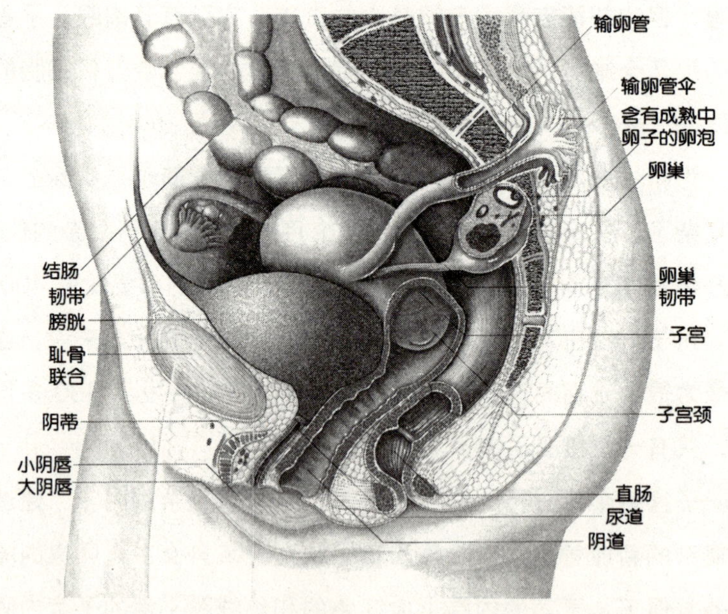

现在，子宫已经为迎接受精卵和养育新生命做好了准备。但是，当没有受精卵生成的时候，它所提供的新组织、腺体和血管

都像宴会后过期的食物一样必须被抛掉。女主人来月经时，秩序就又恢复了。

女主人的初次怀孕，是子宫的一件大事。这时，子宫终于得到了一个大显身手的机会。此时，卵子已经受精，细胞分裂也开始了。那些增长着的细胞，悠闲地游过输卵管时，只有一种食物供应，这种食物的名字叫做卵黄；当受精卵到达子宫，卵黄也差不多用完了，除非，那受精卵能迅速找到可靠的营养来源，否则，如此微小的生命，其存活的可能性真是太渺茫了啊！然而，子宫和以往许多次一样，早就准备好了。在受精卵奄奄一息的关头，它射出微小触角，以便附着在子宫内膜上。到这时，那个小生命有了一个安全而温暖的家，在这个家里，食物可谓异常丰富。

为了抚养这个要求高的新客人，子宫得有一个称职的好帮手，这个帮手每天工作 24 小时，持续 9 个月，而且，它还得是一个最能创造奇迹的神奇人物，这个了不起的人物就是胎盘。它起初很微小，是从受精卵里长出来的微粒，它最终要长成一个直径约 18 厘米的、略带红色的、约 500 克重的圆盘。胎盘虽然不漂亮，但直到小婴儿出世为止，它起着肺、肝、肾和消化道的作用。

脐带是胎儿的生命线，长 30～70 厘米。脐带里包含两条动脉和一条静脉。废料从胎儿经脐动脉运至胎盘，然后扩散到女主人的血流中，再通过肝脏、肾脏和肺脏处理掉；脐静脉从女主人血液里带给胎儿营养——维生素、氧气、矿物质、碳水化合物、氨基酸等。胎盘的薄膜过滤系统处理这些复杂的交换，还保持女主人的血液和她的小胎儿的血完全分开。她们的血型可能不合，如

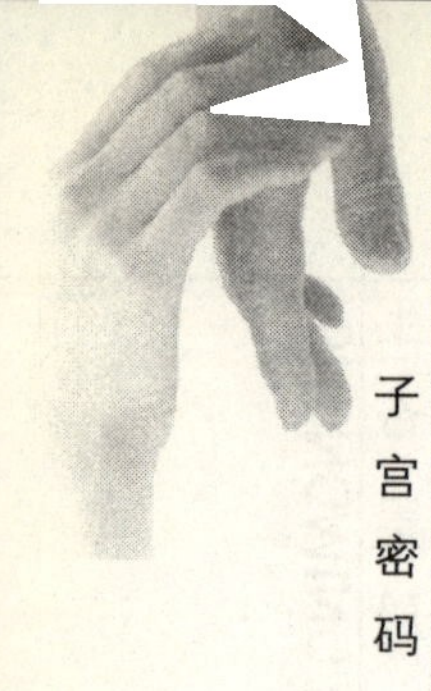

果她俩的血液相混了，就会带来灾难。

当胎儿不断长大——到第一个月的月底，子宫的房客已经长到受精卵的一万倍那么大——子宫的容量正在不断增加，最终达到原来的 500 倍。其形状也在改变，从梨形变到球形，再变到卵圆形。更重要的是，子宫长得强壮得多了。它的肌肉纤维的大小和重量都显著增加了。如果不是因为有了这样的增长，它很可能会因为那小房客的变大而破裂，尤其是那个小东西学会了拳打脚踢。当分娩时刻到来时，子宫需要这部分增加了的力量。分娩是一桩极其累人的活儿，其间所用的力气，会让一个大力士精疲力尽。

一直到 7 个月左右，胎儿经常改变位置，但此后地球引力发挥了作用，这时胎儿的头重得与躯干不成比例，因此，像 96% 的胎儿一样，采取头朝下的位置——这是分娩时最好的位置。当寄宿在子宫里的客人逐渐长大并强壮起来时，子宫只要推开挡住其去路上的东西就行了。此时，子宫压迫了女主人的膀胱，使她必须频繁地上厕所。另外，由于子宫猛推胃和肠子，结果，产妇会出现消化不良现象。

到第 9 个月时，子宫已经占据了腹腔的一大部分，这时，它已经把一个无限小的水内寄生物，转变成为一个有独立生存能力的 3 公斤重的胎儿了，此时，子宫的任务即将完成。

在一个命中注定的时刻，子宫从 9 个月的好客状态中转变，开始驱逐她的房客。此时，子宫已经为参加动人心弦的戏剧般的分娩做好了准备。第一项艰苦的任务是把子宫颈的开口由手指尖大小扩大到直径为 10 厘米，以便婴儿的头部能够通过。这项工作十分烦琐，且令女主人最为痛苦难忍，也很耗费时间，但是子宫逐渐提高了收缩速度，直至最后，每间隔 2～3 分钟就收缩一次，每次持续长达 1 分钟之久。这个过程的痛苦是没有分娩过的人难以想象的，用“死去活来”形容此过程中女主人所承受的疼痛，并不为过。

此间，子宫始终利用胎儿的头当楔子，来帮助扩大开口。子宫的肌肉能产生 6 公斤的推力，这是不够的，生产需要的推力是 11 公斤。于是，腹部肌肉和横隔帮了子宫一把。这样，婴儿终于出世了。

余下的是一大堆室内大扫除的工作，这些活儿，都是子宫分内的事。子宫不再需要胎盘，就把它排了出去。然后，它又不得不压迫暴露着的血管，以便关闭它们，这样就控制了出血。

妊娠之初，子宫的重量大约是 40 克。到最后，重量增加了约 25 倍，超过 1000 克。在产后的一两个月内，必须让腹部肌肉带动子宫活动，以便减轻到正常重量。

当女主人临近绝经，子宫的工作就得结束，那时，子宫就会缩回到当初小女孩时的大小。

在一个女人一生的大部分时间内，子宫会造成各种麻烦。子宫是女人体内的第一麻烦所在，她最熟悉的伤心事，当然是痛经，那是伴随着月经的痉挛性疼痛。

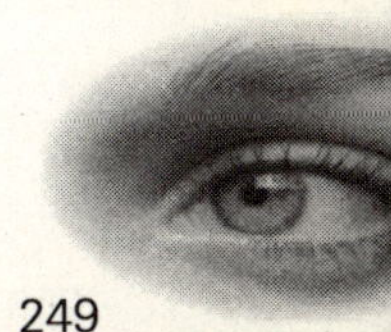

子宫肌瘤，也是一种让子宫不愉快的东西。那东西是子宫肌肉壁里长出的大小不等的泛白色肿物。很多女人都认为子宫肌瘤

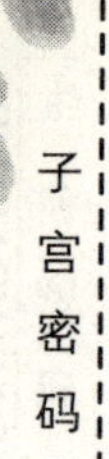

就是癌症，但是，这种想法多半是不必要的惊慌，因为每 200 个患子宫肌瘤的病人中只有不到一例会发展成癌症。

当子宫内膜每月生长或脱落发生差错时，就会出现过多的或不规则的出血。这样的情况也许需要用一种最广泛应用的手术，即扩张刮除术来纠正。这种手术是用器械扩张子宫颈的通道，使之扩大到能伸进一个刮匙。一旦刮除了多余的组织，麻烦一般就消失了。

仅次于乳房，子宫是癌症袭击女主人的最常见的部位。幸运的是，子宫的两种癌症（子宫颈的和内膜的），比较容易被检查出来，如果发现得早，90%是可以治愈的。异常的出血，尤其发生在 45 岁以后，是子宫内膜的癌症最常见的现象。其他情况也能引起这样的出血，但如果一个女人真的发生出血，她最好马上去找医生。一个明智的妇女，她每年都得做一次检查子宫颈癌的巴普（Pap）试验。

女孩子在青春期就能开始怀孕。从 19 世纪末期开始，每隔一代人青春期的平均年龄就减小 2 个半月。据说，一位巴西女孩在 6 岁零 7 个月零 3 天的时候就生孩子了。最年长的母亲，来自美国的俄勒冈州，在没有使用助产药的情况下在其 57 岁零 6 个月零 15 天时产下一子。然而，现代药物和人工授精技术已经把这个日期向后推了又推。理论上，现在不存在这样一个上限年龄，什么时候我们都能再怀孩子。但是谁又想象，一个老妪在 70 岁时追逐一个跑来跑去的小孩子呢。

在助产药时代之前，一位 18 世纪的俄罗斯妇女生下了 69 个小孩，其中 67 个存活到了成年，因有 16 对双胞胎、7 组三胞胎和 4 组四胞胎才使她得以创纪录。

在子宫中和在出生后的头 1 年里，男婴远比女婴容易夭折。每 100 个女性胚胎受孕，相应就有 120～150 个男性胚胎受孕。而胚胎在子宫中的流产率，男婴远高于女婴。从而使得到出生时，每 100 个女婴相应的男婴数下降至 103～106。出生后的第一年里，每 1 个女婴夭折，相应就有 3 个男婴夭折。到 21 岁时，每 1 个年轻女性死亡，相应的年轻男性死亡人数接近 2 这个数儿。所以，尽管有较多的男性胚胎受孕，但女性在其后的生存力较强。

地球上有一个有趣现象：每个家庭中新生儿中，男女的比例基本为 1∶1，而且保持得相当稳定；而一旦家庭中的父亲从一场旷日持久的战争中归来，这个统计学比例就会发生变化。出于某些未知的原因，归家的战士会生育出比女儿更多的儿子。

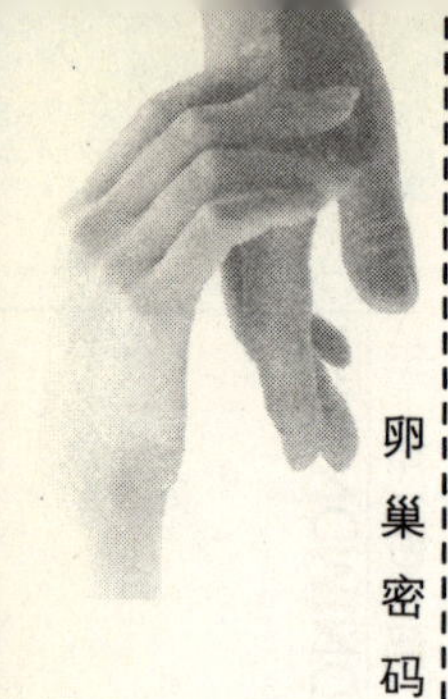

40. 卵巢密码

LUANCHAO MIMA

卵巢长得小巧玲珑，模样、大小都酷似一枚泛白的小杏仁，它身高大约32毫米，体重不过3.5克。在子宫的另一侧宫墙之外，还住着一位面貌与它完全相同的孪生亲姐妹。它们俩，都让韧带给系住，分别悬挂在女主人的骨盆两侧。虽然，它俩老死不相往来，可彼此的关系却亲密得要命，而且还十分默契。

别看它俩长得像两个小不点儿，可是能耐却十分了得。随便告诉你一个例子吧，正是由于这姐妹俩的协力合作，一个胸部平平、臀部狭小的小女孩，才有可能发育成婷婷玉立起来，发育成一位丰满性感的大姑娘。说得更具体一些，一位大约12岁左右的小姑娘，当她步入发育阶段的时候，由于她的脑下垂体发出了某种神秘的信号，卵巢就开始为这个小女孩提供一种富有魔力的雌激素，这种神奇的雌激素具有塑造女性形体的作用。在两个卵巢共同努力下，小姑娘的骨盆日益增宽，臀部出现了脂肪垫，原先一马平川的胸部也凸显了起来，渐渐发育成玲珑挺拔的乳房，她的腋下、阴部也慢慢地长出毛茸茸的体毛，身上的其他性器官也因此全面日趋成熟，这样，这个小姑娘就渐渐成了一个成熟的女人。

从此，直到这个女人绝经前的约33年时间里，每个月一到点，卵巢都会定时地在女主人身上泛滥一次鲜血汇成的赤潮，给她一次意味深长的暗示——亲爱的，这又是一个月经周期，如果你情窦初开，你就可以大胆放开情怀；如果你心有所属，你就可以接受爱抚；要是你终身已定，你就可以放心地承接情爱的甘露；倘若你渴望有个小宝宝，那我已经给你预备好了受孕的佳期——卵巢给女主人准备的礼物，就是周期性的排卵（排卵，意味着一个女人拥有生殖的能力）。

——你大概搞清楚了吧，这就是卵巢最神奇的本领——排卵。

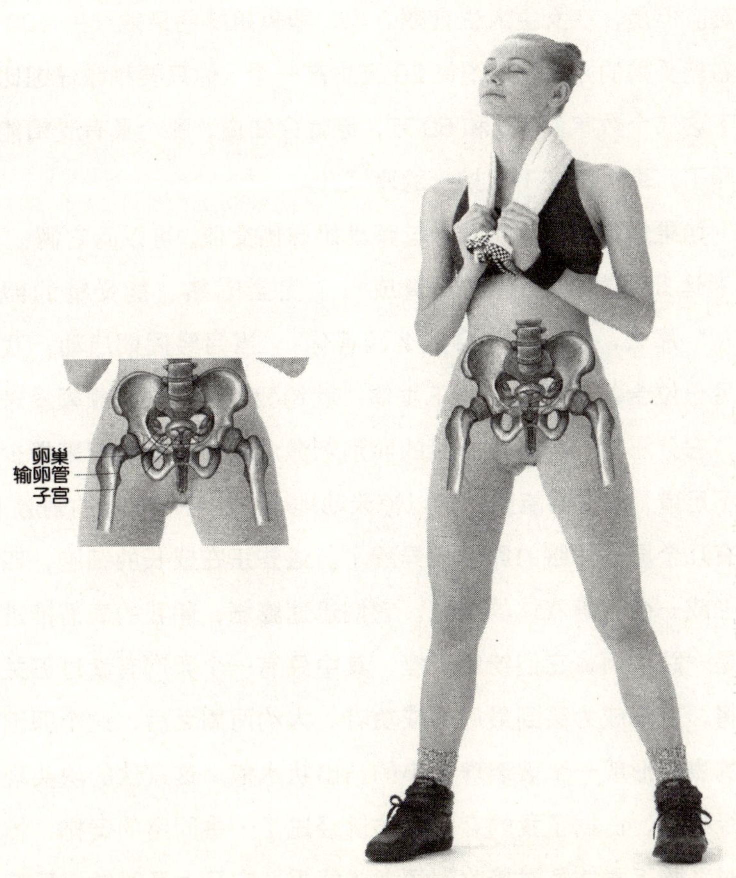

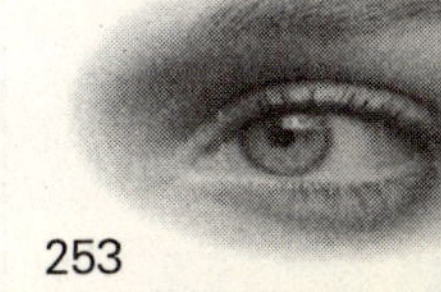

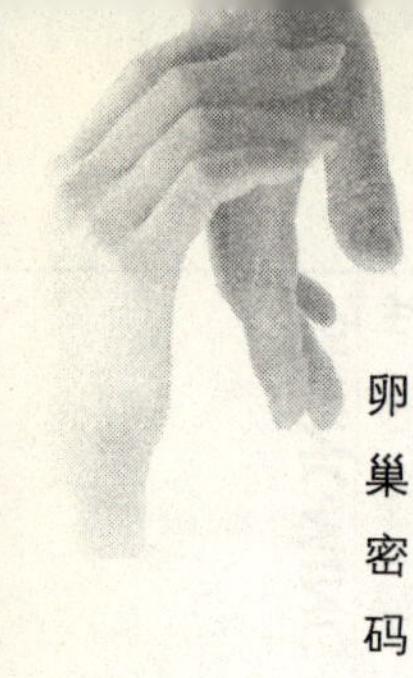

当女主人年幼初长的时候，虽然卵巢的个头尚小，但它俩就已经共同拥有400万个左右的卵泡（卵细胞）了。随着年龄的增长，卵细胞的数量随之减少。当女主人初潮来临、月经伊始，卵细胞就递减到50万个左右，这时，已经发育成熟的卵巢就用自身释放出来的雌性激素，与大脑和脑下垂体散发的激素相配合，协力合作定期排卵，当女主人想要宝宝的时候，卵巢已经处于待命状态。但是，在女主人生育期之内，卵巢姐妹俩只能产生400个左右能受精的卵子，大约每28天生产一个。你只要稍微仔细比照一下这二个数字，400和50万，你就会知道，那个具有受精能力的卵子，真可谓是千里挑一的幸运儿。

如果你富有想像力，想与卵巢姐妹俩交流，可以问它俩："这个幸运儿是如何被选定发育成一个完全成熟、能受精的卵子呢？"那么，它俩也许会这么回答你："当月经周期启动，我们的另一位合作伙伴——脑下垂体，就给我们中的一位频频发来信息，它分泌出一小股一小股的卵泡刺激激素，虽然看起来量少得微不足道，但它的能量却足以惊天动地。在这些小东西的刺激下，我有几个原先休眠的卵子被弄醒了。这些正在成长的细胞，四周都形成一个充满液体的小囊，它们迅速膨胀，朝我的表面推进，但是一路坎坷，它们纷纷受挫，其中只有一个卵泡有幸过五关斩六将，有幸成为笑到最后的成功者。大约两周之后，这个卵泡在我的表面形成一个玻璃珠大小的凸出状水疱。这家伙的块头现在已经不小，占据了我的空间。仿佛经过了一番周密的安排，恰好此时，脑下垂体及时接收到了上述情报，它马上及时做出反应，猛然喷发，分泌出一种名为黄体化激素的物质，在这种物质的冲击下，原先覆盖在卵泡上的薄膜水囊破裂了，成熟的卵子，在卵泡中破壁而出的液流推动下，滑入了输卵管的喇叭口中，被送往它所向往的基地——子宫。中途，这个卵子要是遇上外来突然而进的精子，它就可能受精，从而让我的女主人怀上小宝宝。”

以上这个过程，很像多米诺骨牌游戏：一种激素引发了其他激素的释放，被释放的激素再促进卵泡的生长。

在人体细胞当中，成熟的卵细胞块头最大（最小的要属精子细胞），它比精子的块头要大 25 倍以上。

卵细胞十分奇妙，它能够颇有耐性地潜伏在小女孩体内长达十几年到几十年，直到这个小女孩成了大姑娘，再到结婚受孕，在此期间，它一直保护着它身上的遗传密码，使它身上的 23 个染色体常葆生命活力，以便让它顺利地与女主人丈夫的精子中的 23 个染色体相结合。

卵子的质量，事关重大。女孩子在 15 岁以前，她的卵细胞可成熟和受精的能力还很差。即使在她的高峰年代里（大约从 20 岁到 30 岁左右），卵巢的生产记录也并不是完美无瑕的。事实上，许多育龄期妇女，约有 10%的卵子受精后不能很好地发育，或者由于某种缺点而被排斥，这些卵子不是被身体重新吸收就是流产了。

妇女逐渐衰老，她的卵子的质量也随之急剧下降。如果一个女人在 42 岁时再生一个小孩，她怀有缺陷的孩子的概率要远远大于她在 30 岁或更年轻些的时候所怀的。

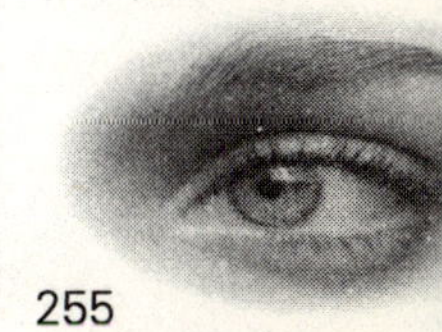

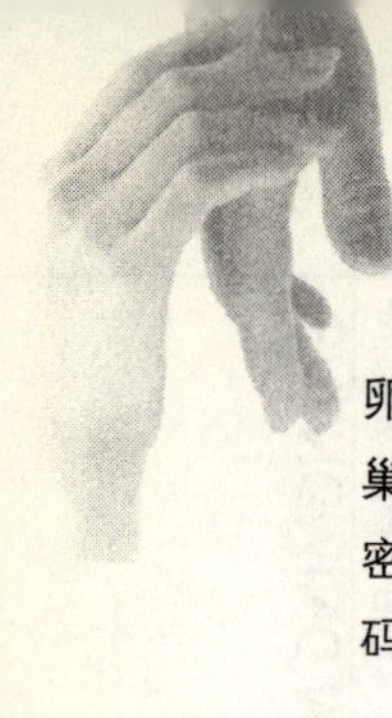

卵巢的本事不仅如上所述，它还是一个生产激素的腺体。虽说，生命本身并不依赖卵巢的激素，但正常生活却离不开它们。首先要提的是那些雌激素（类别有数种，它们的化学性质都是彼此相关的），如果没有这些雌激素，一个女人的身材就会一直很矮小，而且胸部也不会有起色，平平如旷野，性器官也依然幼小，而且不具备功能。

卵巢这个最富于女性的器官，也生产与男人的睾丸所生产的那种雄性激素一样的睾丸素（这很令人不可思议）。要是卵巢中这种激素的生产失控，女人就会变得声音低沉，长出胡须。不过，正常情况下，这种担忧是多余的，因为，卵巢能自行解决好这个问题，它只需把雄性激素改变成雌激素就行了。

卵巢每个月都随着排卵建造一个功效相当复杂的激素新工厂。一旦卵子冒出表面，黄体化激素（使卵泡破裂的那种激素）就刺激那些留在卵巢里面、充满脂肪性黄色物质的细胞，这是一种新腺体，叫黄体。它生产的新激素被输入女人的血循环，这种激素被恰当地称为孕酮（黄体酮），因为它是赞同受孕和妊娠。孕酮的主要靶子是子宫。在孕酮的影响下，规律性的子宫收缩静止了，子宫壁逐渐增厚，形成新的血管网，为受精卵准备好安逸的住所和营养。如果不发生妊娠，黄体就萎缩死亡。

卵巢总是努力地细心调节雌激素和孕酮的生产。如果不控制生产，女人会因许多不适而烦恼，有些是肉体的，有些则是精神的。她体内可能滞留液体，使脚浮肿；或者，在月经前变得容易激动，神经紧张、抑郁、容易发生意外。幸好，纠正激素失衡的药品很容易买到。

女人一般在45～50岁期间开始绝经，也就是更年期。卵巢将缩回到青春期以前的大小，激素生产也大大降低。由于雌激素的供应量削减，可能产生各种情况，但并非必然发生。可能形成年老妇人的驼背，乳房也可能变得松软。卵巢所产的雌激素，会让一个成熟女人避免发生动脉脂肪沉积和冠状动脉性心脏病。而相比之下，一个年届40的男人得冠状动脉性心脏病的机会却是同年龄女性的40倍。

女人绝经后，几乎与男人同样容易感情冲动。她的皮肤也许会变得干燥，肌肉可能变硬，还可能容易患骨质疏松症（一种骨质变脆的疾病）。从前在地上滑一跤只不过意味着碰伤，而现在就可能意味着骨折。

很多女人都能很好地摆脱部分或全部这些副作用。如果出现这些副作用，医生还可开些药来补充卵巢已经停止生产的激素。

卵巢的最大威胁，始终还是癌症。早期的卵巢癌往往是无声无息的和没有症状的，而且用一般盆腔检查法是无法发现的。当在盆腔范围内检查到一个实质性疱块的时候，往往已为时过晚。虽然癌症任何时候都会发生，但45～60岁的年龄段是发病的最高峰。不过，女人们没必要为此而过分惊恐，因为，死于卵巢癌的只占女人死亡总数的1%。关键是在治疗阶段要及时发现、及时治疗。

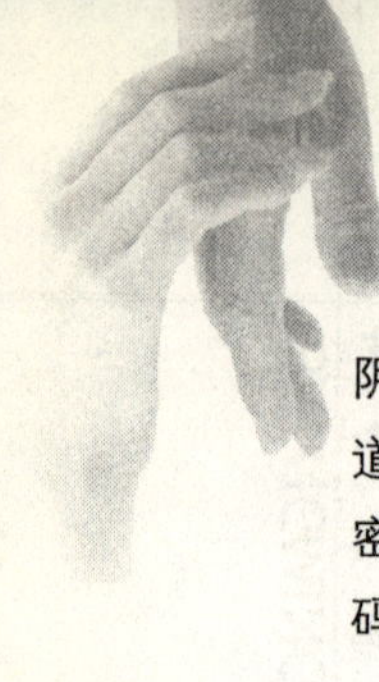

41. 阴道密码

YINDAO MIMA

这是一条神秘的幽径，精子从这里入门，与卵子秘密约会，一起播种“情爱牌”蜜果；这也是一条神圣的通道，朝圣的精子先生在卵子小姐的石榴裙边发出忠诚誓言：“俺要拽住你的小手，和你合二为一，一起慢慢变成一个小生命！”——生命从这里开始，这里是每一个人的必经之路：阴道是女性身体的门户，精子就是从这里进入子宫颈，进而到达子宫与卵子相遇，才得以孕育出一个崭新的生命；产妇分娩的时候触目惊心，正是由于阴道的膨胀，新生命才得以安全降临人世。

对于尚未怀孕的成熟女性而言，阴道也是一条必经之路，那经由此处的必经者，就是那每月定时出行的经血——这个经血，就是携有错过怀孕机会的被废弃的子宫内膜细胞。

尽管地位尊显，阴道还是显得相当低调，它架子不大，长度只有7~9厘米，它的内衬黏膜连接着阴门和子宫颈。成熟时的阴道，往往向后、向上倾斜，它的四壁是由肌肉和纤维组织组成的。处于松弛状态时，阴道的四壁粘在一起，周长仅1.2~2毫米，这看起来好像难成大事，不过没关系，因为她的大小不是不可变的。在女主人怀孕期间，它会发生显著的变化，阴道在分娩时极度膨胀的绝活，会让人惊叹不已。

每个女人阴道的正常分泌物都是不同的，每个人自己有正常量，只要分泌量与过去没有差别就是正常的。阴道的正常分泌物与月经周期有关。在行经前和月经结束时，阴道的分泌物就变得很少；在排卵期内，阴道的分泌物最多。

阴道有一个难缠的小烦恼，它的坏名声叫做阴道炎。提起这熟悉的名儿，很多女性会不禁皱起眉头，因为，这令人尴尬的难言之隐患太让人心烦了，瞧瞧那症状就知道了：异常的分泌物、疼痛、瘙痒和发红，而且性交时还很痛苦，小便时也疼痛！前往妇科门诊的女性中，大约有一半，患的就是这种病。

提到令人讨厌的瘙痒，没有一种疾病能与真菌感染性的阴道炎相比。医生说："阴道是真菌的温床。"阴道温暖、潮湿、黑暗并且富含糖分，它实在是理想的真菌培养基。在阴道中寄生的一种真菌叫做念珠菌。当阴道 pH 值改变（正常的阴道 pH 值表现为弱酸性），阴道内正常存在的菌类微生物受到抑制时，念珠菌的生长将失去控制，真菌大量繁殖。另外，不洁性交会传播真菌引发感染，有时使用公用卫生纸也感染真菌。真菌性阴道炎明显的症状远远超出阴道的瘙痒难耐，它还包括：凝乳状的阴道分泌物，散发霉菌，阴道和阴门有时甚至包括肛门红肿。

真菌性阴道炎可能是最难受的疾患。还有一种细菌性阴道炎同样会让女性周身不适。细菌性阴道炎的主要特征是，阴道的分泌物是稀薄的灰色液体，此外还有强烈的灼烧痛，阴道和阴门偶尔出现红肿和鱼腥臭。口服抗生素类药物和涂抹某些专用药膏都很有效。

每天喝点酸奶能控制阴道真菌。酸奶含有能抑制真菌的细菌，酸奶是一种平衡弱酸性的武器，它能抑制有害的病菌。

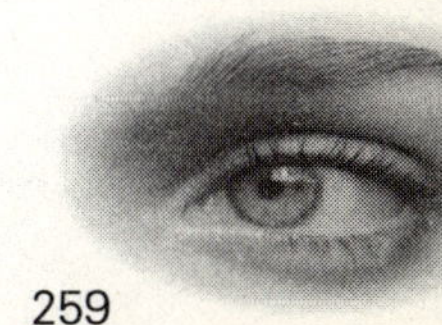

平时要少吃糖。含糖分高的食物使人体更适于真菌的生长。

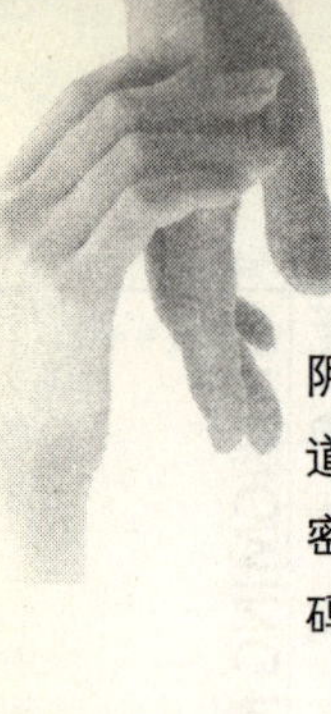

有些患慢性阴道真菌感染的人，只有在非常严格地坚持无糖饮食后，才能使病情得到控制。如果不能做到完全不吃糖，可以减少碳水化合物的摄入量。

维生素 C 的益处非常大。维生素 C 会使阴道对真菌的吸引力减少，因为维生素 C 含有使阴道壁变酸的抗坏血酸。

无病症时，不要过度冲洗阴道。过度地冲洗阴道破坏了阴道内正常的微生物群落，是真菌感染的一个主要因素。冲洗阴道毫无必要，那些冲洗阴道的女性易患盆腔感染，因为冲洗阴道会将病菌推入盆腔深处。

要时常保持阴部干燥。不要养成穿着湿漉漉的游泳衣或者穿着汗渍渍的运动裤的习惯，换下湿衣服，潮湿的环境有利于零点菌的生长。

要穿棉织内裤。棉织内裤能提供阴部很需要的吸附湿汽的作用。棉织物能使阴部多透一点空气，有助于避免穿化纤内衣带来的阴部潮湿。

42. 阴茎密码

YINJING MIMA

在勃起的情况下，阴茎的长度约为 7 厘米到 16 厘米，如果不考虑松弛状态，大多数男人阴茎的勃起长度是差不多的，很少有人的阴茎超过 30 厘米。

人们通常把阴茎看成是一根能够伸缩、膨胀的柱形棒状物，呈叉骨的形状。人们只能看到它的一半，即伸出体外的阴茎体和阴茎头部。另外的一部分阴茎根在男人的下腹部里面，分叉成字形，直到耻骨的下支和坐骨支。起到固定阴茎的作用，所以，阴茎在勃起的时候直挺挺地竖在那儿，无需任何辅助。

阴茎的本事表现在三个方面：

① 在男主人的指挥下排尿；

② 充血勃起并且足够坚挺，使之能够插入阴道去幽会；

③ 射精，使女人受孕。

阴茎有三个单独的腔室，使它能够完成以上三项任务。其中两个是并排的由海绵体组织构成的勃起腔，当大脑信号通知阴茎的动脉充血的时候，它就会膨胀起来。另一个稍小一点的腔室在阴茎的下部，其中央是尿道——作为膀胱输送液的排水管道，同时也是输送精子、精液和前列腺液的导管。

勃起腔，又称为海绵状血管瘤，它是阴茎的主要部分。两个勃起腔各有一根中心动脉，当阴茎勃起的时候，大量的血液流入中心动脉。随着血液的涌入，海绵体膨胀，向外挤压，使阴茎的

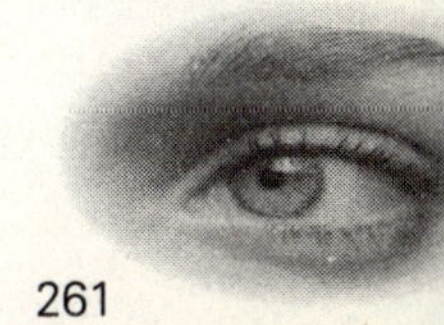

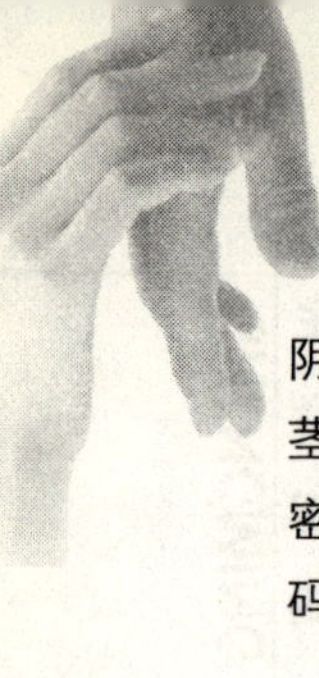

静脉夹在勃起腔壁和皮肤之间，不能有效地排干静脉血液。就这样，很多的血液涌入而很少的血液流出，阴茎即变粗变硬而勃起。

大脑综合了许多外界刺激后，控制着阴茎是否开始充血，是否处于勃起状态。如果大脑对它所看到、想到、感觉到或者幻想到的保持兴奋的话，阴茎就会仍然勃起。但是，这种状态会很快地过去。如果大脑开始走神、被激怒或者感到失望，那以整个过程便会停止下来，阴茎就会缩小下来。

当阴茎处于高潮状态，大量的肾上腺素会涌入血管。肾上腺素迅速地抑制了阴茎的勃起。它使阴茎的主动脉和勃起腔里的海绵体缩小下来。静脉排水口又放松了，血液经过一条称为茎背静脉的主要排水口流回心脏，这时候男人的小弟弟就处于疲软状态，直到血液中的肾上腺素消失或者直到你的大脑再次受到足够的性刺激。

阴茎的这一段疲软的时间，也称作不应期。对于年轻小伙子来说，这段不应期可能只是一小段时间。但是对于中老年男性来说，它也许就是 24 小时的漫长等待了。

每个健康的男人在夜间睡眠的时候，他的那个小弟弟都会有四到五次的勃起，对于一个二十岁的小伙子来说。每个晚上的勃起的时间总共可能多达 180 分钟。这种情况下，阴茎的勃起可能发生在做梦状态，但是做的梦不一定有性的内容，医生认为这是一个使阴茎获得足够铁富含水量氧气，是身体制造前列腺素 E-1 的必需元素，它能使阴茎的动脉保持顺畅。男人随着年龄的增长，夜间勃起的次数逐渐减少。每个男人都有必要看看他的阴茎是否经常能够勃起——至少每周三次。当然，他不必告诉别人他是如何使那玩艺儿勃起的。

此外，自信、减缓压力和健康正常的血液循环对保证阴茎的工作能力都非常重要。

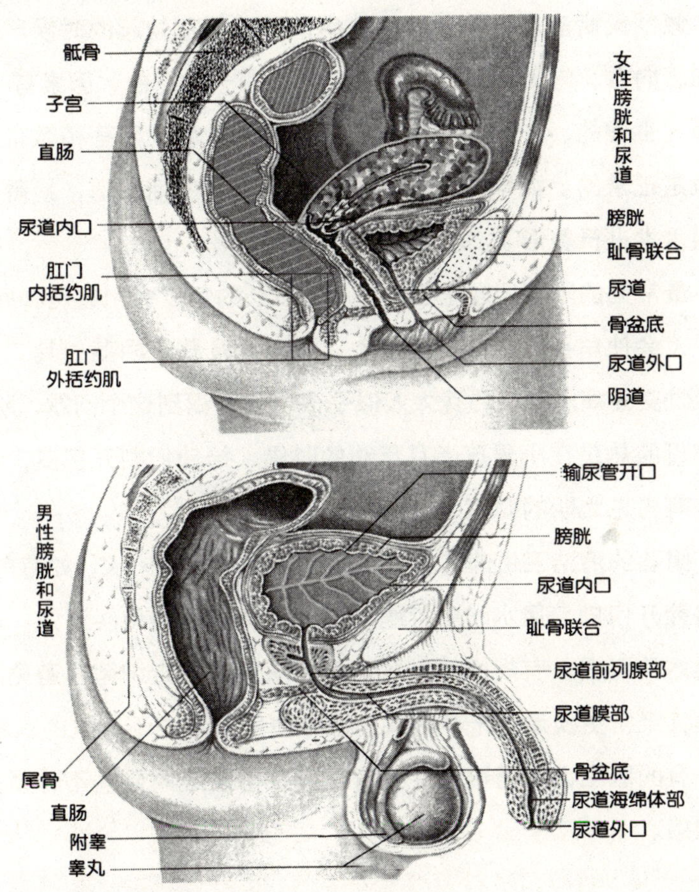

抽水马桶可能会对小孩的生殖器构成威胁。小孩的个头往往还很小，他的小阴茎往往只能勉强够得着抽水马桶的边缘。一位

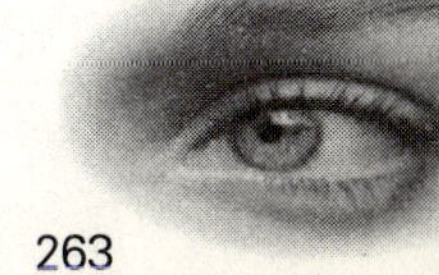

医生称，当这个孩子处于这种位置的时候，如果竖立着的马桶坐圈和盖子刚好掉落下来，就会像扣篮一样正巧砸中他的小阴茎。这种强烈的撞击可能造成严重的瘀伤和撕裂伤，医生将这种情况称为“坐圈综合征”。

佩罗氏病症是一种较少见的病，即阴茎在勃起的时候严重地向左、向右、向上或者向下倾斜。无论哪一种弯曲，因素有 3 个方面：生理的、先天的、病理的。但是，勃起的阴茎稍微有点弯曲也是正常的。如果弯曲得太厉害影响到性生活的话，就需要作外科手术进行整形了。

最常见的阴茎问题是包皮过长。过长的包皮会引起两种麻烦：其一，会使龟头藏污纳垢而发炎，从而祸及整个阴茎；其二，会导致性交疼痛。聪明的犹太人似乎很早就意识到这个问题，所以，当父母的总是在小男孩尚且年幼的时候，给他们割开包皮，这的确是有先见之明的聪明之举。

阴茎的清洁卫生非常重要，最好早晚各清洗一次，如有包皮，应该翻开包皮，用水和中性肥皂清洗内侧，保持龟头清洁；养成多喝水的习惯，有规律的排尿，可以从尿道冲走细菌，避免尿道感染；经常更换清洁干净内裤，避免使用太紧或不透气的衣物。

有的医生说：通过性交或自慰而经常射经的男性不容易得前列腺癌。

43. 睾丸密码

GAOWAN MIMA

跟卵巢一样，睾丸也是双胞胎，实际上，它是男人的生殖腺。人体中的腺体，大部分都只有一个，而性腺却有两个。与其他腺体相比，睾丸还算是不难看的，它是一个粉红色椭圆体。单个睾丸的重量大约15克，长约4厘米，直径约2厘米。

睾丸的功能有两个：一是制造生命的创造者——精子；二是生产雄性激素——睾丸素，这种化学物质有助于建造肌肉、骨骼和其他组织。这些都有助于形成男人的精神状态和体形。如果没有这种激素，男主人就会成为一个性格软弱、肌肉松弛、没有胡须和淡漠无情的人。

睾丸是一部相当复杂的机器。在男人体内的部件中，像睾丸这样能在这么小的范围内做如此之多重要工作的，并不多。

两侧睾丸共拥有一千多根长70～80厘米的小管，称为精曲小管，它们都像最细的丝线一般精细。这些小管又汇集到一个较大的长的集合管内。精曲小管的上皮细胞逐渐成熟、分化，产生出精子进入其管道内。睾丸就是在这样的管道系统里每天制造出上亿个精子，这意味着，睾丸每两个月所生产的细胞，有可能达到全球的总人口数。

对于只生了一个孩子的夫妇而言，这样巨大数目的精子中，只有一个起过作用——它为男主人创造了一个孩子。为什么要这样奢侈的消费呢？它隐隐约约地提醒我们想到海洋生命的起源，

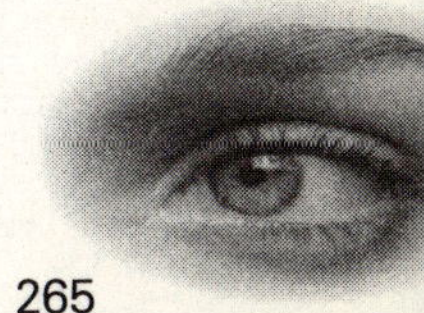

有些鱼类就是把精子洒在水里，希望飘浮的卵子能侥幸受精。

除了管道系统以外，精曲小管之间充满了大量的睾丸间质细胞，这些是生产睾丸素的细胞。有趣的是，这种男性的化学物质，居然也出现在女性体内。一位妻子的血液中循环的睾丸素约为她老公的1/2，那是由她的肾上腺生产的。要是没有睾丸素，做妻子可能会变成性冷淡；如果太多了，她又很可能男性化。

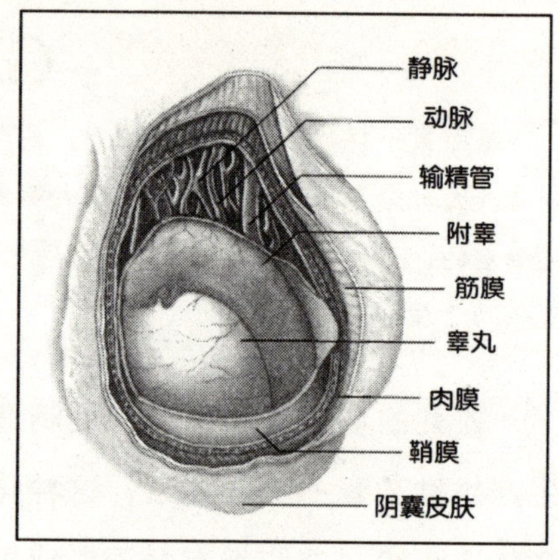

当男主人还在他母亲子宫里的时候，睾丸和它的同伙就在那主人的体内了。出生前两个月，它们就通过一个名叫腹股沟管的小开口，沉降到睾丸现在的位置。如果睾丸沉降后，这个开口未能完全关闭，那么就会落下隐患，出生以后的日子里，这地方就有可能发生疝气。

要是睾丸没有沉降，男人就不能生育，为什么会这样呢？其中的理由非常有趣——大家都知道，人的正常体温是37℃，可是在那样的温度环境里，睾丸没法生产出有活力的精子，那合适的工作温度必须比其男主人正常体温低3℃才行。为了做到这一点，睾丸有一个精巧的温度调节系统。装睾丸的阴囊里，有着丰富的汗腺，能蒸发水分，降低温度。

因为睾丸拥有这样一个了不起的温度调节系统，于是，一种颇有戏剧性的事情就出现了：当男主人洗热水澡时，睾丸就要下垂，那是为了保持凉爽，悬挂睾丸的索条伸长了；可是当男主人洗冷水浴时，那索条就缩短了，拉着睾丸靠近身体，那是为了取暖升温。

任何妨碍这种温度调节的因素，都会影响精子的生产。如果男主人移居热带，阴囊也会下垂；如果他去了南极，由于睾丸受到寒冷刺激，阴囊就会向上提。一个成年男人要是因体内有炎症而持续发烧，睾丸就会停止出产精子，使其男主人暂时失去生育能力，当然，这个小动作是悄悄进行的，那男主人往往蒙在鼓里而毫无觉察。

睾丸所产生的精子非常奇特，它们是体内最小的细胞，与此相反，那女性的卵子则是体内最大的细胞。精子的形状有些像小蝌蚪，它会摆动尾巴，那是为了运动用的。精子重要的部分是其头部，它是生命的创造者。精子很小，小到什么程度呢？得用 1200 个精子才能覆盖住你现在看到的一个句号！

精子细胞有许多显著特性。一个成熟的男人，其体内的所有其他细胞都有 46 个染色体，但精子细胞只有 23 个。当女性的卵子贡献出它的 23 个染色体后，方能凑满正常的完整数。精子包含着产生男性的 Y 染色体，也包含产生女性的 X 染色体；而一个女人只生产 X 染色体，因此是生男还是生女，是由精子单方面决定的。另外，男人的哪些特征将被传给他的孩子，这也由每个精子细胞携带的数万个基因所决定的。

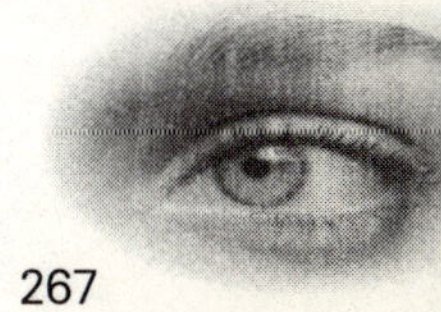

精子细胞猛烈地摆动，每小时能游 18 厘米左右。以它们的大

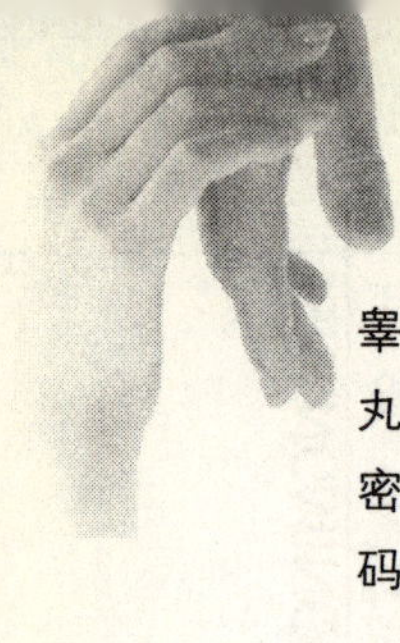

小来看，这样长的行程是惊人的，这相当于男主人一小时跑 60 多公里。要不是因为有睾丸给精子配备的一种酶，精子若想穿透那相对体大皮厚的卵子，基本上是没希望的！这种酶能溶解卵子的外膜，以便精子入内授精。

精子的整个生成、发育周期为 72～90 天。如果没被释放到体外的精子在男主人体内老死，就会被主人的身体分解吸收，或者随尿液排出。如果精子释放的频率过快，大量的精子就来不及充分成熟，因此就不能产生生命；更甚者，要是释放过频（假定一天两次，连续十天），精子就会几乎全部用尽——睾丸的生产能力无法跟上这样的要求，它得需要花费几个星期才能使情况逐渐恢复正常。

男主人和他的妻子决定要第一个孩子的时候，要是几个月过去了，他的妻子仍然没有怀孕，他们俩肯定会着急。他们会以为，增加做爱频率、频繁地射精，也许能解决问题，他要是了解上述知识，就会知道：其实，节制一个阶段，提高精子质量，那才是良策。

每一次射精，男主人释放出精子数量都是相当惊人的，约有两三亿个！虽然数量这样大，容积却甚小。大部分液体（约一茶匙）是由他的前列腺和精囊生产的，这种液体含有糖、蛋白质和矿物质，它的功能是稀释精子，供给精子运动所需要的营养和能量。

在男主人 14 岁之前，睾丸一直很沉默。那是因为，此前的睾丸羽翼未丰，还没有硬挺的本钱，它得等待一个操纵者的指令。

这个操纵者，就是男主人脑底的脑下垂体——脑下垂体决定他应该什么时候由男孩子变成男子汉。届时，那个操纵者将激起睾丸的强烈活动，其手段是，用一种激素促使睾丸的细管生产精子。

另一种激素则安排睾丸的间质细胞释放内分泌素。这种内分泌素（睾丸素）的主要作用，是刺激人体生长。做父母的往往会既欣喜又很无奈地注意到这些情况：他们那 14 岁的男孩，往往过不了几个星期，新裤子又变短了，只能盖到脚脖子以上；一年之内，那孩子猛长了 12 厘米左右；他那婴儿时的皮下脂肪变成结实的肌肉；他的嗓音变得低沉了；他脸上的柔软的汗毛也变成了胡须。

睾丸素要是活跃得太过分，就会让其男主人的脸上长满那令人痛苦的痤疮。

睾丸素不仅改变一个少年的体形，而且也改变他的性格。比如，他逐渐有了成人的情感反应，发脾气的情况少了，信心大了，修养深了，变沉稳了。

睾丸素在性方面起着一定作用，但不是全部作用。如果没有它，男人就会对什么都不感兴趣。即使睾丸素的分泌量正常，思想似乎仍然占主导地位。在成年人的生活中，睾丸素主要影响情感。倘若睾丸停止生产，男主人就会变得急躁、易怒和失眠，记忆力会开始减退，并且有可能感到脸上一阵阵发热，女人往往在停经时有这种表现。

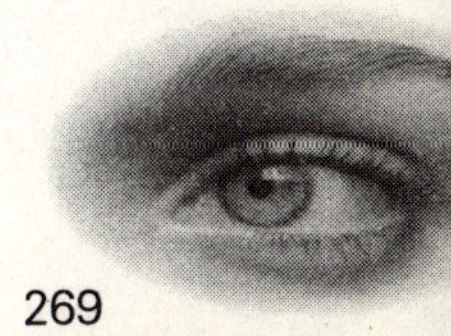

男人在 25～35 岁这个年龄期间，睾丸生产的激素达到最高峰。临近 50 岁的时候，睾丸已经开始减产。男人到了 60 岁，睾

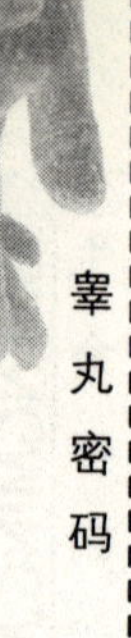

丸素的产量就跌回了青春前期的水平，这时，男人的精力和干劲都将减退，到了这个光景，睾丸所生产的睾丸素将还能满足身体的基本需要，比如维持胡须生长等等。

倘若男人活到 90 岁，睾丸将仍然生产精子，但产量一般不足以让女人怀孕。当他年纪大了，补充激素会让睾丸帮他恢复青春吗？好像不行。